Rüdiger Dahlke:
Herz(ens)-Probleme

Be-Deutung und Chance von Herz- und
Kreislaufsymptomen

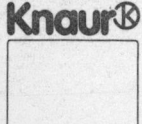

Heilen

Herausgegeben von Gerhard Riemann

Viele Märchen handeln von »Herz(ens)-Problemen«, so auch *Das kalte Herz* aus der Sammlung von Wilhelm Hauff:

Der Kohlenmunkpeter ist als junger, ehrgeiziger und etwas eitler Mensch fasziniert von äußeren Dingen, die dem Leben scheinbar so großen Glanz verleihen. Den dicken Ezechiel bewundert er wegen seines Reichtums, am langen Schlurker imponieren ihm Kraft und Kühnheit und am Tanzbodenkönig dessen Tanzkünste. »An diese drei Männer dachte Kohlenmunkpeter auch, wenn er einsam im Tannenwald saß. Zwar hatten alle drei einen Hauptfehler, der sie bei den Leuten verhaßt machte; es war dies ihr unmenschlicher Geiz, ihre Gefühllosigkeit gegen Schuldner und Arme, aber sie standen doch ihres Geldes wegen in Ansehen.« Auf seiner Suche nach den äußeren Attributen der Macht kommt Kohlenmunkpeter in Kontakt mit einem gutartigen Geist-Kobold, dem Schatzhauser. Dieser gewährt ihm zwei Wünsche sofort und möglicherweise einen dritten später. Dem Kohlenmunkpeter fällt nichts Besseres ein als sich zu wünschen, besser zu tanzen als der Tanzbodenkönig und dazu die schönste und reichste Glashütte im Schwarzwald zu besitzen. Der Schatzhauser, entsetzt über so viel Torheit, tadelt ihn dafür, daß er sich nicht Verstand, (Herzens-)Weisheit, gewünscht hat. Die Geschichte nimmt ihren Lauf, der Kohlenmunkpeter sinkt immer tiefer. Oberflächlichkeit und das Fehlen innerer Werte lassen ihn immer unglücklicher werden und sein Herz erkalten.

Rüdiger Dahlke führt uns in »Herz(ens)-Probleme« eindringlich vor Augen, daß in unserer heutigen Zeit sehr viele Menschen leben wie in diesem Märchen. Die sich immer rücksichtsloser gestaltende Jagd nach materiellen Gütern und deren Absicherung läßt uns innerlich erkalten. Die Statistik belegt, daß inzwischen nahezu 50 % aller Sterbefälle mit Herz-Kreislauferkrankungen zu tun haben. Ein ebenso karger wie eindeutiger Beleg für unser kollektiv fehlgeleitetes Wertebewußtsein!

Dr. med. Rüdiger Dahlke, geboren am 24. 7. 1951 in Berlin, verheiratet mit der Psychotherapeutin Margit Dahlke.
Erste Berührung mit Meditation und östlicher Philosophie während der Gymnasialzeit; Medizinstudium in München; Dissertation über die Psychosomatik des Asthma bronchiale. Weiterbildung zum Arzt für Naturheilweisen und in Psychotherapie.
Seit 1977 enge Zusammenarbeit mit Thorwald Dethlefsen, die sich in dem gemeinsamen Buch »Krankheit als Weg« und in zahlreichen Seminaren niederschlägt; Leitung von Fasten- und Meditationskursen und Seminaren über psychosomatische Medizin.
1990 Verlagerung des Lebensschwerpunktes von München aufs Land. Dort, auf dem Hafnerhof in 8349 Johanniskirchen, als Arzt und Psychotherapeut (Reinkarnationstherapie) tätig.

Originalausgabe April 1990
© 1990 Droemersche Verlagsanstalt Th. Knaur Nachf., München
Das Werk einschließlich aller seiner Teile ist urheberrechtlich geschützt.
Jede Verwertung außerhalb der engen Grenzen des Urheberrechtsgesetzes ist ohne Zustimmung des Verlages unzulässig und strafbar.
Das gilt insbesondere für Vervielfältigungen, Übersetzungen, Mikroverfilmungen und die Einspeicherung und Verarbeitung in elektronischen Systemen.
Umschlaggestaltung Dieter Bonhorst
Gesamtherstellung Ebner Ulm
Printed in Germany 5 4 3 2 1
ISBN 3-426-04228-2

Für ihre Unterstützung und Mitarbeit danke ich Herrn Dr. med. Robert Hößl und meiner Frau Margit.

Frau Alexandra Steinbeis, Frau Dr. med. Isolde Burgey, meiner Schwester Angela Stargalla und meinem Vater danke ich für Korrekturarbeiten, meinen Patienten für die vielen Anregungen und Bilder, die erst die Basis für dieses Buch schufen.

INHALT

TEIL I

1. Solve et coagula

Daß Herzprobleme immer auch Herzensprobleme sind, ist für die Volksweisheit, wie sie in Dichtung, Sprichworten und Umgangssprache zum Ausdruck kommt, eine Selbstverständlichkeit. Für die moderne Schulmedizin ist es dagegen eine sehr gewagte und unbewiesene Behauptung. In diesem Spannungsfeld zwischen der selbstverständlichen Alltagserfahrung des Volksempfindens und der strengen Beweispflicht der Universitätsmedizin werden wir uns mit diesem Thema aufhalten.

Dabei können wir von beiden Richtungen profitieren, wenn wir uns gleich von Anfang an klarmachen, daß beide Seiten wertvolle Beiträge liefern, die allerdings auf ganz verschiedenen Fundamenten ruhen. Volksempfinden und -medizin stützen sich fast ausschließlich auf Erfahrungen, und die besagen nun einmal, daß Liebesschmerz im Herzen zu spüren ist und nicht etwa in Leber oder Hirn. Die wissenschaftliche Medizin verläßt sich dagegen hauptsächlich auf Messungen und hat deshalb ihre Schwierigkeiten, ein Phänomen wie die Liebe überhaupt zu erfassen. Dafür kann sie viel Wertvolles über Bau und Arbeitsweise des Herzens vermitteln. Auf dem Weg in die Tiefe der Herz-Kreislauf-Probleme wollen wir beide Seiten, wenn schon nicht versöhnen, so doch zusammenbringen, um ein umfassendes Bild von unserem Herzen, seinen Themen und Problemen zu gewinnen.

Entsprechend der uralten alchemistischen Weisheit »Solve et coagula – Löse und binde« wollen wir die Analysenergebnisse der Wissenschaft nutzen, den Problemen bis in ihre Einzelheiten nachzuspüren. Nach diesem Auflösungsschritt (der Analyse) soll uns das bildhafte Wissen von Volksmedizin und Mythologie helfen, die gewonnenen Mosaiksteinchen wieder zum ganzen Bild zusammenzufügen. Diese Synthese erst wird uns die Analyse wertvoll machen und uns zudem zeigen, daß das Ganze mehr ist als die Summe seiner Teile. Das menschliche Leben ist offensichtlich mehr als eine Ansammlung physikochemischer Prozesse, so wie das Herz mehr als eine Zusammenballung von Muskelzellen ist. Die physikochemischen Meßergebnisse allein zu sehen ist die Gefahr der Schulmedizin, sie zu übersehen häufige Schwäche der Alternativmedizin.

Unsere momentane Situation und Zeit erscheinen reif für einen Syntheseschritt. Angesichts der rasant zunehmenden Zahl von offensichtlich seelisch bedingten Symptomen gibt es von seiten der Schulmedizin inzwischen energische Versuche, die psychische Dimension mit in den Griff zu bekommen. Andererseits wendet sich ein immer größer werdender Bevölkerungskreis der Volksmedizin zu und findet darüber zur Spiritualität, für die ja grundsätzlich alles auf der geistig-seelischen Dimension aufbaut.

Auch die Urbedeutung des Wortes »Symptom«, das sich aus dem griechischen »sýmptoma« (= »Zusammenfall, Zufall, Umstand einer Krankheit«) herleitet, legt solches Vorgehen nahe. Ist das Symptom doch jene sicht- und spürbar werdende Krankheitserscheinung, in der alle zugrundeliegenden Probleme zusammenlaufen und ihren symbolischen (vom griechischen »symbállein« (= »zusammenwerfen«) Ausdruck finden. Unser Herz ist sicherlich das geeignetste Organ, um eine Synthese der Standpunkte zu veranschaulichen, gilt es doch von alters her als Mitte des Menschen, in der alles zusammenkommt und eins wird.

2. Krankheit des Jahrhunderts

Es wird heutzutage viel von der Krankheit der Zeit gesprochen. Die Krebserkrankungen oder neuerdings Aids werden häufig in diesem Zusammenhang genannt. Daran ist sicherlich ein wahrer Kern, wenn wir aber ehrlich sind, gebührt dieser zweifelhafte Ruhm ganz eindeutig den Herz-Kreislauf-Erkrankungen.

Seit Beginn dieses Jahrhunderts haben sie ständig zugenommen und bauen ihre Spitzenstellung laufend weiter aus. In den Jahren von 1901 bis 1944 haben in der Schweiz, die damit durchaus typisch für die Industrieländer steht, die Todesfälle an Arteriosklerose (der Basis u. a. des Herzinfarkts) um das Dreifache zugenommen, die an Krebs »nur« um die Hälfte, während jene durch Tbc und andere Infektionskrankheiten sogar um die Hälfte zurückgegangen sind. Im Jahr 1947 gingen dreißig Prozent der Todesursachen auf Herzkrankheiten zurück. Nach neuesten Statistiken der letzten zehn Jahre müssen wir heute damit rechnen, daß jeder zweite Bürger in den Industrieländern an Herz-Kreislauf-Erkrankungen sterben wird. Während es 1948 in der Bundesrepublik noch 2600 Herzinfarkte pro Jahr gab, sind es vierzig Jahre später bereits zwischen 85000 und 100000. Nach einer anderen Statistik sterben allein in der Bundesrepublik täglich an die tausend Menschen an einer Herz-Kreislauf-Erkrankung.

Auch in den USA kommen die wesentlichen medizinischen Probleme vom Herzen. Dort gehen ebenfalls bereits mehr als die Hälfte aller Todesfälle auf das Konto von Herzkrankheiten. 1980 starben allein eine Million US-Amerikaner an Arteriosklerose und Hochdruck. Vierzig bis sechzig Millionen leiden laut Schätzungen der American Heart Association an Bluthochdruck, der damit zum wichtigsten medizinischen Problem des Landes geworden ist.

Jenseits des 45. Lebensjahres sollen mehr als die Hälfte der Bürger jeder beliebigen Industrienation laut WHO (Weltgesundheitsorganisation der Vereinten Nationen) an Hochdruck leiden. Man spricht von der neuen Seuche und dem heimlichen Mörder Nr. 1 (»silent killer«). Auf die stille und heimliche Art dieses Killers dürfte es zurückzuführen sein, daß seine Macht in weiten Kreisen unterschätzt wird. Die Krankheits- und Sterbestatistiken sprechen dagegen eine offene Sprache. Arbeitsämter belegen mit trockenen Zahlen, daß jenseits des vierzigsten Lebensjahres bei Arbeitsunfähigkeits- und Invaliditätsstatistiken Blutdruckprobleme führend sind. Verständlich, daß auch die entsprechenden Kosten Spitze sind: allein 1980 in den USA achtzig Milliarden Dollar durch Herz-Kreislauf-Probleme.

Solch herzlose Statistiken voll lebloser Zahlen können zwar

kaum ein Bild vom wirklichen Problem geben, sie sind aber als eine Sprachform der Wissenschaft bei uns anerkannt. So machen sie auf Menschen unserer Zeit, beispielsweise auch auf die Politiker, immer noch mehr Eindruck als *herz*zerreißende Leidensgeschichten.

Aus dem Obengesagten folgt, daß eine Krankheitsgruppe, die sich in diesem Jahrhundert so rasant entwickeln konnte, hier offenbar einen guten Nährboden gefunden haben muß. Für die Tuberkulose wurde der Nährboden zur selben Zeit schlechter, und so ging sie zurück. Betrachten wir die Zahlenflut etwas differenzierter, können wir ihr noch mehr entnehmen. So wie sie enthüllt, daß der Anstieg der Herzkrankheiten in der ersten Hälfte des Jahrhunderts stetig vor sich ging, zeigt sie mit Beginn der zweiten Hälfte eine lawinenartige Zunahme. Das muß bedeuten, daß sich der Nährboden für Herz-Kreislauf-Probleme gerade in unserer Zeit dramatisch verbessert hat.

Weiterhin verdeutlichen die Statistiken, wie sich der Schwerpunkt von den Herzklappenfehlern zu Beginn des Jahrhunderts in seiner zweiten Hälfte ganz deutlich zur Koronarsklerose (Verengung der Herzkranzgefäße) verschoben hat.

Das vielleicht erstaunlichste und für unsere Situation entlarvendste Ergebnis folgt aus einem scheinbaren Nebenaspekt der Statistiken. Wenn uns die WHO lapidar mitteilt, daß während der letzten Jahrzehnte Herz-Kreislauf-Erkrankungen die Spitzenposition der Todesursachenstatistiken in allen Industrienationen erobert haben, stellt sich die Frage, wie es in den anderen, nichtindustrialisierten Ländern aussieht. Und tatsächlich liefern hier die wenigen Kulturen, die noch urwüchsig und naturverbunden leben, einen eindrucksvollen Gegenpol. Und zwar auch dann, wenn man ihre in vieler Hinsicht grundverschiedene Lebenssituation berücksichtigt. Herz-Kreislauf-Erkrankungen spielen hier eine untergeordnete Rolle, Bluthochdruck kommt überhaupt nicht vor.

Das Ergebnis bleibt bei diesen wenigen noch überlebenden Kulturen durchgehend das gleiche, ob wir Eingeborenenstämme in Szetschuan (Zentralchina) betrachten, Indianer im Amazonasdschungel, Zulus im ländlichen Afrika, die

Melanesier in Neuguinea oder die Ureinwohner der polynesischen Inselwelt. All diese Völker haben gemeinsam, daß ihr Blutdruck nicht – wie bei uns üblich – mit dem Lebensalter ansteigt.

Wissenschaftler versuchten, solche Ergebnisse, die so eindeutig gegen unsere Zivilisation sprechen, auf verschiedenste äußerliche Gründe zurückzuführen, meist auf Salzmangel in der Ernährung jener archaischen Kulturen. Die völlig andere Lebensweise und den oft geradezu entgegengesetzten Lebensinhalt ließen sie gerne außer acht. Wie fragwürdig rein materielle Erklärungen sind, zeigen schon die Polynesier, die mitten in der salzigen Welt des Ozeans gewiß keinen Salzmangel haben. Eine andere Argumentation versuchte, die Erklärung im unterschiedlichen Erbgut und in konstitutionellen Gründen zu finden. Auch das erwies sich aber im Verlauf weiterer Studien als Trugschluß: Während der Blutdruck bei schwarzen US-Amerikanern schon zu Anfang des Jahrhunderts sehr hoch lag, war zu dieser Zeit in ihrer ehemaligen Heimat Schwarzafrika dieses Phänomen noch überhaupt nicht zu finden. In Ländern wie Nigeria war Bluthochdruck nicht existent. Heute haben sich auch hier die Verhältnisse geändert und zeigen dieselbe Tendenz wie bei uns. In ländlichen, traditionellen Stammesgebieten bleibt der (Blut-)Druck normal niedrig, während er in städtischen Gegenden ansteigt.

Das gleiche ließ sich bei den Navajoindianern in Neumexiko und Arizona zeigen. Solange sie an ihrer traditionellen Lebensweise im Reservat festhalten, ist ihr Blutdruck normal, d. h. deutlich niedriger als der der weißen und schwarzen Amerikaner. Sobald sie aber in städtische Umgebungen abwandern, paßt sich ihr Blutdruck der dortigen Situation an. Bei Eskimos, die ihre angestammte Heimat Grönland verließen und nach Dänemark übersiedelten, zeigte sich dasselbe Phänomen.

Weitere Untersuchungen dieser Art verdeutlichten nur immer wieder den gleichen Zusammenhang. Ihn zu deuten ist uns überlassen, und es bleibt wohl nur der Schluß, daß Herz-Kreislauf-Krankheiten und insbesondere Bluthochdruck und Koronarsklerose als Nährboden unsere moderne Industriewelt brauchen. Wir müssen uns allen Ernstes die Frage stellen, ob es nicht unser Fleiß (lat. »industria« = »Fleiß«) ist, der uns frühzeitig ins Grab bringt.

Das beliebte Gegenargument, daß unsere Lebenserwartung trotz allem über der der angeführten Eingeborenenvölker liegt, ist nur von begrenzter Überzeugungskraft. Die Gründe für den relativ früheren Tod in jenen Kulturen sind vielfältig, haben aber nichts mit Herz-Kreislauf-Problemen zu tun. Deutlich machen das Untersuchungen besonders alter Stammesangehöriger, die im Unterschied zu ihren »hochzivilisierten« Altersgenossen ebenfalls symptomfrei sind. Im übrigen gibt es, medizinisch betrachtet, von der Lebenserwartung der Zellen her keinen Grund, nicht noch wesentlich älter zu werden. Und hier sind es vor allem die Herz-Kreislauf-Erkrankungen, die uns daran hindern.

Die bisherigen Schlußfolgerungen mögen etwas überspitzt, auf jeden Fall aber verfrüht erscheinen, sie können jedoch in eine Richtung weisen, in der sich weitere Suche lohnt. Um einem Symptom gerecht zu werden, ist es wichtig, den Boden, auf dem es wächst, gründlich zu untersuchen. Und zwar nicht nur im äußerlich materiellen Sinne, sondern gerade auch im Hinblick auf die geistig-seelischen Faktoren, die dieses Wachstum ermöglichen. Für die Herz-Kreislauf-Erkrankungen zeichnet sich ab, daß der kollektive Lebensstil in unseren Industriegesellschaften zum Nährboden gehört. Das ist keineswegs im Sinne einer Schuldzuweisung an die Gesellschaft gemeint. Vielmehr geht es um eine umfassende Sichtweise, wie sie sehr gut bei Paracelsus sichtbar wird. Aus seiner Überzeugung, daß der Mikrokosmos (Mensch) in allem dem Makrokosmos (Welt) entspricht und umgekehrt, forderte er, daß ein Arzt sowohl aus dem Symptom des Patienten auf dessen Umwelt schließen können müsse wie auch umgekehrt aus der Umwelt auf die Symptome. In diesem Sinne sollten wir, vom einzelnen Herzkranken und von der herzkranken Gesellschaft ausgehend, dasselbe zugrundeliegende Muster finden können.

Dieses Vorgehen dürfte uns um so sicherer zum Ziel führen, als die Herz-Kreislauf-Probleme in einem viel tieferen und zusammenfassenderen Sinne Symptome unserer Zeit sind als all die anderen Symptome, die auch schon als Angeklagte herhalten mußten. Der Herzkranke ist in seiner

Mitte erkrankt, die herzkranke Gesellschaft folglich in ihrem Zentrum. Was also macht das Zentrum unserer Gesellschaft aus? Und was sind neben den körperlichen Symptomen des Herzens ihre geistig-seelischen Hauptprobleme?

Schon häufig wurde versucht, den Zeitgeist mit einer Diagnose aus dem psychopathologischen Bereich zu beschreiben. Diese Versuche hatten auch häufig ihren wahren Kern. Moderne Industriegesellschaften und die Zeiten, die sie hervorgebracht haben, zeichnen sich durch narzißtische Tendenzen aus. Die Liebe zum eigenen Ego ist heute größer als zu jeder anderen geschichtlichen Zeit. Während Künstler früher häufig anonym zum Ruhme Gottes arbeiteten, signieren sie heute jedes Werk zu ihren eigenen Ehren. Sie werden am liebsten selbst zu Stars, und die allermeisten Menschen würden ihnen nur zu gerne nacheifern. Wurden früher vor allem religiöse Bauwerke wie Kathedralen, Dome und Tempel zur höheren Ehre Gottes errichtet, sind es heute hauptsächlich Fabriken für den höheren Stand des eigenen Bankkontos. Jeder einzelne ist angetreten, sein eigenes Glück zu schmieden. Daß dabei das Glück anderer hin und wieder auf der Strecke bleibt, wird in Kauf genommen. Solche Verliebtheit ins eigene Glück und in den eigenen Erfolg kann man als Narzißmus bezeichnen. Die reifere Form der Liebe richtet sich auf das Du und muß in einer narzißtischen Gesellschaft zu kurz kommen. Der Vorwurf des Narzißmus unterstellt der Gesellschaft folglich ein Liebesproblem.

Andererseits wurde auch schon die Angst als das typische Charakteristikum dieser Zeit bezeichnet. Der Gestalttherapeut Rollo May spricht vom angstbesessenen 20. Jahrhundert, und auch dafür gibt es viele treffende Argumente. Angst kommt von Enge (lat. »angustus« = »eng«), und wohl noch zu keiner Zeit war es so eng auf der Erde. Mit der ungebrochenen Bevölkerungsexplosion nimmt diese Enge sogar weiterhin beklemmend zu. Wo es aber immer enger wird, steigt der Druck. Nicht nur in einem Klassenzimmer oder auf einem Marktplatz, sondern auch in jedem Gefäß und auch in jedem Blutgefäß. Zwar hat die Bedrohung durch die äußere Natur abgenommen, die Bedrohung insgesamt aber ist gewachsen. Nicht mehr die Natur bedroht den Menschen, sondern der Mensch den Menschen und die Natur und damit letztlich sich selbst. Aus der äußeren Bedrohung ist eine innere geworden. Mehr Bedrohung macht mehr Druck und zunehmende Enge zunehmende Angst. Angina pectoris, die Enge der Brust, ist so über das individuelle Symptom hinaus zum Symbol einer beklemmenden Situation geworden.

Schließlich wurde unserer Zeit auch schon Schizophrenie attestiert, und auch hierfür finden sich Belege vom paranoiden Verfolgungswahn der Völker beim Wettrüsten bis zu den Beziehungsstörungen sowohl zwischen den Nationen als auch den einzelnen Menschen. Zerfahrenheit des Denkens läßt sich ebenso finden wie ein fast hebephrenes Wurstigkeitsgefühl, was die gemeinsame Zukunft angeht. Die mangelnde Bezogenheit auf das Du ist hier die gemeinsame Störung. Da auch sie das Zentrum jeder Gesellschaft trifft, sollte ein Zusammenhang zwischen Herzerkrankungen und zwischenmenschlichen Beziehungen nicht überraschen. Ja, Beziehungsstörungen drängen sich von dieser Betrachtungsebene sogar als wichtiger Risikofaktor bei Herzproblemen auf.

Betrachten wir die einzelnen Menschen, die hinter diesen Diagnosen stehen, so zeigen sowohl der Schizophrene als auch der Angstneurotiker und der Narziß Züge dieser Gesellschaft. Für diese Gesellschaft sind sie aber alle drei nutzlos und sogar eine Belastung. Die eigentliche Krankheit der Gesellschaft muß dieser nutzen, so wie letztlich jedes Krankheitssymptom seinem Träger nutzt, wenn man es unter allen Aspekten betrachtet.

Das bringt uns nun zum weiten Gebiet der Zwänge. Der zwanghafte Mensch ist der beste Garant für das Funktionieren einer modernen Industriegesellschaft. Er ist folgsam und anpassungswillig, hat sich und die Regeln seiner Umwelt jederzeit im Griff. Zuverlässigkeit, Ordnungsliebe und Genauigkeit sind ihm in Fleisch und Blut übergegangen. Sein Pflichtbewußtsein und Fleiß, seine Pünktlichkeit und Ehrlichkeit garantieren perfektes Funktionieren und damit Erfolg in dieser Zeit. Unsere Schulen und Universitäten trainieren solche Tugenden und bringen im Idealfall entsprechende Menschen hervor.

Zwanghafte Untergebene sind das Ideal der Mächtigen dieser Welt. Und wer wäre nicht gerne zuverlässig und ordentlich, ehrlich und reinlich, genau und pflichtbewußt? Eltern wünschen sich solche Kinder, Lehrer solche Schüler, Meister fordern entsprechende Lehrlinge und Professoren dieselben Studenten, Politiker haben am liebsten solche Untertanen, Konzerne solche Mitarbeiter und Konsumenten, und Werbefachleute machen uns dieses Ideal schmackhaft. Mit Tonnen von Waschpulver, Sprays und Deos gegen die Welt gerüstet und hübsch rein und adrett gehalten, mit entsprechender Nahrung fit und leistungsbereit gemacht, stürzt sich der perfekte Durchschnittszwangsneurotiker in den täglichen Existenzkampf, wobei er prinzipiell nichts dem Zufall überläßt. Jedes Risiko wird wegversichert bis hin zu dem des Lebens. Der vorgezeichnete Lebensweg ist in soliden Bahnen sorgfältig geplant. Bau- und Prämiensparer zur Seite, marschiert solch ein Idealmensch sicher auf der Erfolgsspur, folgt brav der jeweils gängigen Moderichtung und macht auch sonst die üblichen »Man-tut-und-läßt«-Spiele mit, wobei er sorgfältig darauf achtet, daß nicht zuviel Spielerisches in sein Leben drängt und dieses etwa unübersichtlich macht. Alles ist unter Kontrolle, vor allem die Zukunft, auch wenn man sich für soviel Sicherheit ordentlich ins Zeug legen muß. Selbstverständlich ist Familienplanung angesagt und die Karriereleiter im Visier, ist auch das Eigentumsappartement bald unter Dach und Fach. Dafür muß man eben bereit sein, noch etwas mehr zu leisten.

Falls sich solch ein Mensch trotz all seiner Status- und Sicherheitssymbole manchmal doch nicht so wohl fühlen sollte, merkt das jedenfalls kein anderer. Nach außen muß auf alle Fälle alles in Ordnung scheinen, die Fassade bleibt intakt und alles unter Kontrolle. Wer hinter solch strikter Ordnung die Angst vor dem eigenen inneren (Gefühls-) Chaos spürt, im Versicherungszauber die Panik vor dem Schicksal und in der eindrucksvollen Ordnungsliebe die Furcht vor freiem Spiel, Rausch und Ekstase, der muß schon Psychologe sein, und mit derlei hat der Zwanghafte wenig im Sinn. Schließlich gibt es für alles Verordnungen und Gesetze, und an die braucht man sich ja nur zu halten. Dann wird man in unserer (zwanghaften) Gesellschaft schon überall Anerkennung finden.

So tritt an die Stelle der natürlichen Ordnung die Ordnung von Verordnungen. Allzu vieles wird verordnet, von der Tablette bis zum Beruf, vom Parkplatz bis zum Partner. Zum Ende des Lebens ist schließlich beinahe alles verordnet. Das Diktat des Verhaltens durch Sach- und andere Zwänge führt bei äußerlich makelloser Demokratie zu einer Art inneren Diktatur. Lassen Gebote noch einen Freiraum offen, garantieren Gesetze unverrückbare Festigkeit. Diese durchdringt mit der Zeit alle Spalten der Gesellschaft und Persönlichkeit. Vom festen Charakter über die verfestigte innere Struktur führt der Weg zum harten Kern einer gefestigten Persönlichkeit mit entsprechend hartem Herzen. Oder wie es Alfred Ziegler ausdrückt, »in einer anankastischen (= zwangsneurotischen) Welt versteinert das Herz stufenweise«. Der Extremform der vollkommen in bürokratischen Verordnungen, harschen Gesetzen und unerbittlichen Regeln erstarrten Gesellschaft entspricht im Körperbereich am besten der Rigor mortis, die Totenstarre.

3. Kultur- und Medizingeschichte von Herz und Kreislauf

Den Beginn der Geschichte vom Herzen festzulegen ist natürlich nicht möglich. Sie fällt wahrscheinlich mit dem Beginn der Menschheitsgeschichte zusammen. Analog dazu ist die individuelle Lebensgeschichte eines Menschen sehr eng mit der Herzentwicklung gekoppelt. Als eines der ersten Organe entwickelt sich nämlich im wachsenden Embryo das Herz mit seinem Gefäßsystem und hält so von Anfang an das Blut des Ungeborenen in Bewegung.

Sicherlich konnten bereits unsere Vorfahren, selbst als sie noch in Höhlen hausten, zwischen Leben und Tod unterscheiden. Den Unterschied mußten sie auch damals schon an den sogenannten Lebenszeichen festmachen, durch die sich ein Schlafender von einem Toten unterscheidet. Sicherlich waren auch ihnen dafür der Atem und seine Bewegungen wichtig wie auch die Körpertemperatur und die Hautdurchblutung. Wenn sie aber schon das Geheimnis des

Atems in der Brust lokalisiert hatten, dürfte ihnen dabei auch der Herzschlag aufgefallen sein, den sie zudem bei jeder Anstrengung in ihrer eigenen Brust wahrnehmen konnten. In jahrtausendelanger Entwicklung hat die Medizin nur ein weiteres wesentliches und schnell prüfbares Lebenszeichen finden können, den Blutdruck.

Daß die Bedeutung des Herzens als Quelle des Lebens schon sehr früh bekannt war, legen auch die kannibalischen Gebräuche und frühen Opferzeremonien nahe. Wenn die Herzen von Tieren und Menschen verzehrt wurden, um Mut und Kraft ihrer ehemaligen Besitzer zu erlangen, lag dem offensichtlich die Vorstellung zugrunde, daß beides im Herzen beheimatet sei. Ebenfalls lange vor unserer Zeit schnitten die Azteken gefangenen Kriegern die Herzen heraus und opferten sie als das Kostbarste der Beute ihrem Gott.

Eines der ersten schriftlichen Zeugnisse von der Bedeutung des Herzens finden wir im 4500 Jahre alten Gilgamesch-Epos, wo das Herz mit dem göttlichen Wesen des Menschen in Zusammenhang gebracht wird. In den wahrscheinlich noch wesentlich älteren Schriften der hinduistischen Tradition sind die Aussagen weit differenzierter. Die Veden berichten, daß das Herzchakra, Anahata, das mittlere der sieben Energiezentren, der himmlischen Stadt Brahmaputra entspricht. Aus ihr fließen sowohl das geistige als auch das Gefühlsleben, und sie ist der Platz, wo sich die Verbindung zum Göttlichen herstellen läßt. Den alten Ägyptern galt das Herz als Ort des Gewissens, weshalb es auch nach dem Tode von der Göttin Maat gewogen wurde. Es wurde aus dem Körper herausgeschnitten und dort durch einen steinernen Skarabäuskäfer ersetzt, der als Symbol der Einheit und damit des Sonnengottes galt. Diese Sitte, das Herz als wichtigstes Organ getrennt vom Körper zu bestatten, finden wir übrigens noch bis in unsere Zeit bei einigen europäischen Adelsgeschlechtern wie den Habsburgern. Das bayerische Königshaus der Wittelsbacher bestattet die Herzen seiner Verstorbenen in der Kapelle der Schwarzen Madonna von Altötting.

Der griechischen Antike war das Herz Sitz der Gefühle und Leidenschaften, Plato nennt es den Ort der sterblichen Seele und Aristoteles das Organ der Empfindungen und Gemütsbewegungen. Die Bibel schließlich spricht vom Herzen in einer Weise, wie sie uns noch heute aus der Umgangssprache geläufig ist. Viele unserer diesbezüglichen Redewendungen haben hier ihre Wurzeln. Das Herz ist der biblischen Überlieferung zufolge eindeutig Zentrum des Menschen, um das sich alles andere dreht. In gewisser Weise führt die Bibel eine eigene Sprache des Herzens ein, die noch gesondert zu betrachten ist. Jedenfalls stimmt unsere Heilige Schrift mit den anderen heiligen Büchern der Völker darin überein, daß sowohl Liebe als auch Haß, Verlangen, Leidenschaft und Trauer im Herzen zu Hause sind. Die christliche Tradition führt die Betonung des Herzens als Zentrum des Menschen und seiner Erlösung konsequent weiter und entwickelt sogar noch einige Besonderheiten. Das Herz Jesu wird zum zentralen Erlösungssymbol, wie wir es von den sakralen Darstellungen vor allem der Kunst des mediterranen Raumes her kennen.

Die Herz-Jesu-Bewegung entwickelt sich in der Welt der westlichen Klöster, während in der Ostkirche das Herzensgebet eine herausragende Rolle gewinnt. Die Herzen von Heiligen werden als Reliquien aufbewahrt und verehrt, etwa das der heiligen Teresa von Ávila, an das sich eine besondere Geschichte knüpft. Teresa berichtet in ihren Schriften von einer gewaltigen Vision, in der ihr ein Engel das Herz mit einem glühenden Goldpfeil durchbohrt. In der auf diese Vision folgenden Zeit war sie so krank, daß sie monatelang das Bett nicht verlassen konnte. In ihrem Herz, das seit 1582 als Reliquie aufbewahrt wird, fanden Kardiologen eine Infarktnarbe, die den medizinischen Hintergrund zu jenem visionären Geschehen im 16. Jahrhundert liefern könnte.

Die Herz-Jesu-Bewegung fand ihren Höhepunkt im 17. Jahrhundert, ihre Ausläufer reichen aber bis in unsere Zeit, wie etwa die Kirche Sacre-Cœur (heiliges Herz) in Paris eindrucksvoll dokumentiert. Noch im Jahre 1928 führte Papst Pius XI. das Fest des Heiligen Herzens ein. Darüber hinaus halten Hunderte von Gebeten diese Form der Herzenssymbolik bis heute lebendig.

Während das Herz als Heimat der Gefühle und Sitz der Seele für Religion und Volksempfinden durch alle Zeiten von zentraler Bedeutung blieb, unterlag seine Stellung in der Kulturgeschichte gewissen Schwankungen. So wie die Pulswelle Berg und Tal kennt, bescherte auch der Puls der Zeit dem Herzen und seiner Wertschätzung Höhen und Tiefen. Zu Beginn unserer Zeitrechnung war das junge Christentum als Religion der Liebe dem Herzen nahe verbunden. Kaum aber hatte es gesiegt, begannen schon die Zeiten der Machtpolitik. Aus den eben noch unterdrückten Christen wurden Unterdrücker, die naturgemäß mehr nach politischen Machtstrukturen schielten, als der Stimme ihres Herzens zu lauschen. Aus dieser *herz*losen Haltung zerschlug das noch junge, aber schon nicht mehr unschuldige Christentum die Bewegung der Gnosis mit kaltblütiger Härte.

Ein Jahrtausend später hatte die Religion des Herzens in der reinen, von Herzen kommenden Gläubigkeit der Katharer und Albigenser wiederum beträchtlich an Einfluß gewonnen. Die Zeit der Minnesänger war angebrochen und brachte mit der Poesie der höfischen Liebe, die auf eine rein geistig-seelische Form der Liebe zielte, das Herz wieder zu Ehren. Das Hohelied der Liebe, das sich heute etwas eigenartig in der Bibel ausnimmt, dürfte zu keiner Zeit besser verstanden worden sein. Als auch noch die Tempelritter darangingen, mit Maria das weibliche Prinzip an die erste Stelle zu setzen, zerschlug die etablierte Staats- und Kirchenmacht mit vereinter Kraft diese Bewegungen der *herz*lichen Liebe und verketzerte sie.

Ähnliches erlebt die neuere Zeit, als die Aufklärung mit ihrer Betonung der Ratio das Mittelalter beendet und alles Gefühlsbetonte und damit auch die Rolle des Herzens zurückdrängt. Der Romantik um die Wende zum 19. Jahrhundert war es dann vorbehalten, wieder einen Sieg des Herzens über die Vernunft zu feiern. Mitte des Jahrhunderts aber war die *Hoch*zeit des Herzens spätestens wieder vorbei. Das wissenschaftliche Zeitalter brach an, und mit ihm kam die Technik und verwies alles andere und besonders alle Herzensangelegenheiten auf die Plätze. Die streng vernunftorientierte Grundhaltung der Wissenschaft spornte die Gehirne enorm an, entwickelte aber schnell auch etwas Herzloses und mündete fließend in jene Zwangsstrukturen, mit denen wir uns heutzutage Herz und Leben schwer- und hart machen.

Die medizinische Geschichte des Herzens nimmt sich im Vergleich eher bescheiden aus, wenn wir einmal von der alten, eher esoterischen Medizin der Antike und der schamanistischen unserer Vorfahren absehen. Für die Kardiologie, die medizinische Wissenschaft vom Herzen und seinen Problemen, beginnt diese Geschichte erst mit William Harvey (1578–1657) und seiner bahnbrechenden Entdeckung des Blutkreislaufs. Allerdings hat die Art dieser Entdeckung und damit der Beginn der Wissenschaft vom Herz-Kreislauf-System einen kleinen schwarzen Fleck, der gern übergangen wird. Harvey erreichte sein Ziel nämlich nicht etwa durch wissenschaftliches Denken und entsprechende Experimente, sondern durch analoges Erschließen, jene Denkungsart der Esoterik und Religion, die der Wissenschaft an sich hochverdächtig ist. Er nannte das Herz den Urquell des Lebens und die Sonne der kleinen Welt, so wie die Sonne im gleichen Verhältnis den Namen Herz der Welt verdiene. Wohl aufgrund dieser Denkungsart, die ganz der des Paracelsus entspricht und fern jeder Wissenschaftlichkeit im späteren Sinne ist, konnte die Medizin Harveys Entdeckung für mehr als zwei Jahrhunderte nicht annehmen. Noch 1841 spottete der bekannte Münchner Arzt Ringseis darüber und behauptete, diese Lehre habe die Therapie der Herzkrankheiten in die Irre geführt.

Erst das Ende des 19. Jahrhunderts ließ mehr Licht in die starre Sichtweise der Ärzteschaft fallen. Ein großer Schritt gelang dem russischen Arzt Korotkow (1874–1920), der mit Hilfe der pneumatischen Manschette des Italieners Riva-Rocci* (1863–1937) erstmals den Druck in jenem lange geleugneten Kreislauf messen konnte. Seitdem hat die Blutdruckmessung eine rasante Entwicklung genommen, vielleicht die eindrucksvollste der ganzen Medizingeschichte. Kaum ein anderer medizinischer Wert wird so häufig erho-

---

* Ihm zu Ehren kürzen Ärzte noch heute den Blutdruck mit RR ab. So steht RR 120/80 für einen normalen Blutdruck mit einem oberen Wert von 120 und einem unteren von 80. Auf deren Bedeutung wird im Kreislaufteil eingegangen.

ben und hat sich so im allgemeinen Bewußtsein festgesetzt. Fast jeder kennt heute seinen Blutdruck. Selbst Patienten, die nicht einmal ihr Gewicht angeben können, wissen manchmal die beiden magischen Zahlen ihres Blutdrucks. In vielen Apotheken stehen heute Geräte, um ihn automatisch zu messen, im Hochdruckland USA sogar in vielen Kaufhäusern. Überall auf der Welt leisten wir Ärzte heute unbewußt Abbitte bei Harvey, indem wir über den Blutdruck den Kreislauf kontrollieren – allein in den USA etwa eine Milliarde Mal pro Jahr.

Wir hören auch mit großem Engagement und immer raffinierterer Technik das Herz ab. Dabei lauschen wir durch Stethoskope den Herztönen und sehen auf unseren Phonokardiographen und EKG-Maschinen seine Ausschläge, aber verstehen wir dadurch die Sprache des Herzens wirklich besser? Haben wir mit all unseren raffinierten Gerätschaften und unserer scheinbaren Allmacht nicht das Einfachste und Natürlichste vergessen? Wir können die kalkige Enge der Herzkranzgefäße mit Ballonkathetern, die krampfhafte mit Nitroglyzerin aufsprengen. Mancher Engpaß wird mit einem Bypass umgangen, nachdem brillante Chirurgen gelernt haben, ein Stück Beinvene ans Herz zu verlegen. Wir tauschen inzwischen routiniert abgewirtschaftete Herzen gegen frischere aus, haben sogar Maschinen entwickelt, die uns die Herzarbeit zeitweilig abnehmen können. Und bevor alle Stricke reißen, muß auch schon mal das Herz eines Pavians herhalten, das wir diesem mit wissenschaftlichem Geschick aus der Brust entfernen. Oder sollten wir sagen reißen? Oder lieber schneiden? Nein, wir sagen am liebsten operieren! Und wir operieren wahrlich brillant auf vielen Ebenen. Für all das haben wir Zeit, Geld und Lust. Aber wenn ein Mensch sein schweres Herz erleichtern will, findet er keinen Arzt mehr, der ihm sein Ohr leiht. Da fehlt es an Zeit bzw. an Geld und schlimmstenfalls sogar an Lust. Wir können es uns ruhig eingestehen, die Medizin geht unbeirrt ihren Weg des Fortschritts, und es ist gewiß kein Weg des Herzens.

Wir können das Herz besser denn je abhören (auskultieren), aber nicht mehr darauf hören; wir verstehen seine Sprache nicht mehr. Die Patienten tragen wohl noch ihr

Herz zu uns, aber sie dürfen oder wollen es uns nicht mehr ausschütten. Wir sollen und wollen es für sie abhören und reparieren, sie selbst horchen dafür immer weniger darauf, von ge*horchen* ganz zu schweigen.

Um dem eigenen Herzen gehorchen zu können, sollten wir zuerst wieder horchen lernen. Neben der Bereitschaft dazu müssen wir auch die Sprache des Herzens von neuem verstehen lernen. Mit Hilfe der Technik werden wir lediglich die technischen Aspekte des Herzens besser kennenlernen. Medizintechnik kann vernünftig, kaltblütig und sogar herzlos angewandt werden. Um die wahre Sprache des Herzens verstehen zu lernen, brauchen wir nichts dringender als unser Herz – weit und offen.

Es gab bereits einmal, in der ersten Hälfte unseres Jahrhunderts, eine von der Psychoanalsye inspirierte Richtung der Psychosomatik, die sich der Organsprache und auch der des Herzens annahm. Besonders Georg Groddeck hat sich als »Schamane im Arztpelz« darum verdient gemacht. Dieser Versuch blieb in dem Maße stecken, wie Medikamente entdeckt wurden, die versprachen, alle Probleme viel einfacher in den Griff zu bekommen. Unsere wissenschaftshörige Grundstimmung neigt natürlich schnell dazu, lieber an der Oberfläche zu bleiben, auf funktionale Mittel zu setzen und sich so um die Mitte, das Zentrum oder Herz der Dinge herumzudrücken.

Einiges spricht dafür, daß wir jetzt eine weitere Chance bekommen, uns einem neuerlichen Umkehrpunkt nähern, wo wieder Offenheit für das Herz und seine Belange möglich wird. Aus der Vergangenheit können wir lernen, nun nicht wieder alle Vernunft und alle Ergebnisse der Wissenschaft über den Haufen zu werfen, wenn wir uns in die Tiefen einer ganzheitlichen Sicht vorwagen. Phasenweise wird allerdings die kühle Vernunft schweigen müssen, um der eigenen Logik der Mythen, Volksweisheiten und der biblischen Bildersprache Raum zu geben. Nach unserem Ausflug in die Herzgeschichte sollte das gar nicht so schwerfallen. Wie wir erleben konnten, kümmert sich die Wissenschaft nämlich erst seit kurzem um das Herz, wohingegen Mythologie, Poesie, Volksmedizin und Esoterik in dieser Hinsicht auf jahrtausendealte Tradition zurückblicken.

Warum sollten sie da nicht in der Lage sein, vielleicht Tieferes und Wesentlicheres, auf jeden Fall aber Gleichgewichtiges zu bieten.

Diese Aufgeschlossenheit und Aufbruchsstimmung wünsche ich dem Leser und mir, wenn es darum geht, der Sprache des Herzens zu lauschen. Bevor wir uns aber endgültig ins Reich der Mitte und des Herzens begeben, noch einige wegbereitende Überlegungen.

4. Symptome als Ausdruck seelischer Wirklichkeit

a) Bewertung von Symptomen

Wir wollen dem Herzen auf umfassendere Weise gerecht werden als die Schulmedizin, ohne dabei aber auf deren Forschungsergebnisse zu verzichten. Folglich müssen wir uns diese Ergebnisse vorbehaltlos ansehen. Wenn wir die gründlich erforschten Symptombilder für unser Vorhaben nutzen wollen, ist es zuerst einmal wichtig, uns von ihrer üblichen Bewertung bzw. Abwertung zu lösen. Nach der gängigen Einstellung steht das Symptom für einen unguten, unangenehmen Defekt unseres Organismus, der uns aufgrund eines unseligen Fehlers in uns oder unserer Umwelt getroffen hat und so schnell wie möglich zu beseitigen ist. Wir wollen bei unserem Vorhaben diesen Fehler nun nicht einfach beseitigen, sondern mit ihm arbeiten, ja wir wollen vom Fehler lernen, was uns *fehlt*. Von seiner negativen Bewertung gelöst, kann das Symptom zu einem Wegweiser, und damit Helfer auf unserem Entwicklungsweg werden. So, wie wir uns normalerweise mit Ärzten gegen das Symptom verbünden, können wir uns gedanklich auch auf seine Seite stellen und von dort erforschen, was mit uns selbst nicht stimmt bzw. was uns fehlt. Deshalb fragen Ärzte klassischerweise: »Was fehlt Ihnen?« Und die Patienten antworten mit ihren Symptomen, können diese doch das fehlende Prinzip am besten enthüllen.

Weiterhin können wir den Symptombegriff durch die Erkenntnis entlasten, daß – ohne Ausnahme – jeder Mensch Symptome hat. Es ist also gar nicht die Frage, ob Symptome vorhanden sind, sondern lediglich, wie schwer sie sind. Davon ausgehend, ist es nur noch ein kleiner Schritt zu der Feststellung, daß jeder Mensch krank ist; eine Tatsache, die auch alle Religionen verkünden.* Der Mensch braucht notwendig, d. h., um seine Not zu wenden, den *Heil*and, weil er un*heil* ist. Diese Idee verbirgt sich hinter der Lehre von der Erbsünde. Das Wort »sündigen« kann uns hier Schlüssel sein, kommt es doch von »absondern« und heißt in der griechischen Urbedeutung auch »den Punkt verfehlen«. Durch unsere Geburt in diese Welt der Gegensätze sind wir von der Einheit abgesondert, oder, anders ausgedrückt, wir haben »den Punkt verfehlt«. Der Punkt aber gilt fast allen Kulturen als Symbol der Einheit. Besonders deutlich wird das am *Mittel*punkt eines Mandalas. Aber selbst noch in der Mathematik ist der Punkt ein dimensionsloses Symbol.

Mit diesem Verständnis könnte der Begriff der Sünde einiges von seiner moralisierenden Bewertung verlieren. Als Wesen dieser polaren, in Gegensätze aufgespaltenen Welt sind wir alle von der Einheit, dem paradiesischen Urzustand, getrennt und damit abgesondert bzw. sündig. Das ist weder ungerecht noch schlimm, sondern im Gegenteil *not*wendig für unsere Entwicklung. Die Polarität in der Welt der Gegensätze ist der erforderliche Gegenpol zur Einheit und unsere einzige Chance zu erkennen. Erkenntnis aber ist Voraussetzung, um dereinst *bewußter* zur Einheit zurückzufinden. Mit unserem polaren Bewußtsein können wir die Einheit nicht erfassen und sind ständig auf Gegensätze angewiesen. Wir wüßten nicht, was »hoch« ist, ohne »tief«, »arm« wäre sinnlos ohne »reich«. Jeder unserer Begriffe bekommt Bedeutung erst über seinen Gegenpol. Solche Gegenpole sind aufeinander angewiesen wie die beiden Seiten einer Medaille. Erkenntnis des Ganzen erfordert in der polaren Welt daher das Kennenlernen beider Pole. Anders ist Erkenntnis in der polaren Welt nicht möglich. Insofern war

---

* Noch deutlicher wird es an der Gesundheitsdefinition der WHO, wonach Gesundheit ein Zustand frei von körperlichem, seelischem und sozialem Leid ist.

Evas Naschen vom Baum der Erkenntnis (von Gut und Böse) im Paradies auch kein schlimmer Fehler, sondern der konsequente Beginn des Entwicklungsweges. Ein Fehler wohl, aber ein notwendiger, half er doch, das Fehlende, nämlich Erkenntnis, zu erlangen, und führte damit konsequenterweise in die Welt der Gegensätze, in die Absonderung von der Einheit des Paradieses.

Fassen wir zusammen: Wir sind Sünder bzw. von der Einheit Abgesonderte und haben alle Symptome, und das ist in der Polarität auch nicht anders möglich.*

b) Symptome als Wegbegleiter

Pragmatisch betrachtet, müssen wir uns eingestehen, daß Symptome schon immer zumindest Wegbegleiter des Menschen waren. Wir tragen sie mit uns durchs Leben, ob wir sie nun schätzen oder nicht. Viele Menschen lassen sich über Jahrzehnte von ihnen begleiten, ohne nach ihrem Sinn zu fragen. Erfahrungen aus der Psychotherapie belegen, daß solch eine abweisende Haltung den Lebensweg nicht erleichtert, sondern erschwert. Auf unserer irdischen Lebensreise sammeln wir vieles auf und nehmen es mit. Ja, wir wollen möglichst viel, am liebsten sogar alles besitzen, in der Vorstellung, dadurch glücklich zu werden. Das Leben von Weltherrschern und Steinreichen könnte uns diese Vorstellung als Illusion entlarven. Trotzdem versuchen sehr viele Menschen, heil und ganz zu werden, indem sie möglichst große Teile der Welt in ihren physischen Besitz bringen. Müßten sie von diesem Besitz etwas ersatzlos abgeben, würde es ihnen subjektiv fehlen. Ähnlich ist es mit Symptomen, die wir auf der Lebensreise sammeln. Auch sie würden uns zur Ganzheit fehlen, müßten wir sie ersatzlos loslassen; weshalb die meisten Menschen sich an ihre Symptome wie an einen wertvollen Besitz klammern. Das Streben nach Ganzheit oder Vollkommenheit ist zu tief verwurzelt, als daß wir so einfach davon lassen könnten.

---

* Eine ausführlichere Ableitung des Polaritätsbegriffs und des Themas »Gut und Böse« findet sich in T. Dethlefsen u. R. Dahlke: *Krankheit als Weg*, München 1986.

So wie wir mit dem Erwerb eines Hauses zeigen, daß uns bis jetzt ein eigenes Heim gefehlt hat, zeigen wir mit dem Erwerb eines Symptoms, daß uns dieses (Prinzip) bis jetzt gefehlt hat. Bisher mag dieses Lebensthema nicht an der Zeit gewesen sein, aber jetzt ist es soweit, und da kaufen wir das Haus oder bekommen das Symptom. Beides ist ein Segen, auch wenn es vorerst nur im ersten Fall leicht einzusehen ist. Aus unserer normalen Lebenserfahrung wissen wir eigentlich, daß sich auch Besitz, z. B. ein Haus, zur Last entwickeln kann und daß ein Symptom zum Segen gereichen kann, wenn es etwa die Augen für Wesentliches öffnet oder das Steuer des Lebensschiffes in einer entscheidenden Situation herumreißt. Zumindest jeder Arzt kennt einige Patienten, die beispielsweise ihrem Herzinfarkt dankbar sind für all das, was sie daran lernen konnten. Es ist wieder »nur« eine Wertungsfrage, die allerdings in unserer Gesellschaft sehr einseitig gegen den Infarkt beantwortet wird. Diese bei uns übliche Betrachtungsweise von Symptomen ist jedoch nicht selbstverständlich. Viele naturverbundene Völker kennen Einweihungskrankheiten, die geradezu ersehnt werden. So kann etwa jemand nur Schamane werden, wenn ihn ein entsprechendes Krankheitsgeschehen initiiert. Auch bei uns war bis vor einiger Zeit der hohe Wert von Kinderkrankheiten für die Entwicklung bekannt.

Wie immer unsere Einstellung zu den Symptomen ist, sie sind Weggenossen und viel schwerer loszuwerden als aller materielle Besitz. Ja, sie sind so wenig loszuwerden wie der Schatten an einem Sonnentag, und das hat seine tiefere Bewandtnis. Man kann wohl durch einfache Tricks den Sonnenschatten scheinbar abschütteln, indem man z. B. aus der Sonne flieht. Sobald man aber wieder ins Licht tritt, ist auch der Schatten wieder da. Ganz ähnlich ist es mit den Symptomen. Man kann sie zeitweilig etwa mit Hilfe unterdrückender Medikamente zur Seite schieben in dem ebenso populären wie gewinnträchtigen Gesellschaftsspiel: Das Symptom wird von Organ zu Organ, der Patient von Spezialist zu Spezialist verschoben. Betrachtet man es aber im Licht einer entsprechend tiefgreifenden Therapie, wird man das Symptom, in seiner äußeren Form vielleicht gewandelt, in seiner Aussage aber unverändert, wiederfinden. Das Symptom ist eben Ausdruck unseres seelischen Schattens.

c) »Ursachen« der Symptome

Mit dem Thema Schatten kommen wir zu einem entscheidenden Punkt jeder Betrachtung psychologischer und medizinischer Fragen. Ihn zu übersehen gelingt nur, wenn man sich auf eine sehr oberflächlich-phänomenologische Ebene beschränkt, wie es in Schulmedizin und -psychologie häufig geschieht. Dort wird davon ausgegangen, daß wir zufällig von bestimmten Symptomen getroffen werden, hinter denen vielleicht Erreger stecken, aber kein tieferer Sinn. Da nach diesem Sinn wegen der selbstauferlegten Schranken nicht gefahndet wird, bleibt er im verborgenen, und man beschränkt sich auf oberflächliche Symptombeschreibungen und -therapien. Sobald wir uns aber für den Sinn der Symptome und die ihnen eigene Sprache interessieren, werden wir fündig. Dieses Vorgehen wird allerdings von den Schulrichtungen als »unwissenschaftlich« gebrandmarkt.

Gemessen am Wissensstand der modernen Physik, trifft dieser Vorwurf heute allerdings die Schulmedizin selbst am härtesten. Die Physik hat sich inzwischen so weit vorgearbeitet, daß sie das Kausalitätsprinzip, die Basis der bisherigen Naturwissenschaft, ad absurdum geführt und damit dem bisherigen Wissenschaftsverständnis seine Grundlage entzogen hat. Physiker können heute beweisen, daß es Kausalität nicht gibt und statt dessen eine uns unerklärliche Synchronizität herrscht. Damit aber hängen Schulmedizin und -psychologie, die immer und ausschließlich nach Ursachen in der Vergangenheit suchen, in der Luft.

In unserer Vorstellung müssen wir wohl oder übel weiter mit Kausalität umgehen, so wie wir auch weiterhin von einer konstanten Zeit ausgehen, obwohl seit Einstein deren Relativität feststeht. Allerdings gibt es nach der von der Physik geleisteten Relativierung der Kausalität keinen Grund mehr, das Kausalitätsverständnis der alten Schulwissenschaft über alles andere zu stellen. Im Alltagsleben geschah es ohnehin nie. Wir sagen z. B.: »Ich komme jetzt

an, weil ich vor einer Stunde zu Hause losgefahren bin.«
Diese Begründung (Kausalität) ist schulwissenschaftlich in
Ordnung, weil die Ursache (das Losfahren) in der Vergangenheit liegt. Wir sagen aber genauso: »Ich muß jetzt gehen,
weil ich in zwei Stunden in München sein muß.« Hier liegt
die Ursache (mein In-München-sein-Müssen) in der Zukunft, und das wäre schulwissenschaftlich eine verbotene
Kausalität. Die Beschränktheit dieser Einstellung, die auch
heute noch, im Zeitalter der modernen Physik, vehement
von vielen Universitätskathedern gepredigt wird, mag an
einem einfachen Beispiel klarwerden.
Betrachten wir einen beliebigen bewegten Vorgang auf
»wissenschaftliche« Art, z. B. ein so bekanntes Spiel wie
Fußball. Die erste Schwierigkeit der Untersuchung ergibt
sich aus der Komplexität dieses Spiels. Die »Wissenschaft«
ist mit lebendigen Prozessen schnell überfordert, weil sie so
vielfältig sind. Sie muß kleine Abschnitte herausschneiden,
um sie im Detail zu analysieren. So ist etwa der ganze
Mensch viel zu umfassend, und man widmet sich ihm lieber
scheibchenweise. In dieser Zerstückelungstechnik liegt die
Gefahr der Wissenschaft, daß sie am Leben vorbeigeht.
Bei der Analyse des Fußballspiels müssen wir nun notgedrungen so ähnlich vorgehen und uns einen kurzen Ausschnitt davon herausgreifen: z. B. eine Strafstoßsituation.
Der Ball liegt auf dem Elfmeterpunkt, ein Stürmer läuft an
und trifft den Ball. Diesen Augenblick greifen wir heraus
und stellen die wissenschaftliche Standardfrage:»Warum? –
Warum tritt der Stürmer den Ball?« Nun müssen viele Elfmetersituationen untersucht werden, um den Grund zu finden. Das ist nicht leicht, denn nichts bleibt konstant; es ist
immer wieder ein anderer Spieler, der anläuft, immer wieder ein anderer Ball. Die Schiedsrichter wechseln wie der
Rasen, die Zuschauer und das Stadion. Es ging wohl oft ein
Foulspiel voraus, aber niemals dasselbe, und manchmal
auch nur ein Handspiel. Schließlich aber, nach langem Forschen, wird die eine immer wiederkehrende (d. h. reproduzierbare) Ursache für den Elfmeter entdeckt: Es ist der Pfiff
des Schiedsrichters. Allein der Pfiff ist konstant, ohne ihn
geht nichts.
Bei diesem Ergebnis mag uns ein ähnliches Unbehagen be-

schleichen, wie es immer mehr Menschen in bezug auf die wissenschaftliche Medizin verspüren. Denn irgendwie ist uns bei der Analyse das Wesen(tliche) des Fußballspiels entwischt. Es gibt da noch andere, wenn auch »unwissenschaftliche« Gründe für den Elfmeterschuß: Beispielsweise wäre da der Wunsch, ein Tor zu schießen, vorrangig zu nennen. Diese »Ursache« liegt aber in der Zukunft. Ein anderer Grund läge wohl auch in den Spielregeln, dem Muster des Fußballspieles, also in der Tatsache, daß schon vorher viele Spiele gespielt und Elfmeter geschossen wurden. Der Spieler bewegt sich also sicher in einem vorgegebenen Muster. Ein eher banaler, aber doch wichtiger Grund liegt auch in der materiellen Existenz des Balles, des Rasens usw. Damit haben sich zu dem einen »wissenschaftlichen« noch drei weitere Gründe ergeben. Mit diesen vier »Ursachen« operierte man schon in der griechischen Antike sehr erfolgreich. Für sie, wie für viele frühere Kulturen, hatte somit jedes Geschehen und damit auch jedes Krankheitssymptom einen Sinn, der auf die Zukunft zielte, und ein Muster, in dem es verständlich werden konnte.

Es ist also, gemessen an der Wirklichkeit, wie sie uns die moderne Physik heute und die Esoterik schon seit jeher enthüllen, genauso berechtigt, einen in der Zukunft liegenden Sinn zu suchen, wie nach einer Ursache (z. B. Erregern) in der Vergangenheit zu fragen. Beides sind nur gedankliche Hilfskonstruktionen, die zwar der Wirklichkeit nicht optimal entsprechen, aber insofern ihre Berechtigung haben, als sie uns helfen können, dem Gesamtbild eines Symptoms näherzukommen.

d) Medizinischer Energieerhaltungssatz und Schatten

Betrachten wir Symptome als Bilder oder Muster und fahnden nach ihrer Bedeutung, finden wir *immer* einen Sinnzusammenhang mit dem Leben des Betroffenen. Im Symptom bildet sich etwas ab, das der Betreffende bewußt in seinem Leben nicht wahrhaben wollte; weshalb auch medizinisch harmlose Symptome wie etwa Warzen und Pickel so heftig abgelehnt werden. Kein Wunder, denn das nicht grundlos aus dem Bewußtsein Verdrängte macht sich hier im Körper breit und wird allen sichtbar. Es benutzt den Körper gleichsam als Bühne für ein Theaterstück, das wir weder sehen und hören noch wahrhaben wollten – und so müssen wir es jetzt fühlen.

Aus der Physik wissen wir, daß es unmöglich ist, etwas einfach verschwinden zu lassen. Möglich ist lediglich die Umwandlung von einer Erscheinungsform in eine andere, etwa von Eis in Wasser oder Dampf. In diesem Beispiel enthält der Zustand des Eises, der gleichsam dem Materiellen am nächsten steht, am wenigsten Energie. Um in den flüssigen Zustand zu kommen, muß Energie (in Form von Wärme) zugeführt werden; und weitere Energie (z. B. durch Kochen), um in den noch energiereicheren Gaszustand zu gelangen. Physiker würden sagen: Der Schwingungszustand der Moleküle wird vom Eis bis zum Dampf immer aktiver; d. h., die Moleküle schwingen mit zunehmender Frequenz. Beim umgekehrten Weg vom Dampf über Wasser zu Eis wird die Molekülschwingung immer träger, und die vorher aufgewendete Energie wird wieder frei.

Unter dem Strich betrachtet, kann bei diesen Umwandlungsprozessen aber weder Energie gewonnen noch verloren werden. Sie bleibt immer konstant; und die Physik spricht in diesen Fällen von den Energieerhaltungssätzen.

Interessanterweise kennt die Tiefenpsychologie diese sogenannten Aggregatzustände ebenfalls. Das Feste (hier Eis) symbolisiert ihr das Materielle, Erdhafte und folglich den Körper. Das Flüssige (Wasser) steht für das seelische Element, und das Gasförmige, Luftige repräsentiert die geistige Energie. Die esoterische Psychologie folgt der Physik noch weitergehend, da sie ebenfalls die Schwingungsebene vom Materiellen über das Seelische zum Geistigen zunehmen sieht. Aus diesen Gedanken und vor allem den Erfahrungen vieler Psychotherapien ergibt sich, daß auch im Bereich des Lebens nichts verlorengeht. Auch hier ist lediglich Umwandlung möglich. So können wir auch von einem Energieerhaltungssatz im Bereich des Lebendigen ausgehen. Seelische Energie kann sich danach sehr wohl in körperliche Form umwandeln und umgekehrt, aber niemals verschwinden.

Jeder kennt diese Verbindung, die zwischen den verschiedenen Ebenen besteht, aus ganz alltäglichen Beispielen: Wenn sich etwa bei einem anzüglichen Witz eine Emotion entwickelt, die, bewußt nicht akzeptiert, im Körper landet und dort die Gesichtshaut erröten läßt. Oder wir bekommen Herzklopfen vor Freude oder Erwartung, kalte Füße aus Angst, eine Magenschleimhautentzündung von der geschluckten Wut. Nun ist es naheliegend, von der entzündeten Magenschleimhaut (dem Symptom) auf die nicht zum Ausdruck gebrachte Emotion (die unterdrückte, hinuntergeschluckte Wut) zurückzuschließen.

Ein Thema kann also aus dem Körper ins Bewußtsein geholt und damit auf die geistige Ebene verlagert werden – entsprechende Energiezufuhr vorausgesetzt. Das Problem wird damit aus seinem körperlichen Dasein befreit, das insofern einem Schattendasein entspricht, als die Bewußtheit für das dahinterliegende Thema fehlt. Wird durch Energieeinsatz (z. B. in Form einer Psychotherapie oder »Symptommeditation«) der Bezug zur seelischen Ebene der Gefühle hergestellt, ist der Körper bereits deutlich entlastet. Jetzt wird aber die Seele leiden.

In einem weiteren Schritt könnte das Thema auf die geistige Ebene gehoben werden, wiederum unter erheblichem Einsatz, so daß das Muster dahinter in seiner ganzen Tiefe erkannt und vor allem angenommen wird. In diesem Fall ist das Thema auf dem höchsten Energieniveau, Körper und Seele sind entlastet. Das Bewußtsein allerdings muß sich nun mit dem Thema beschäftigen.

Das kann und wird sogar meistens recht unangenehm sein. Wäre es das nicht, hätte man es gar nicht erst *unter*drücken müssen. Wird dieses Thema nun bearbeitet und schließlich gelöst, ist die Energie auch nicht verschwunden, sondern im Idealfall bewußt dorthin gesandt, wohin sie von Anfang an gehörte.

Sehr verkürzt dargestellt, könnte das Beispiel Magengeschwür folgendermaßen aussehen: Im ersten Schritt werden all die geschluckten Emotionen wiedererlebt, und der körperliche Schmerz wird durch seelischen ersetzt. Als nächstes wird durchschaut, daß diese Emotionen ganz berechtigt und in Ordnung, lediglich an einem ungeeigneten

Ort gelandet sind. Jetzt wäre es möglich, sie an ihr eigentliches Ziel zu senden, z. B. an den Chef, den Partner usw. (Wie eine konkrete Umwandlung von der Körper- auf die Bewußtseinsebene aussehen kann und wie sich entsprechende, in die Stofflichkeit des Körpers gesunkene Prinzipien einlösen lassen, soll später bei der Angina pectoris exemplarisch gezeigt werden.)

Alles bleibt also stets erhalten, nur die Erscheinungsebene ist wandelbar, so wie Wasser flüssig, aber auch als Eis fest und als Dampf gasförmig auftreten kann. Das Wesen(tliche) bleibt bei diesen Umwandlungen stets erhalten, auch wenn wir auf den ersten Blick die Verbindung zwischen dem Wasser auf der Erde und den Wolken am Himmel nicht durchschauen mögen. Nur ein Kind, dem die physikalischen Zusammenhänge noch unbekannt sind, würde behaupten, verdunstetes Wasser habe sich ersatzlos in nichts aufgelöst.

Schon vor Jahrzehnten hat C. G. Jung den Schattenbegriff in die Psychologie eingeführt, nachdem er erkannt hatte, daß im Menschen nichts verlorengehen, sondern höchstens in den Schatten und damit in die Unbewußtheit verdrängt werden kann. Das Unbewußte gehört folglich genauso zu uns wie der Dampf zum Wasser. Und wie der Dampf sich zu Wolken formt und irgendwann als Niederschlag auf die Erde zurückschlägt, melden sich auch die beiseite geschobenen Elemente aus dem menschlichen Unbewußten bei entsprechender Gelegenheit zurück. Die nächtlichen Träume sind solch eine Gelegenheit, die Symptome des Körpers eine andere.

In ihnen bilden sich jene Schattenanteile ab, die reif für das Bewußtsein sind. Ihr Heraustreten aus dem Dunkel der unbewußten Unterwelt auf die Körperbühne ist geradezu Beleg dafür, daß dieses Krankheitsbild Öffentlichkeit braucht, beachtet werden will. Und ähnlich wie Träume die unbewußten Inhalte in symbolischer und deshalb für uns oft rätselhafter, ja paradoxer Form abbilden, schreiben auch die Symptome ihre Botschaft in symbolischer Schrift, die erst enträtselt werden muß. Auf den ersten Blick sieht das oft wie eine unentzifferbare Geheimschrift aus. Ignorieren der Botschaft ist jedoch in keinem Fall sinnvoll, durch Ignorieren und Verdrängen ließ sich noch kein Code der Welt knacken.

Um die Sprache der Symptome verstehen zu lernen, bedarf

es einer bewußten Einfühlung in ihre Symbolwelt, die voller scheinbarer Widersprüche und Unlogik ist. Die Gegensätze kommen sich hier ungewohnt nahe, ja berühren sich oft sogar. Hat man sich einmal auf diese Sichtweise eingelassen, die scheinbar Unvereinbares nahe zusammenrückt und Muster sieht, anstatt Zusammenhänge nur rational zu analysieren, wird einem vieles klar, nicht nur im Reich der Träume und in der Welt der Symptome, sondern auch im übrigen Leben. Während der rein rational Denkende nur staunen kann, wenn eine Friedensdemonstration aus heiterem Himmel plötzlich in eine gewalttätige Prügelei ausartet, erkennt man nun auf einmal das gemeinsame Thema, das beide Seiten da prügelnd aneinander bearbeiten. Krieg und Frieden als die zwei Seiten einer Medaille. Man wundert sich plötzlich auch nicht mehr, wenn die engagiertesten Umwelttretter selbst die unangenehmsten Dämpfe aus ihren selbstgedrehten Glimmstengeln absondern. Der Sittenapostel und der Pornofan, der Kriminalist und der Verbrecher, der Missionar und der kämpferische Atheist, der Abstinenzler und der Süchtige teilen ein gemeinsames Thema und sind sich dadurch viel näher, als sie selbst und der rationale Betrachter annehmen.

Symptome sind immer verläßlich und zeigen mit unerbittlicher Ehrlichkeit das Thema, um das es (ihnen) geht. Sie sind Signale, Zeichen des Schattens, und alles, was eine übermäßige Wertung im Leben erhält, kann Symptom werden. Ob man Pornographie bei jeder Gelegenheit geißelt oder süchtig danach verlangt, beides zeigt, an welchem Thema man hängengeblieben ist. Der Unterschied ist lediglich der, daß der Pornofan sein Problem direkt »bearbeitet«, während der Sittenapostel es in der Projektion bekämpft. Von daher kann man ersteren durchaus als den Ehrlicheren bezeichnen.

e) Form und Inhalt

Die Erkenntnis des Zusammenhangs zwischen Form und Inhalt ist eine weitere wichtige Voraussetzung auf dem Weg zur Symptom-Be-Deutung. Wir leben in einer Epoche, die es sich zur Gewohnheit gemacht hat, den Inhalt zugunsten der

Form zu vernachlässigen. Unsere Zeit hat alte, lebendige Rituale in Hülle und Fülle zu Gewohnheiten erstarren lassen. Sie führen nun als tote Hülsen ein inhaltsloses Schattendasein. So wie das Leben der Alten noch voller Rituale war und alles einen Sinn bekam, haben wir unser Leben mit Gewohnheiten angefüllt, und nicht alles, aber doch vieles hat seinen Sinn verloren. Ein schlagendes Beispiel liefert uns wiederum die Schulmedizin, die unbestreitbare Erfolge bei der Erforschung der Form errungen hat, dabei aber ziemlich blind für den Sinn wurde.

Nachdem der Körper schon einige Male mit einer Bühne verglichen wurde, auf der das brisante Thema in Form des Symptoms wie ein Drama aufgeführt wird, wollen wir uns nun einem Theaterstück wissenschaftlich zuwenden: Die Analyse ergibt eine genaue Aufstellung aller verwendeten Materialien, aus denen Bühnenbild und Requisiten bestehen; des weiteren werden Zahl, Geschlecht und Hautfarbe der Schauspieler ebenso erfaßt wie die Stoffe und Farben ihrer Kostüme. Ihre Körpergewichte und Größen werden registriert, die zeitliche Länge ihrer Texte mit genauer Aufschlüsselung der verwendeten Worte bis zu den Buchstaben festgehalten. Die Lautstärke der gesprochenen Worte wird gemessen, die Beleuchtungsintensität der einzelnen Szenen auf mehrere Kommastellen genau angegeben usw. Solange wir auch weiteranalysieren, dem Inhalt des Stückes, dem Wesentlichen also, werden wir auf diese Art kaum näherkommen.

Wir finden die Überbewertung der Form bei gleichzeitiger Vernachlässigung des Inhalts heute vielerorts. Dabei soll die Form hier nicht abgewertet werden, im Gegenteil, ist sie doch der beste Weg, um mit dem Inhalt in Kontakt zu kommen. Für sich allein jedoch wird die Form sinnlos – oder anders ausgedrückt: Was nicht gedeutet wird, bleibt bedeutungslos. Die Schulmedizin hat nun wertvolle Informationen über die Formen gesammelt. Wir wollen diese dankbar benutzen, bei unserem Vorhaben aus den Formen auf die Inhalte zu schließen.

Betrachten wir Symptome, so finden wir in ihren physischen Formen, in den Requisiten und Kostümen, die sie vom Körper ausleihen, Hinweise auf die seelischen Inhalte, die sich hier ausdrücken. Die Bühne, der Körper, ist insofern sehr wichtig, ist er doch unser Kontaktpunkt zum Inhalt, genau wie das Theater mit seiner Bühne für den Zuschauer die notwendige Projektionsfläche für den Inhalt des Stückes ist.

f) Der alltägliche Pakt mit dem Teufel

Symptome sind etwas zutiefst Menschliches, gehen sie doch im wesentlichen auf eine menschliche Grundhaltung zurück, das Vermeiden von Unlust und die Suche nach Lust. In früheren Zeiten, als der Mensch sein Leben noch viel stärker auf das Jenseits ausgerichtet hatte, war auch das Bewußtsein offener für die Notwendigkeit von Leid und schwierigen Lernaufgaben im Diesseits. Leben und Leiden Christi spielten hier eine beispielhafte Rolle, so wie die Lehren des Buddha bis heute für den entsprechenden Kulturkreis. Einer der Grundsätze seiner Lehre heißt: Alles Gewordene ist Leid.

Im Laufe der zunehmenden Diesseitsorientierung im Westen trat das Bestreben, jedwede Unlust im Leben zu meiden, verstärkt hervor und mit ihm die Tendenz, Themen, die mit Leid und Anstrengung verbunden sind, wegzuschieben. Dabei wird übersehen, daß sich nichts endgültig wegschieben und schon gar nichts »aus der Welt schaffen« läßt. Die einzige Möglichkeit, eine Aufgabe oder ein Problem »aus der Welt zu schaffen«, ist, sie zu (er)lösen. Und auch damit ist sie nicht wirklich aus der Welt, sondern nur auf einer anderen, vielleicht nicht mehr so quälenden Ebene. Jeder von uns hat viele solcher Erlösungsschritte hinter sich. So haben wir beispielsweise alle in der Grundschule das uns gestellte Problem des Lesenlernens erlöst. Damit ist das Thema »Lesen« nicht aus der Welt für uns, es hat aber aufgehört, Problem zu sein. Hätten wir es damals jedoch nicht gelernt, wäre es noch heute drängend, und unser Analphabetismus wäre zum zentralen Lebensthema herangewachsen.

Ausdrücke wie »etwas beseitigen« zeigen uns die illusionäre Entwicklung, die wir eingeschlagen haben. Tatsächlich leben wir heute in der Vorstellung, etwas Beseitigtes sei weg, verschwunden, in nichts aufgelöst. Dabei ist es, wie das Wort uns ganz deutlich sagt, nur zur Seite geschoben und somit weiterhin präsent. Wie sich schon gezeigt hat, gilt auch zwischen seelischer und körperlicher Ebene der Energieerhaltungssatz. Aus der Verkennung dieses Gesetzes ergibt sich die typisch menschliche Paktsituation, wie sie uns vom legendären Doktor Faust vorgelebt und seither millionenfach wiederholt wurde. Faust wollte *um jeden Preis* die letzte Erkenntnis erlangen, die er sich vergeblich von der Wissenschaft erhofft hatte. Er wandte sich deshalb an den »Herrn dieser Welt«, an Mephistopheles.* Als Pfand gab er seine Seele, die ihm in jenem Moment offensichtlich weniger bedeutete als die letzte Erkenntnis. Er genoß daraufhin die Macht über Mephistopheles' Welt der Gegensätze. Als es aber ans Bezahlen ging, stellte er sich taub. So mußte Mephistopheles als Gläubiger Zwangsmaßnahmen bis hin zur Zwangsvollstreckung androhen. Fausts nun beginnender Entwicklungsweg besteht im wesentlichen in der Erlösung bzw. Einlösung seiner Paktschuld. Um seine Seele nicht zu verlieren, kann er sich keinerlei Stillstand mehr leisten, sondern muß sich bewußt Schritt für Schritt weiterentwickeln und Licht in die dunklen Bereiche seiner Seele bringen.

Auf die gleiche Art und Weise wie Faust handeln wir uns heute unsere Symptome ein. Wir wollen irgend etwas »um jeden Preis« erreichen und etwas anderes »um jeden Preis« vermeiden. Betrachten wir dazu ein gängiges Beispiel: Wir wollen etwa Macht erlangen, Chef werden und damit Ohnmacht und Ausgeliefertsein vermeiden. Ohne uns einzugestehen, was wir da für einen Pakt geschlossen haben, beginnen wir uns abzustrampeln. Das »Um jeden Preis« verdrängen wir aus dem Bewußtsein, und wenn es dann ans Bezahlen geht und sich der Preis z. B. in Form einer vorzeitig ruinierten körperlichen und seelischen Gesundheit präsentiert, stellen wir uns taub und wollen die Schuld nicht begleichen. Letztlich haben wir dieselbe Wahl wie Faust: Wir können versuchen, uns zu weigern. Dann werden wir dieses

---

* Christus spricht den Teufel ausdrücklich als Herrn dieser Welt an, als er nach dem letzten Abendmahl seine Jünger verläßt.

Blindekuhspiel mit dem (Bewußtseins-)Verlust der entsprechenden Seelenbereiche bezahlen und auf der Ebene des Körpers unter den zugehörigen Symptomen leiden. Oder wir können uns Faust zum Vorbild wählen und den anstrengenden Entwicklungsweg beginnen; dann gilt es, den Pakt bewußt zu erkennen, ihn zu akzeptieren und aus ihm bzw. seinen Bedingungen zu lernen.

g) Zusammenfassung unserer Ausgangsposition

1. Es geht in keiner Weise um Be-Wertung, sondern ausschließlich um Be-Deutung, auch wenn unsere Sprache notgedrungen eine wertende ist.
2. Jeder hat Symptome, da jeder krank ist. Und wir sind krank (d. h. sündig), da wir von der Einheit abgesondert in einer Welt der Gegensätze (der Polarität) leben.
3. Diese Gegensätzlichkeit ist *not*wendig für unser Erkennen und damit für unseren Weg der Bewußtwerdung.
4. Jedes Symptom ist ein »Fehler« in dem Sinne, daß es uns etwas Fehlendes zeigt. Die Bewertung dieser symptomatischen Fehler ist relativ und von Zeit und Kultur abhängig.
5. So wie im materiellen Bereich kann auch im geistig-seelischen nichts endgültig verschwinden, sondern höchstens zeitweilig ins Unbewußte (Schatten) abtauchen.
6. Form und Inhalt gehören zusammen. Die Form ist der notwendige Kontaktpunkt zum Inhalt.
7. Das Symptom ist die »Zwangsvollstreckung« einer freiwillig übernommenen Paktschuld und insofern konsequent und ehrlich. Die bewußte Einlösung dieser Schuld oder Sünde macht heil.

Wenn wir diese sieben Schritte im Bewußtsein behalten, wird es uns gelingen, die Symptome aus ihrer »verteufelten« Bewertung zu erlösen und selbst aus dem Schmollwinkel des Lebens herauszutreten. Aus den »zufälligen Gemeinheiten« des Lebens, zu denen wir die Symptome degradiert hatten, können dann wieder Wegweiser werden, aus dem blindwütigen Schick*sal* (lat. »salus« = »Heil«) das ge*schick*te Heil.

5. Die Sprache des Herzens in der Bibel

Um die Sprache rund um das Herz kennenzulernen, eignet sich wohl keine Quelle besser als die Bibel. Wir können sie in dieser Hinsicht geradezu als Wörterbuch betrachten. Das Herz wird in ihr als Zentrum und Dreh- und Angelpunkt des Menschen angesprochen, ja es steht häufig sogar stellvertretend für den ganzen Menschen. In Ausdrücken wie »bis sein Herz Vertrauen faßt«, »mit Hoffnung im Herzen«, »wenn Trauer ans Herz greift« oder etwas »dem Herzen Zuversicht verleiht«, ist der Mensch als ganzer gemeint. Wenn Gott die Menschen anspricht: »Hütet euer Herz«, will er sagen, sie mögen sich vorsehen.

In vielen weiteren Bibelstellen wird die Stellvertretung des Herzens für den ganzen Menschen deutlich. Vielfach wird betont, daß das Herz der entscheidende Ort im Menschen ist, jener Kardinalpunkt, um den sich alles andere dreht, der Ort, der die Einheit, das Göttliche in uns repräsentiert. So fordert Gott, daß sich die Menschen ihm »von ganzem Herzen zuwenden« und nicht etwa »halbherzig«. Wenn sie ihm opfern, sollen sie es »mit ungeteiltem Herzen« tun. Er möchte »mit Einfalt im Herzen« gesucht und nicht »mit zwiespältigem Herzen« angebetet werden. Das Herz als Ort der Einheit verträgt im übertragenen Sinn keine Zweiheit. Wenn die Menschen zu ihm sprechen, erwartet Gott, daß sie »ihr Herz auf der Zunge tragen«, und nicht etwa mit gespaltener Zunge sprechen wie die verführerische Schlange. Mit dieser Ehrlichkeit, die aus der Mitte, eben dem Herzen, kommt, sollen wir ihm »unser Herz weihen«.

Die Bibel läßt keinen Zweifel, daß das Himmelreich Gottes, das Christus als in uns liegend anspricht, sich im Herzen auftut. »Mein Herz ist fröhlich im Herrn.« Es ist die Mitte unserer Existenz, aus ihr heraus nach Gott zu verlangen bedeutet, ihn »aus tiefstem Herzen zu lieben«. Womit wir beim Herz als Ausgangspunkt der Liebe wären. Die biblischen Beispiele hierfür sind zahllos und unterscheiden sehr deutlich zwischen einer Liebe des menschlichen Ego und jener des Selbst, der göttlichen Liebe. So warnt die Bibel vor den »Gelüsten des Herzens«, davor, daß sich »das Herz betören« läßt, von den Dingen, die unsere Herzen nun einmal begehren. Das »betörte Herz« läßt uns in Gottes Augen offenbar als Toren erscheinen, »in deren Herzen nichts als Torheit wohnt«. Und konkreter noch: »Wein und Weiber machen das Herz zuchtlos.« Die Bibel legt nahe, unser »Herz Gott zuzuwenden«, es »auf ihn zu richten«, es »ihm zuzuneigen« und uns im Gegenzug von ihm »im Herzen anrühren« zu lassen. Ihm sollen wir »unser Herz bereiten«, ihn »in unser Herz schließen« und es »nicht untreu« werden oder gar »stehlen lassen«. Entsprechend wird er angesprochen: »Herr, mein Herz ist Wachs in deinen Händen.« Und: »Hilf, daß mein Herz sich dir nicht entfremde.« Die Bibel weiß auch sehr wohl, daß, »wo dein Schatz ist, wird auch dein Herz sein«, und empfiehlt deshalb, »unser Herz nicht an irgend etwas zu hängen«, sondern es Gott zu öffnen und ihn zu unserem Schatz zu machen. Ihm »von ganzem Herzen ge*hor*sam sein« bedeutet, auf ihn »im Herzen zu *horchen*«, seine Worte, die »Speise unseres Herzens« sein zu lassen. Das Ziel der Entwicklung, für die die Bibel den Grundstein legt, ist die himmlische Liebe »aus reinem Herzen«. »Selig sind, die reinen Herzens sind.«

An diesem Ziel werden wir gemessen werden: »Der Herr aber sieht auf das Herz.« Er weiß, daß er uns »die Ewigkeit ins Herz gelegt« hat. Zu gegebener Zeit wird er sehen, was wir daraus gemacht haben, ob wir uns dem geöffnet haben, was er uns »ins Herz gegeben« hat. Dann nämlich, wenn er kommt, »das Herz zu erforschen« und uns »auf Herz und Nieren zu prüfen«.*

Als Mitte, die für den ganzen Menschen steht, und als Zentrum der Liebe wird das Herz auch als unser höchstes Sinnesorgan und Ort der tiefsten Empfindungen angesprochen, weit über den fünf Sinnen der körperlichen Sphäre rangierend. So wird das Herz beschrieben als »tief bewegt«, »fröhlich«, »bang« oder »betrübt«. Es kann »getröstet«, »erquickt« oder aber voller Kummer und Furcht, »mißmutig« und »verblendet« sein.

Wenn es das, was es »sehen« und »erkennen« muß, nicht

---

* Damit werden die beiden symbolisch mit der Liebe verbundenen Urprinzipien geprüft, mit dem Herzen das sonnenhafte und mit den Nieren das venusische Prinzip.

mehr »verstehen« oder »ertragen« kann, beginnt es zu »klagen« und schlimmerenfalls zu »bluten«. Hat es sich vom göttlichen Prinzip und der Liebe »abgewandt«, wird es sich allmählich »verschließen« und immer »gefühlloser« werden. »Trotzig« und »widerspenstig«, »hoffärtig« und »falsch« mag es schließlich »vertrocknen« oder »verdorren«. Ein solch »verstocktes Herz« ist dann natürlich »kalt«, »erstarrt« und schließlich ganz »verschlossen«. Auch für das Sinnesorgan Herz ist das Ende gekommen, wenn es »empfindungslos« und »hart wie Stein« geworden ist und der Betroffene dadurch quasi zu einem »herzlosen« Menschen.

Das Herz gilt der Bibel schließlich auch noch als wichtigstes Ausdrucksorgan, an dessen Äußerungen Gott die Menschen erkennen und messen kann. Da wird vom »Dichten und Trachten des Herzens« gesprochen, da »jauchzt und frohlockt« das Herz und »ist guter Dinge«, es »quillt über« und »wallt auf«, »reißt den Menschen fort«, »wird abtrünnig« und beginnt zu »hassen«. Es wird vom »Sinnen des Herzens« gesprochen und von seinem »Verzagen«. Da »verachtet« ein Herz, und ein anderes »haßt« sogar, da »beugen sich Herzen« unter der Mühsal des Lebens, und andere »beugen sich in Demut«. Herzen »ereifern sich« und »trachten nach Gewalt und Rache« oder lassen sich »von Geld irreleiten«. Da gibt es »verschlagene« und »hinterhältige Herzen« und solche, aus denen ihre Besitzer »eine Mördergrube machen«. Auch als Lebensuhr sieht die biblische Überlieferung das Herz, wenn es heißt: »Den Menschen verkündet das Herz die Stunden.«

Zu guter Letzt ist das Herz als unsere Mitte auch Schauplatz der zentralen Auseinandersetzungen und Entwicklungsschritte. So wie wir entsprechend der Bibel Gott im Herzen lieben können, können wir dort auch Ehebruch begehen. »Am Herzen frißt« etwaiger »Kummer«, und »Furcht und Trauer greifen uns ans Herz«. Hier nehmen laut Bibel unsere edelsten Regungen ihren Ausgangspunkt, und hier macht sich gegebenenfalls auch die Schadenfreude breit. Hier glauben oder zweifeln wir, erwägen unsere geheimsten Absichten, hier lassen wir Christus einkehren und bewahren die Menschen und Dinge, die uns wirklich am Herzen liegen. »Mein Herz dreht sich um in mir« bezeichnet echte Ergriffenheit und Wendung, und wenn wir uns »das Herz reinwaschen«, dürfen wir erwarten, danach wirklich sauber zu sein. Wem wir »Raum geben in unserem Herzen«, der ist uns sehr nahe. Wenn wir »unser Herz auftun«, sind wir ganz offen; was wir »von Herzen tun«, ist ganz getan. Wenn wir »Gott im Herzen tragen«, erfüllt er uns vollkommen. »Den Herrn haltet heilig in euren Herzen«, »bis der Morgenstern aufgeht in euren Herzen«.

6. Das Herz in zeitlosen Worten

Betrachten wir Ausdrücke der Umgangssprache, geflügelte Worte und Sprichworte, die sich mit dem Herzen befassen, fällt sogleich auf, daß es hier analog wie in der Heiligen Schrift vorkommt. Wir haben es mit einem archetypischen Verständnis des Herzens zu tun, das sich zwar wenig mit dem medizinischen Standpunkt deckt, dafür aber durch eine konstante Beständigkeit in verschiedensten anderen Ebenen auffällt. Die Sprache wird uns dabei zum wichtigen Hilfsmittel, was der Philosoph Heidegger treffend ausdrückt, wenn er sagt: »Die Sprache birgt den Schatz alles Wesenhaften in sich.« Sie überliefert die zentrale Stellung des Herzens von alters her, wenn sie vom »Lebenslicht« spricht, »das im Herzen wohnt«, oder gleich vom »Herzenslicht, das die Mitte des Menschen ausmacht«. Auch die altehrwürdige Vorstellung von der »Lichtkugel, die sich ins Herz senkt«, wäre zu erwähnen und die »Funkenseele«, die die Mystiker im Herzen ausmachten. »Woran du dein Herz hängst, da ist auch dein Gott«, formulierte Luther etwas weltbezogener.

Die Hierarchiefrage zwischen Herz und Gehirn wird von der Volksweisheit sehr eindeutig und im Gegensatz zur Schulmedizin entschieden. »Um einen Menschen zu durchschauen, muß man ihm ins Herz schauen«, sagt das Sprichwort, und nicht etwa ins Gehirn. Oder aus einer anderen Kultur: »Will man einen Menschen prüfen, muß man vor allem prüfen, ob er Herz hat« (Li Yü). »Das Herz und nicht die Meinung ehrt den Mann«, läßt Schiller in »Wallensteins Tod« verkünden, und Blaise Pascal formuliert: »Es ist das

47

Herz, das Gott erfährt, nicht der Verstand.« Goethe bezeichnet das Herz als »jüngsten, mannigfaltigsten, beweglichsten, veränderlichsten, erschütterlichsten Teil der Schöpfung«. »Raubt man jemandem das Herz«, geht der Verstand als untergeordnete Instanz gleich mit, wie der Volksmund weiß. Verständlich, daß es da eine entscheidende Frage ist, ob man »das Herz auf dem rechten Fleck« hat. In der Mitte des Körpers, was ja noch selbstverständlich ist, aber eben auch im Zentrum des Lebens. In diesem Sinne noch einmal Pascal: »Das Herz hat seine Vernunft, die der Verstand nicht kennt.«

Die Gefahren, die von einer Gewichtsverlagerung zum Verstand hin drohen, drückt eine andere Volksweisheit aus: »Das Herz vertrocknet, wenn der Kopf allein herrscht.« Über das richtige Verhältnis der beiden Zentren zueinander belehren uns folgende Sätze der heiligen Hildegard von Bingen, der das Herz als »domus animae«, Haus der Seele, galt: »Die Seele ist wie ein Feuer der Mittelpunkt der Behausung. Von hier gehen die Gedanken aus und steigen hinauf in das Hirn, wo sie umgeformt werden. Das Feuer des Herzens ergibt mit der Kälte des Hirns erst das Gleichmaß der Gedanken.« Und im gleichen Sinne Theodor Fontane: »O lerne denken mit dem Herz und lerne fühlen mit dem Geist.« Folglich liegt der Sprache auch die Vorstellung von der »Herzensbildung« nahe, die in den Lehrplänen unserer modernen Schulen und Universitäten nur zu oft unter den Tisch fällt. Kein Wunder, daß *das Herz* nach Beachtung und Zuwendung *schreit*. Kein Wunder auch, daß wir kaum noch *aus dem Herzen sprechen* oder gar *von Herz zu Herz*. Unsere Bildung sitzt im Hirn, unsere Fähigkeiten zeigen sich darüber hinaus höchstens noch in den Händen, so reden wir *mit geschliffener Zunge* und einem brillanten Verstand und, wenn es sein muß, auch einmal *mit Händen und Füßen*.

Das Herz jedoch liegt brach und ist ungebildet, wenn nicht gar *verschlossen*. Den *Schlüssel zum Herzen* aber scheinen wir verloren zu haben. Wie er wiederzufinden wäre, verrät uns ebenfalls der Wortschatz: »Durch Liebe werden alle Dinge leichter, die der Verstand als gar zu schwer gedacht« (persische Weisheit). Und: »Die Engel nennen es Himmelsfreud', die Teufel nennen es Höllenleid, die Menschen nennen es Liebe« (Heinrich Heine). Das *Geheimnis des Herzens* liegt, wie die Sprache weiß, in der Liebe. Die *Sehnsucht des Herzens* drängt danach, mit anderen Herzen zu *verschmelzen*, bis wir *ein Herz und eine Seele* sind. Dazu öffnet sich das Haus des Herzens bereitwillig und läßt das bisher Fremde, andere herein. Aus beiden Häusern wird eines, aus beiden Seelen eine. »Die Herzen finden zueinander«, nennt der Volksmund dieses Ereignis. Kein Zustand auf Erden kommt der Einheit des Paradieses näher, und so ist es das Ziel menschlicher Sehnsucht. Öffnet sich das Herz nicht nur einem anderen, sondern allen und allem und damit Gott, ist das Ziel, die *Einfalt des Herzens*, erreicht. Jener Zustand, den die Mystiker erstreben und dem Meister Eckehart folgende Worte schenkt: »Das Auge, mit dem ich Gott anschaue, ist das Auge, mit dem mich Gott anschaut.« Er ist eins mit allem, und alles ist eins mit ihm und in ihm. Das Herz ist *offen* und so *weit*, daß es die ganze Schöpfung umfaßt. Einen Abglanz dieser *umfassenden* Liebe bekommen Verliebte mit dem Gefühl, *die ganze Welt umarmen* zu wollen. »Nichts ist schwer für den, der liebt«, sagte Cicero; und »Liebe bleibt die goldene Leiter, darauf das Herz zum Himmel steigt«, weiß das Sprichwort. Mit Dostojewski ließe sich noch hinzufügen: »Einen Menschen lieben heißt, ihn so zu sehen, wie Gott ihn gemeint hat.«

Auf der menschlichen Ebene unserer polaren Welt ist die Einheit ansonsten eher fern – oder wie Schopenhauer es ausdrückt: »Das ganze Leben ist zweideutig.« Das Leben in der Polarität ist zweifellos von Gegensätzen geprägt, gerade die Liebe ist es aber, die uns immer wieder einen Blick auf die Einheit gestattet. Und das Herz ist der Ort, wo der Blick die engen Grenzen dieser vernunftregierten Welt überwinden kann. So wird es der Sprache zum Symbol der Liebe schlechthin, von der himmlischen Gottesliebe über die, die zwei Menschen vereint, bis zu jener, die werbewirksam, aber immer noch symbolträchtig verkündet: I ♥ Sony. Ob wir unser Auto mit einem Herzaufkleber verzieren oder in der Verliebtheit unsere Namen, eingerahmt von einem Herz, in Baumrinde ritzen, immer symbolisiert das Herz in seiner Signatur, daß wir uns aus der Zweiheit in die Einheit sehnen.

Die zwei oberen Rundungen des symbolisch dargestellten Herzens gehen in die eine Spitze über, und hierher wird unser Blick wie von selbst gezogen. Als Symbol der menschlichen Liebe wird das Herz oft durchbohrt von Amors Pfeil dargestellt. Als Sohn der Liebesgöttin Venus schießt der Liebesgott blind, aber zielsicher *die Herzen* der Menschen *in Brand* oder aber stößt sogar die Brandfackel in sie. Daß die Getroffenen gleich darauf *in Flammen stehen* und in *verzehrender Liebe* zueinander *entbrannt* sind, versteht sich. *Heiße Liebe* läßt ihre *Flammen auflodern* und tobt in den *brennenden Herzen.* Heutige Teenager bezeichnen die Herzallerliebste als ihre *Flamme.* Bei alldem handelt es sich allerdings um eine sehr menschliche und damit polare Form der Liebe. Amor benutzt ja auch, um das Anliegen seiner Mutter (die Liebe) zu verwirklichen, die Waffen seines Vaters, des Kriegsgottes Mars. Folglich ist die solcherart entzündete Liebe eine sehr polare und (be)trifft fast mehr noch als die Mitte des Herzens die polare Geschlechtlichkeit der zueinander Entflammten. Amors griechischer Name Eros ist hier ehrlicher, geht es doch vor allem um Erotik.

Ausdrücke wie »Herzdame« und das Pendant »Herzbube« enthüllen die zentrale Wichtigkeit der betreffenden Person für uns. Wen wir *ans Herz drücken,* den mögen wir wirklich, dem könnten wir im nächsten Schritt *unser Herz schenken* und damit uns selbst. Wenn wir solchermaßen *unser Herz verlieren,* sind wir sozusagen ohne Mitte, ohne eigenes Zentrum und damit weit entfernt von Ego*zentrik* und Egoismus, wir gehen sozusagen im anderen auf, werden eins mit ihm. Alle Vernunftgründe werden von einer Abgründe überspannenden Liebe einfach übergangen. Oder wie es ein modernerer Ausspruch formuliert: »Liebe ist Anregung für das Herz unter gleichzeitiger Lokalanästhesie des Verstandes.« Wenn wir unserem Herzen oder seiner Sprache folgen, ist der Verstand überstimmt. »Liebe macht blind!«

Was uns *ans Herz gewachsen* ist, ist uns nah, fast wie das eigene Kind, das man *unter dem Herzen getragen* hat. Letzteres macht bezeichnenderweise in anatomischer Hinsicht nicht viel Sinn, in übertragener dafür um so mehr. Was uns *ans Herz wächst*, ist uns nah wie ein eigenes Kind, das uns anschließend ja auch die meiste Zeit *am Herzen liegt*. Diesen Ausdruck hat die Sprache nicht zufällig auf die wichtigsten Dinge unseres Lebens übertragen. Wenn wir dagegen *etwas auf dem Herzen haben*, sind wir im Innersten davon gestört, nicht selten *lastet* so etwas *schwer auf unserem Herzen* und damit auf uns. Was uns *zu Herzen geht* oder gar *ans Herz greift*, trifft uns zentral, was wir uns *zu Herzen nehmen*, lassen wir in unser Innerstes. Die Engländer lernen »by heart« und die Franzosen »par cœur«, wenn sie auswendig lernen, um es auf Dauer inwendig zu haben. Be*her*zigen wir etwas, nehmen wir es ganz wichtig, und der *Herzenswunsch* ist uns der tiefste Wunsch, eben einer aus unserer Mitte. Ähnlich wie die *Freude des Herzens* die tiefste ist. »Da lacht einem das Herz im Leibe«, weiß der Volksmund. Wollen wir, daß jemand wirklich aus seiner Mitte, seinem Herzen, zu uns spricht, appellieren wir mit der Aufforderung »Hand aufs Herz« an seine unbedingte Ehrlichkeit. In Verbindung zu seiner Mitte kann ein intakter Mensch nur die Wahrheit sprechen, *aus lauterem Herzen* sozusagen.

Neben seiner Symbolik als Mitte des Menschen und Ort der Liebe enthüllt uns der Wortschatz das Herz als unser wichtigstes Sinnes- und Ausdrucksorgan. Demnach können wir mit dem Herzen *spüren, wahrnehmen, hören* und *sehen*. Saint-Exupérys *Kleiner Prinz* verrät beispielsweise, daß man nur mit dem Herzen gut sehen könne, den äußeren Augen bliebe das Wesentliche unsichtbar. Das Herz ist weit *empfindsamer* als alle anderen Sinnesorgane und damit natürlich auch unser verletzlichstes Organ. Im Herzen getroffen werden können wir ja nicht nur von Kugeln, Messern und Speeren, sondern vor allem auch von Worten und Spitzen im übertragenen Sinne. Da feuern Gegner ganze (Wort-)Salven auf einen ab, und die treffen häufig ins Herz. Und weil Worte verletzen können, richten solche Treffer auf die Dauer auch Schäden an. Ein lange genug ge*kränkt*es Herz wird schließlich krank.

Doch zu den Krankheitszeichen später, vorerst wollen wir uns von der Alltagssprache noch mitteilen lassen, wie das Herz mit Sinnesreizen umgeht und wie es darauf reagiert.

Wir wissen, daß es Freude empfinden kann, und sagen: Es *schlägt schneller vor Freude* oder *höher*. Es kann uns *im Leibe hüpfen*, und wenn die Freude zu groß ist, sogar *zerspringen*. Diese Gefahr besteht vor allem, wenn wir *von der Freude überrascht* und gleichzeitig *überwältigt* werden. Dann mag das Herz mit einem Schreck reagieren, und *vor Schreck* kann es *stehenbleiben*. Das Ereignis, das uns da wie ein Blitz aus heiterem Himmel traf, war dann zu stark für unser Herz und seinen Rhythmus, es überwältigte ihn und uns. In milderen Fällen und vor allem verbunden mit Aufregung antworten wir auf solche Situationen auch mit Herz*stolpern* oder gar *-flattern*. Selbst von Herz*flimmern* sprechen wir und sind damit schon wieder mitten in der Medizin.

Ist die Überraschung mit Angst verbunden, mag uns *das Herz in die Hose(ntasche) rutschen*. Ein solcherart abgestürztes Herz ist natürlich eine denkbar schlechte Ausgangssituation, um dem Angstmachenden zu begegnen. *Not*wendig wäre vielmehr, *das Herz in beide Hände zu nehmen* bzw. *sich ein Herz* zu *nehmen* oder zu *fassen* und solcherart Herzensstärke und damit Mut zu zeigen. Denn auch der Mut sitzt im Herzen, ebenso wie sein Gegenpol, die Feigheit. Ein *tapferes Herz* oder *ein Herz wie ein Löwe* zeichnen den Mutigen aus. Einer von ihnen hieß aus diesem Grund auch Richard *Löwenherz*. Von diesem war andererseits bekannt, daß sein *Herz* leicht *in Wallung* geriet, also heftiger Emotionen fähig war. Das *Hasenherz* des Feiglings dagegen *rast in Panik* oder *zittert* doch zumindest *wie Espenlaub*.

Unsere germanischen Vorfahren lasen den Mut ganz konkret an der Größe des Herzens ab. Ihren gefallenen Feinden schnitten sie die Brust auf, und wenn das Herz groß war, hatten sie einen mutigen Gegner besiegt, war es dagegen klein und zuckte und zitterte noch, galt es ihnen als das eines Feiglings. Im übertragenen Sinne gehen wir bis heute ähnlich vor, sprechen vom groß*mütigen* Herzen und andererseits vom klein- und wankel*mütigen*. Die Tapferkeitsmedaille der US-Armee heißt nicht zufällig »Purpurherz« (»purple heart«), wobei die rote Purpurfarbe noch den Aspekt des kämpferischen Mutes verstärkt. Solche Helden haben im wahrsten Sinne des Wortes ihr Herzblut für ihr Land aufs Spiel gesetzt. Wer mit einer Inbrunst kämpft, die sein Land über sein eigenes Leben stellt, muß dieses Land offenbar *von ganzem Herzen lieben.*

Das Herz ist nicht nur vortreffliches Barometer unserer Emotionen, jener Gefühlsregungen, die aus uns herausdrängen (lat. »emovere« = »herausbewegen«), sondern auch ihr Entstehungsort. Wenn wir Emotionen, aus welchen Gründen auch immer, nicht herauslassen, sondern unterdrücken, stauen sie sich, wie die Sprache weiß, im Herzen und machen Probleme. Sie können es unter Druck setzen und sogar in seinem Rhythmus und seiner Funktion stören. »Ich grolle nicht, wenn das Herz mir auch bricht« (Heinrich Heine). Und gleich mit Therapievorschlag bei Shakespeare: »Gib Worte deinem Schmerz: Gram, der nicht spricht, preßt das beladene Herz, bis daß es bricht.« Die Sprachweisheit setzt sehr einleuchtend den Herzdruck mit dem Lebensdruck in Beziehung und den Rhythmus des Herzens mit dem Lebensrhythmus. Wenn das Herz *stockt, stolpert, aussetzt* oder *rast,* meint die Sprache damit eine seelische Gestimmtheit, die sehr eng mit der entsprechenden medizinischen Situation zusammenhängt. Ein *galoppierendes* oder *jagendes* Herz gehört offenbar zu einem gejagten Menschen. Ein *enges Herz* steht für einen eng*herzigen,* wie ein *weites* für einen entsprechend weit*herzigen* Menschen.

Auffallend ist weiterhin, daß die Sprache und besonders die Mundart, sowohl was den Bedeutungsgehalt als auch was den Wortklang angeht, ihre eigene Pathophysiologie kennt. Fast ist man versucht, die Mund*art* in Anlehnung an die Pop-art als eine Kunst des sprechenden Mundes zu sehen. Ausdrücke wie »Nur ein hartes Herz kann brechen«, »Herzbrennen« oder »Herzweh« verraten ein tiefes Wissen um die psychosomatischen Zusammenhänge unserer Mitte. Der Volksmund wußte schon immer: »Ein krankes Herz wohnt in einem zerrissenen Menschen.« Wer *Herzzerreißendes* erleben mußte, ohne es seelisch angemessen verarbeiten zu können, dem zerreißt es tatsächlich irgendwann das Herz. Bevor ihn der (Herz-)Schlag trifft, mag er so manchen *Stich im Herzen* gespürt haben. Das *Herz* mag sich ihm schon vorher *im Leibe gedreht* haben, ohne daß er die (der Situation) entsprechenden notwendigen Konsequenzen in seinem Leben gezogen hätte. *Mit zuckendem Herzen* mag er (zu) vieles erduldet haben, so daß der Infarkt sich eigentlich deutlich angekündigt und gar nicht wie ein Blitz aus heiterem Himmel zugeschlagen hat. Schon lange vorher muß sich *das Herz im Leibe verkrampft* und *gedrückt* haben. Auch wird es oft genug heftig gepocht haben, wohl auf sein Recht, seine Arbeit in Ruhe und ungestört von all den zurückgedrückten Emotionen tun zu dürfen. Wer nicht (auf sein Herz) hören kann, muß fühlen.

Und wer sich sein Herz (und Leben) schwermacht oder -machen läßt, dem wird es irgendwann wie ein Stein in der Brust liegen, vielleicht sogar wie der berühmte Mühlstein, schwer, hart und tot. Wem dagegen wenigstens ab und zu *ein Stein vom Herzen fällt* oder gar der ganze *Mühlstein vom Herzen rollt*, wer die Be*schwer*den des Herzens hin und wieder erhört und ernst nimmt, der hat es *leichter*, und es ist freier und weiter in seiner Brust.

Herzensergüsse im übertragenen Sinn sind wichtig zur Entlastung des be- oder überladenen Herzens. Was wir nicht herausfließen lassen, bleibt drinnen und macht Druck. Folglich ist es gesund, ein überquellendes Herz sprechen zu lassen. Wer aus seinem Herzen dagegen eine Mördergrube macht, kommt leicht darin um; d. h., alles, was nicht im übertragenen Sinne aus dem Herzen geschüttet wird, mag sich, über lange Zeit gestaut, schließlich im Konkreten in den Herzbeutel ergießen als medizinischer Herzerguß. Von diesem Herzwasser sagt der Volksmund, daß es vom »Seichen des Herzenswurmes« herrühre. Und ist nicht tatsächlich *der Wurm drin* in solch einem gestauten Herzen? Die alte Volksmedizin nimmt folglich diesen *nagenden Herzenswurm* sehr ernst und weiß, wenn er die Ader durchnagt, stirbt der Mensch. Ob nun der Wurm an ihm nagt oder der Ehrgeiz, das Bild vom *angefressenen Herzen*, an dem z. B. der Ehrgeizwurm frißt und nagt, sagt viel über die bedrohliche Situation. Wer mag es solch einem *gequälten Herzen* verübeln, wenn es sich *in der Brust rührt* und unter Schmerzen um Hilfe schreit.

Viel Hilfe kann es heutzutage nicht erwarten, bestenfalls werden seine Schmerzen mit Drogen gedämpft und damit auch seine Hilfeschreie. Aber selbst wenn sie ernster genommen würden, nützte es nicht viel, wird doch seine Sprache hierzulande kaum mehr benutzt und folglich auch kaum mehr verstanden. Horst Rüdiger macht in seinem Essay *Die Metapher des Herzens in der Literatur* die Situation ungewollt sehr deutlich, wenn er schreibt: »Die moderne Sprache und Zeit hat die Herzensangelegenheiten schüchterner Internatstöchter zugunsten der Herzinsuffizienzen anscheinend robuster Manager zurückgedrängt und den Herztod anstelle des Hinwelkens eintreten lassen.« Beide jedenfalls, die schüchternen Internatstöchter und die scheinbar robusten Manager, haben eines gemeinsam, sie machen aus ihren Herzen die besagte Mördergrube, lassen sie nicht sprechen und bekommen dafür die jeweilige, ihnen zukommende, Quittung. Wir werden beiden Typen später wiederbegegnen, wenn wir uns dem Blutdruck widmen.

Der Volksmedizin waren die Herzkrankheiten immer solche höherer Ordnung, und man stufte sie meist als übernatürlich entstanden ein. Wenn ein Mensch in seiner Mitte erkrankt war, konnte es nicht einfach eine harmlose kleine Sache sein. So wurde meist auch versucht, Herzprobleme mit übernatürlichen Mitteln zu heilen. Dämonen wurden ausgetrieben, herausgelockt und -gebetet. Das mag uns heute primitiv erscheinen, aber angesichts unserer eigenen Versuche, die Streß*dämonen* mit Beta-Blockern zu beruhigen und dem *Gespenst* Leistungsdruck mit dem Austausch der erschöpften (Herz-)Pumpe zu begegnen, können wir diesen frühen Therapieversuchen ruhig mit ein bißchen Demut im Herzen begegnen. Das Herz selbst galt der alten Volksmedizin als Ablenkmittel für Dämonen, die sich ja mit Vorliebe, wie auch die Hexen und Vampire, auf Herz und Blut und ganz besonders auf das Herzblut stürzen.

Schließlich weiß die Volksmedizin auch schon einige Jahrhunderte länger als die Schulmedizin, die es gerade in großangelegten Studien entdeckt, daß *Einsamkeit das Herz bricht* und *ein Herzkranker liebeskrank ist.* In der traditionellen Medizin unserer Vorfahren wurden Liebeskummer und seelische Niedergeschlagenheit (heute würden wir Depression sagen) mit der Opfergabe von möglichst wertvollen Herzbildern und -nachahmungen behandelt. Der Betroffene verschenkte also (s)ein wertvolles Herz an Gott, Christus oder die Jungfrau Maria. Wenn er das Ritual aus ganzem Herzen vollzog, war ihm Heilung sicher. Sein Herz zu verschenken und Gottes Schöpfung zu öffnen ist bis heute die sicherste Therapie jeder Depression und Herzkrankheit. Die Alten wußten sehr wohl, daß das Herz entweder *ein Tempel Gottes* (der Einheit) ist *oder eine Werkstätte Satans* (der Polarität oder Gespaltenheit). Im ersten Fall war dem Besitzer das Heil, im zweiten *Zwie*spalt und Ver*zwei*flung sicher. An diese Auffassung erinnern zahllose Andachtsbilder, die entweder Gott oder einen Dämon im Herzen zeigen. Bis heute sagen wir, daß jemandes Herz von Geiz und Gier *besessen* sei. Ersterer macht das Herz eng, letztere setzt es unter Druck, beide aber machen es krank.

Wenn wir unsere bisherigen Sprachstudien zusammenfassend betrachten, fällt auf, daß alles, was das Herz verengt und damit verhärtet, in eine krankmachende Richtung geht, während alles, was das Herz öffnet und weitet, zu seiner Entlastung und Lebendigkeit beiträgt, ja letztlich in Richtung Liebe zielt. Bei der Liebe können wir aufgrund unseres bisherigen Wort*schatzes* weiterdifferenzieren: Was in Richtung genereller Öffnung dem Leben oder Gott gegenüber zielt, hat *heil*same, wenn nicht gar *wunder*volle Auswirkungen. Gerät die Liebe dagegen mehr ins Menschliche, bezieht sich nur auf eine ganz bestimmte Person und schließt damit alle anderen aus, bekommt sie schon wieder eher etwas Enges, kann entsprechend schmerzen und auch Herzsymptome der unangenehm engen Art fördern. Wenn man jemand einzelnen *in sein Herz schließt*, um ihn dort ganz für sich zu haben und damit zu isolieren, hat das schon wieder sehr viel mit verschließen zu tun. *Bindet* man *sein Herz* an jemanden, sind dadurch in des Wortes direktem Sinn zwei Menschen aneinandergefesselt. Wenn man *sein Herz an jemanden hängt*, so hängt man fest und an dem Betreffenden. Bezeichnenderweise *schließt* man *die Ehe*, worüber Goethe sagte: »Liebe ist etwas Ideelles, Heirat etwas Reelles, und nie verwechselt man ungestraft das Ideelle mit dem Reellen.« Das Extrem dieses Weges ist das von Eifersucht vergiftete Herz, das vorgibt, leidenschaftlich zu lieben, und doch nur mit Eifer sucht, was Leiden schafft.

In den Regungen des beengten Herzens, so wie die Sprache sie faßt, können wir die Aufforderung mithören, uns bzw. unser Herz zu öffnen. Das an die Brustwand *pochende Herz* mag das am deutlichsten machen. Wer (an)klopft, erwartet und hofft, daß ihm geöffnet wird. Wer seinen Überdruck hinausschreit, erfleht Entlastung. Was sich schmerzhaft hart wie Stein anfühlt, ersehnt zärtliche Weichheit. Gedrücktheit und Bedrückung rufen nach Erhebendem. Wenn sich das Herz im Leibe zusammenkrampft, bittet es um Entspannung. Wem es die Brust bis zum Hals hinauf zuschnürt, so daß er kaum noch atmen kann, der sehnt sich offenbar nach der Lösung der Fesseln, die ihn zusammenschnüren. Welche Lust würde es dem sich schmerzhaft zusammenziehenden Herzen bereiten, sich frei zu dehnen und Raum einzunehmen, ohne an enge Grenzen zu stoßen. Alles Beengte wird von der Sprache selbstredend als niedergeschlagen, krank und traurig eingestuft. »Ein trauriges Herz verbrennt an sich selbst, es verhungert und verdurstet« (Schi-King).

Ein weites, offenes Herz erscheint dagegen als Garant für Lebenskraft und Gesundheit, für Herzlichkeit und Barmherzigkeit. Seine Perspektive ist ohne Zweifel die *Ein*heit, während es die des engen, harten ist, an der Ver*zwei*flung zu zerbrechen. Wenn Herz und Auge *bricht*, ist es allen Richtungen der Medizin sicherstes Zeichen des nahenden Todes.

Eine Fundgrube für eine Weiterführung unseres Wörterbuches der Sprache des Herzens wären die Märchen der Völker. Sie wissen um die Geheimnisse unserer Mitte sehr gut Bescheid, sind sie doch aus der ältesten Volksweisheit entstanden. Bei manchen erscheint das Herz schon in der Überschrift wie das Märchen vom »Mann ohne Herz« (Bechstein) und »Das kalte Herz« (Hauff). Im »Froschkönig« (Brüder Grimm) etwa muß sich der treue Heinrich drei eiserne Bande ums Herz legen lassen, damit es nicht vor Traurigkeit um seinen Prinzen zerspringt. Daraus könnten wir z. B. die Gefährlichkeit von zu lange festgehaltener Trauer für das Herz ableiten – und auch daß die Treue gemeinsam mit der Liebe und dem Mut in ihm zu Hause ist. Damit wollen wir uns aber auch schon wieder von den Märchen und der Weisheit der Sprichworte und geflügelten Worte verabschieden. Die Umgangssprache jedoch wird uns weiter begleiten und zum unverzichtbaren Handwerkszeug werden, kann sie uns doch noch manchen enthüllenden Hinweis geben.

7. Herz und Liebe

Wo immer Sprache um das Herz kreist, führt sie uns schnell zum Thema Liebe. Alle unsere bisherigen Erfahrungen in Bibel, Umgangssprache, Märchen und Sprichworten wiesen diesen Weg. So zentral uns das Herz im Körper liegt, so zentral ist die Liebe für unser Leben. Wohin wir schauen, scheint alles auf Liebe hinauszulaufen. Jeder Mensch will letztlich vor allem geliebt werden, nur die Wege und Versuche, es dahin zu bringen, sind äußerst vielfältig und oft ganz verschieden. Von Wohlverhalten bis zu äußerlichen Anstrengungen mit attraktiver Kleidung und Make-up, vom Versuch, durch herausragende Leistungen auf der Bühne (des Lebens) Anerkennung zu verdienen, bis zum Wunsch der Politiker, so überzeugend und sympathisch zu wirken, daß sie von allen gewählt werden. Hinter den blutigen Aktionen der kosmetischen Chirurgie finden wir die Sehnsucht, liebenswerter zu werden, und selbst die brutalsten Zwangsmaßnahmen vieler Diktatoren lassen noch den Wunsch erkennen, vom ganzen Volk – ohne Ausnahme – geliebt zu werden.

Der Versuch, die Liebe über ihren Gegenpol, den Krieg und die Gewalt, zu erzwingen, ist so alt wie die Geschichte und immer zum Scheitern verurteilt. Das ist ein klassisch allopathischer Ansatz. Der homöopathische, Liebe durch Liebe zu gewinnen, ist ungleich vielversprechender. Trotz einer so offensichtlichen Ausgangssituation haben wir es und hatten es unsere Vorfahren meist schwer mit der Liebe. Das Christentum als Religion der Liebe ist geradezu zum Paradebeispiel dafür geworden, wie leicht man bei dem Versuch, Liebe zu erzwingen, im Gegenpol landet. Denken wir nur an all den Haß und das Blutvergießen, die mit den Hexenprozessen der Inquisition verbunden waren, oder an die Greuel der Kreuzzüge gegen die Moslems, die Katharer und Templer. Im Namen Christi wurden ganze Völker hingeschlachtet – von den Inkas und Azteken bis zu den Verbrechen, die sich bis heute gegen die Indianer Lateinamerikas richten. Die christliche Geschichte ist voll solcher Verirrungen, aber meist ist es die eigene persönliche nicht weniger. Wer hätte nicht schon am eigenen Leibe erlebt, wie leicht Liebe in Haß umschlagen kann. Wollen wir den Religionen gerecht werden, denn auch andere sind von diesem Umpolungsprozeß betroffen, müssen wir dort und bei uns selbst unter die Oberfläche der Phänomene schauen. Dazu ist es nötig, die drastischen Erscheinungsformen zu verlassen zugunsten der Tiefen unserer eigenen Motivationen und zugunsten der Quellen der Religion, wie wir sie etwa in Christi eigenen Worten finden.

Angesichts der schockierenden Scheußlichkeiten, die bereits im Namen der Liebe und ihrer Religion stattgefunden haben, könnte man annehmen, daß es sich jeweils um Irrtümer gehandelt hätte. Besonders im Bereich persönlicher Beziehungen neigen die meisten Menschen zu dieser Deutung. Man nimmt an, daß es eben der oder die Falsche war, dem oder der man sein Herz geschenkt hatte. Den Fehler bei dem Objekt der Liebe zu suchen ist zwar menschlich, bringt uns aber kaum weiter. Schon eine kurze Überlegung zeigt nämlich, daß diese Objekte beinahe beliebig sind. Es gibt kaum etwas auf dieser Erde, das nicht schon geliebt, und auch nichts, das nicht schon gehaßt worden wäre. Man kann seinen Partner lieben und die Heimat, diese Erde und seine Katze, Motorradfahren und Schweinebraten am Sonntag, Windsurfen und den Frieden, Discomusik und Schneeballschlachten, Sonnenuntergänge am Meer und ein Bier am Feierabend. Nichts, was man nicht lieben könnte. Einem solchen Verständnis stehen lediglich unsere relativ schnell wechselnden Vorstellungen im Wege. So können wir uns kaum noch vorstellen, daß die Römer ihre grausamen Gladiatorenkämpfe geliebt haben. Heute lieben viele Menschen Boxkämpfe oder Autorennen. Andere haben eine Vorliebe für den Zirkus, wo sich Artisten zur Unterhaltung der Zuschauer in Lebensgefahr bringen. Und es ist gerade dieser Kitzel der Gefahr, den die Besucher lieben. Mit ziemlicher Sicherheit ist alles, was wir heute verabscheuen, schon einmal geliebt, und alles, was wir heute lieben, schon einmal verabscheut worden. Wie schnell und beliebig dieser Wechsel vonstatten gehen kann, zeigt uns die Mode. Auf diesem Weg kommen wir jedenfalls nicht weiter, denn offensichtlich läßt sich alles ohne Ausnahme gleichermaßen lieben und hassen.

Vom Objekt der Liebe wollen wir zu ihrem Ursprungsort und damit zurück zu uns selbst kommen. Alle bisherigen Untersuchungen hatten uns das Herz als Organ und Heimat der Liebe ausgewiesen. Als Zentrum unseres Kreislaufs und stärkstes Rhythmusorgan des Körpers regelt es unseren Lebensrhythmus und das Gefühl in unserer Lebensmitte. Auch energetisch ist das Herz unser Zentrum: Anahata, das ihm zugeordnete Energiezentrum oder Chakra, wie der Osten sagt, ist der mittlere von sieben großen Energiewirbeln im Körper. Und ähnlich, wie sich im Leben alles um die Liebe dreht, kreist auf der Energieebene alles um das Herzzentrum. Auf der funktionalen Ebene hat das Herz die Aufgabe, unsere Lebensenergie, symbolisiert im Blut, in Fluß zu halten, so wie es auf seelischer Ebene die Liebe ist, die uns in Fluß und damit lebendig hält.

Betrachten wir die Herzfunktion genauer, werden viele Parallelen zu dem bereits aus der Sprache Herausgelesenen deutlich. Es geht um'Aufnehmen und Weiterfließenlassen und darum, lebenswichtige Impulse zu geben. Das Herz muß sich ständig dem ankommenden Blut *öffnen*, muß es ganz *aufnehmen* und *hereinlassen*, so wie wir liebend unser Herz öffnen und hereinlassen, was wir lieben. Hier wird allerdings ein gravierender Unterschied zwischen dem Herz und unserer Liebespraxis deutlich und damit auch gleich klar, worum es eigentlich geht. Das Herz nimmt alles auf, was an Blut auf es zukommt – ohne Ausnahme! Es spezialisiert sich nicht auf einzelne Blutkörperchen oder bestimmte Blutanteile. Und es hält nichts fest! Im Gegenteil, es läßt alles Aufgenommene sogleich wieder weiterfließen, jedenfalls solange es gesund ist. Erst wenn es erkrankt ist, beginnt es, einen zunehmend größer werdenden Anteil des Blutes zurückzuhalten (sogenanntes Restblut). Wo beim physischen Herzen Offenheit, Weite und Fließen an erster Stelle stehen, kommen bei uns leicht gegenteilige Tendenzen ins Spiel. Wir neigen dazu, das Geliebte am Weiterfluß zu hindern, um es für uns zu behalten. Und schon ist der Gegenpol wieder näher, als uns lieb sein kann.

Weite und Offenheit sind Eigenschaften des gesunden physischen und des liebenden Herzens. Verschlossenheit und Enge sind das Gegenteil. Das dazugehörige Gefühl ist uns in der Angst auch schon begegnet. Tatsächlich werden wir überall, wo Gesundheit und Liebe fehlen, ihren Gegenpol, die Angst, antreffen. Auch der Haß, der uns am Anfang dieses Kapitels im Schatten der Liebe begegnet war, hat hier seine Wurzeln.

Die Entwicklungsgeschichte des Herzens kann uns noch einen Schritt weiter helfen. Während der ersten neun Monate unseres Lebens, der Zeit im Mutterleib, hat unser Herz nur eine Kammer und einen Kreislauf. Wir leben noch in deutlicher Nähe der paradiesischen Einheit. Erst mit der Geburt und unserem ersten Atemzug gelangen wir endgültig in die zweigeteilte Welt der Polarität. Von nun an hat alles seinen Gegenpol und bekommt erst durch diesen Gegensatz seinen Sinn. Für das Neugeborene beginnt die Polarität mit dem »Ein« und »Aus« des Atems, der es von nun an begleiten wird, solange es lebt. Und tatsächlich ist das Einatmen genauso auf das Ausatmen angewiesen wie umgekehrt. Das Herz, der Einheit näher verbunden als die Lunge, hatte schon lange vorher zu schlagen begonnen. Dieser Übertritt aus der Einheit in die zweigeteilte Welt wird vom Neugeborenen auch meist sehr *zwie*spältig und nicht selten sogar mit Ver*zwei*flung erlebt. Durch den ersten Atemzug entfalten sich die beiden Lungen, und so kommt es reflektorisch zum Schluß der Herzscheidewand und damit zur Zweiteilung des Herzens. Ärzte sprechen dann vom linken und rechten Herzen. Von nun an gibt es zwei Kreisläufe: den großen oder Körperkreislauf und den kleinen oder Lungenkreislauf.

Aber nicht nur auf der körperlichen Ebene, auch im Seelischen sind die Gegenpole von jetzt an getrennt, wenn sie sich auch oft recht nahe liegen. So nahe nämlich, daß, bevor wir uns recht versehen, beispielsweise aus Sympathie Antipathie und aus Liebe Haß werden kann. Unser Körper hat allerdings auch im Umgang mit dieser Polarität wieder weniger Probleme. Er nimmt – im Gegensatz zu uns – beide Seiten gleich wichtig und wertet nicht: Das rechte Herz bekommt genausoviel Blut wie das linke. Wir bevorzugen gern die eine Seite der Wirklichkeit. Von der anderen hoffen wir, daß sie durch unser Ignorieren verschwindet. Wie wir aber schon wissen, ist das unmöglich, sie wird lediglich in den Schatten tauchen, um wieder emporzukommen, sobald ihre Zeit da ist. Und die kommt meist schneller, auf jeden Fall aber unangenehmer, als uns lieb ist. Je konsequenter wir nämlich die eine Seite der Wirklichkeit verdrängen, um so vehementer wird sie sich z. B. als Symptom Beachtung verschaffen. Und hier haben wir auch die Erklärung für das Phänomen, daß die christliche Religion bei allem leidenschaftlichen Erstreben der Liebe soviel Haß ausleben mußte und daß Beziehungen, die aus glühender Liebe geschlossen wurden, in so kaltem Haß enden können.

Fassen wir zusammen: Seit unserer Geburt oder, mythologisch gesehen, seit der Vertreibung aus der Einheit des Paradieses leben wir in einer Welt aus Gegensätzen, die die Tendenz hat, früher oder später diese beiden Seiten ans Licht zu bringen. Je mehr wir also auf die eine Seite setzen und die andere verdrängen, desto sicherer wird sich das Verdrängte aus dem Untergrund melden. Mit dem Herzen besitzen wir aber ein Organ, das sowohl von seiner Signatur (die zwei Rundungen streben in die eine Mitte) als auch von seiner Lage in der Mitte zwischen den beiden Polen ver*mitte*ln kann. Das Herz wird so zu unserem Tor aus der Polarität in die Einheit. Wenn wir unser Herz öffnen, können wir den Himmel (die Einheit) auf Erden finden und damit unsere irdischen Fesseln, die uns an die Gegensätze binden, für einige Zeit (z. B. beim Verlieben) oder für immer (im Zustand der Erleuchtung oder, christlich formuliert, des ewigen Lebens) abstreifen. Als Mitte ist das Herz auch Symbol dieser Möglichkeit, liegt doch in jeder Mitte die Chance, auf eine andere, tiefere Ebene zu gelangen. Deshalb ist etwa Ziel der Buddhisten, im Rad der Wiedergeburt die Mitte zu erreichen, um so dem ewigen Kreislauf der Geburten in der Polarität zu entgehen.

Weiter konnten wir feststellen, daß sich grundsätzlich alles lieben läßt. Es ist jeweils nur eine Frage der Wertung. Und hier gibt uns das Herz einen Ausblick auf das Ziel aller Entwicklung: Es wertet nicht und öffnet sich allem und jedem.

Schließlich bestätigt uns die Beobachtung des Herzens und seiner Funktion auch eine Definition der Liebe, die die Sprache schon nahegelegt hatte. Ganz unabhängig von all den vielen Objekten der Liebe bedeutet Lieben Aufmachen und Hereinlassen. Immer ist Liebe auch mit der Idee des Verschmelzens und Einswerdens verbunden. Das setzt ein Öffnen der eigenen Grenzen und Weiterwerden voraus.

Die Sexualität als gröbste, weil physische, Ebene der Liebe bestätigt uns diese Definition. Sie spielt sich vor allem an den Körperöffnungen ab und ist durch den Wunsch der Beteiligten charakterisiert, möglichst tief ineinander einzudringen, um schließlich im Orgasmus zu einer Einheit zu verschmelzen. Voraussetzung für dieses tiefe Verschmelzen ist wiederum ein Sich-füreinander-Öffnen und Weiterwerden. Im Orgasmus ist dann tatsächlich für einen kurzen Moment das Überschreiten der Polaritätsgrenzen möglich, und ein Gefühl der Einheit breitet sich aus. Dieses Einssein mit allem ist das typische Empfinden, wenn man in der Mitte bzw. im Herzen ist.

Die Definition der Liebe als Sichöffnen und Weiterwerden entlarvt auf dem Gegenpol wiederum den Haß als ein Sichverschließen und Zusammenziehen. Enge aber ist Angst. Ein zuversichtlicher offener Mensch wird folglich weitherzig und generell bereit sein zu lieben, ein verschlossener, verkrampfter Mensch dagegen ist engherzig und ängstlich und tendenziell eher bereit zu hassen. Eine Analogie liefert dazu die Physik, die Erwärmung als ein Weiterwerden des Molekülmusters durch zunehmende Beweglichkeit der Einzelmoleküle definiert. Je wärmer also ein Körper wird, desto weiter rücken seine Moleküle auseinander, je kälter er wird, desto enger ziehen sie sich zusammen. Wärme aber ist eindeutig auch die Qualität, die wir mit Liebe verbinden. Deshalb sprechen wir auch von *warm*herzigen Menschen, von *heißer* Liebe und *brennenden* Herzen. Daß Kälte auch sprachlich mit Angst zu tun hat, zeigen uns Ausdrücke wie »Es läuft einem eiskalt den Rücken herunter« und »Da hab' ich kalte Füße bekommen«. Zu einem haßverzerrten Gesicht gehört ein kaltes Herz, jedenfalls sicher kein warmherziger Mensch. Kaltblütiges Vorgehen ist berechnend und kommt niemals aus einem heißen Herzen, sondern aus einem kühlen Verstand, der prinzipiell eher angst- als liebevoll reagiert.

Damit haben wir alle notwendigen Voraussetzungen, um zu verstehen, wie es zu der paradoxen Situation kommen kann, daß alle Menschen das gleiche wollen, nämlich Liebe, und die Welt doch so lieblos bleibt. Das Angenehme an der Liebe ist das aktive Aufmachen und Hereinlassen des anderen; passives Auf-die-Liebe-Warten bringt dagegen wenig bzw. Enttäuschendes. Die eigenen Grenzen zu öffnen, sein Herz zu weiten und zu verschenken sind aktive Tätigkeiten, die uns und unsere Schranken fordern. Nur das freiwillige Aufgeben dieser Beschränkungen und Grenzen, die unser Ego absichern (und zugleich isolieren), ermöglicht die Vereinigung mit dem Fremden, anderen und bringt uns jenes warme Gefühl, das wir Liebe nennen und so gern haben. Dieses Gefühl wird um so überwältigender sein, je weiter wir aufmachen und je mehr wir von der Welt hereinlassen.

Nun sind wir an dem Punkt, wo die Angst als Gegenpol der Liebe ihren großen Auftritt hat. Wir haben zwar einen riesengroßen Bedarf an Liebe, aber vor dem Öffnen unserer Grenzen haben wir noch größere Angst. Das beginnt an den ganz konkreten Grenzen unseres Gartenzauns und des Grenzzauns um unser Land. All das Fremde da draußen macht uns angst, und wir wollen es nicht hereinlassen. Es könnte unsere Gemütlichkeit stören und auf viele Arten und Weisen unser Ego herausfordern. All die Ausländer, die da hereinwollen, sie könnten unbequem werden oder gar etwas von unserem Reichtum abhaben wollen; und da machen wir dann doch lieber zu bzw. gar nicht erst auf – oder noch besser: Wir tun so, als würden wir aufmachen. Und damit sind wir genau bei unserer Situation: Wir machen nicht wirklich auf, weil wir viel zuviel Angst davor haben. Wir tun höchstens so, als wären wir offen, und dann warten wir darauf, geliebt zu werden. Aber selbst wenn die anderen auf dieses Spiel eingingen und nicht ihrerseits ebenso mit ängstlichem Abwarten beschäftigt wären, es würde uns nichts bringen. Wenn Geliebtwerden die Lösung wäre, müßten ja all die Film- und Popstars die glücklichsten Menschen der Welt sein; das Gegenteil scheint aber der Fall zu sein, sie sind und bleiben zum Teil zeitlebens auf der Suche nach der großen Liebe.

Den entscheidenden Schritt, die eigenen Grenzen zu öffnen, können einzig und allein wir selbst tun, und nur dadurch können wir glücklich werden. Allein das Einreißen des Zaunes, den unser Ego gegen den Rest der Welt aufgebaut hat, vermittelt dieses einzigartige Gefühl von Weite, Wärme und Glück. Im Zustand der Liebe ist dieser Zaun verschwunden, und das fühlt sich so unbeschreiblich weit und grenzenlos an, daß jeder, der diesen Zustand einmal erlebt hat, sich zu ihm zurücksehnt. Man lebt dann quasi außerhalb von Raum und Zeit (eben im eigenen Mittel*punkt*), könnte *von Luft und Liebe leben*. Dieses Gefühl ist so *himmlisch*, weil der Einheit so nahe – einer der wenigen kostbaren Momente des Lebens ohne Wertungen und Bedingungen, ein Moment außerhalb der Polarität oder besser zwischen den Polen: in der Mitte des Herzens.

Die Einheit entzieht sich unserer polaren Wahrnehmung, die ganz auf der Gegensätzlichkeit aufbaut und vom Vergleich lebt; sie entzieht sich auch der Beschreibung durch die Sprache, weil auch Sprache zwingend auf die Vergleichs- und Abgrenzungsmöglichkeiten der Polarität angewiesen ist. Wir können aber einen Eindruck von zwei Menschen bekommen, die dieses Gefühl des Verschmelzens für einen Moment teilen. Solch eine Gelegenheit ist der Orgasmus. Die beiden Liebenden sind sich so nahe wie möglich gekommen, haben einen gemeinsamen Bewegungsrhythmus gefunden und schwingen in Harmonie miteinander. Sie haben zumindest in diesem Moment dieselbe Wellenlänge, und auf dieser Basis wird der Orgasmus, das Einheitserlebnis, möglich.

Resonanz ist eine wesentliche Erfahrung der Liebe und eine Voraussetzung für das Erlebnis von Einheit. Durch ihr Miteinanderschwingen eröffnen die beiden Liebenden sich eine Ebene, die ihnen als Einzelwesen verschlossen geblieben wäre. Sie verdeutlichen damit die uralte Weisheit, daß das Ganze mehr ist als die Summe seiner Teile. Wir können letztlich den Prozeß des Sichverliebens als ein In-Resonanz-Gehen verstehen. Man öffnet sich füreinander, schwingt sich aufeinander ein und verbindet sich miteinander auf einer höheren Schwingungsebene. Sehr gut verdeutlicht das Englische diesen Zusammenhang, wenn es die beiden »in Liebe fallen« (»to fall in love«) läßt. Tatsächlich scheinen sie von einem Moment zum anderen in diesen besonderen Zustand der Resonanz zu fallen.

Diese Phänomen kennen wir auch aus ganz anderen Bereichen. Etwa vom Militär ist bekannt, daß das Marschieren im Gleichschritt wesentlich einfacher vonstatten geht, als wenn jeder Soldat seinen eigenen Rhythmus wählt. Die Resonanz solch einer Truppe ist auch der Grund für ihre große Kraft, die sogar Brücken zum Einsturz bringen kann. Ein für unseren Zusammenhang noch bezeichnenderes Beispiel stammt aus der Medizin. Nähert man zwei isolierte, in ganz verschiedenen Rhythmen pulsierende Herzzellen einander an, gibt es einen Moment, noch bevor sie sich berühren, wo sie sich sprunghaft im Rhythmus angleichen. Bildlich gesprochen fallen sie in Resonanz, und wären sie nicht einzelne Zellen, sondern ganze Herzen, könnten wir sagen, sie »fallen in Liebe« (s. o.). Unsere Sprache hilft uns wieder, dieses Phänomen im alltäglichen zwischenmenschlichen Bereich auszudrücken. Wenn ich »eine Antenne für jemanden habe«, oder »einen Draht zu ihm«, besteht eine geheimnisvolle Nähe, eine unerklärliche und jedenfalls drahtlose Verbindung. Ich bin für diesen Menschen offen oder »auf Empfang geschaltet«. Sind Sender und Empfänger auf dieselbe Frequenz eingestellt, haben wir »dieselbe Wellenlänge«, und es herrscht »*Ein*klang zwischen uns«, wir sind in Resonanz. Wem so etwas schon widerfahren ist, der weiß, daß es sich hier nicht um ein intellektuelles Phänomen handelt, kann es doch auch zwischen Menschen stattfinden, die nicht einmal dieselbe Sprache sprechen. Das Geheimnis liegt tiefer, nämlich im Herzen. Die Herzen schwingen auf der gleichen Ebene, und die Umgangssprache weiß: »Die beiden sind aufeinander eingestiegen.«

Von diesem Punkt aus lassen sich eine Reihe von (Liebes-) Phänomenen verstehen, z. B. warum sich Gegensätze anziehen. Wenn zwei grundverschiedene Menschen es schaffen, sich füreinander zu öffnen und ihre Herzen verschmelzen zu lassen, haben sie einen Sprung über eine breite Kluft geschafft. Es bedarf in diesem Fall einer enormen Öffnung, und Sichöffnen ist nun einmal das angenehmste Gefühl, das wir kennen. Je weiter ihre beiden Eigenrhythmen anfangs auseinanderklaffen, um so neuer und überwältigender ist der gemeinsame Rhythmus, desto verbindender und verbindlicher auch. An einer Liebe, die solch einen Sprung schafft, kann es kaum einen Zweifel geben, nur eine große, bedingungslose Liebe kann solch eine Brücke schlagen. Die Liebe zwischen Kindern und ihren Tieren ist oft von dieser Art, aber auch Romeo und Julia sind ein ebenso typisches wie berühmtes Beispiel.

Der Eindruck, daß Sichverlieben einen Menschen von Grund auf ändern kann, findet hier ebenfalls seine Erklärung. Die neue gemeinsame Schwingungsebene mag durchaus ein gutes Stück von der eigenen alten entfernt sein. Bei der berühmten »Liebe auf den ersten Blick« fallen wir urplötzlich in die neue Resonanzebene und sind von einem Augenblick zum anderen wie verwandelt. Wir sind *unsterblich* verliebt. Wieder ist es die Sprache, die uns hier die Beziehung zwischen Liebeserfahrung und Einheit nahebringt. Wer unsterblich ist, hat das ewige Leben gewonnen, das aber ist das christliche Synonym für jenen Zustand, den der Osten Erleuchtung nennt.

Auch das zu »Gegensätze ziehen sich an« scheinbar entgegengesetzte Sprichwort »Gleich und gleich gesellt sich gern« läßt sich auf dieser Basis besser verstehen. Nicht immer hat man ja die notwendige Offenheit, weite Abgründe zu überbrücken. In diesem Fall ist es natürlich gut, man findet einen ähnlichen oder fast gleich gearteten Menschen. Den kleinen Sprung, um mit ihm bzw. seinem Herzen in Resonanz zu gehen, schafft man noch, und dann ist man wenigstens nicht allein. Einsamkeit nämlich ist der resonanzärmste und damit unangenehmste Zustand überhaupt. Nicht ohne Grund spricht man bei Einzelhaft auch von »Isolationsfolter«. Es ist mit Sicherheit für das soziale Wesen Mensch eine der grausamsten Strafen. Die Einsamkeit des Herzens ist im übrigen der gefährlichste Risikofaktor, den medizinische Studien bisher ausmachen konnten. Im bewußten Alleinsein, das man freiwillig, z. B. als Exerzitium, wählt, liegt allerdings eine Chance: Wenn aus Alleinsein ein

*All*es-in-*ein*em-*Sein* wird, man in vollkommener Harmonie mit sich selbst schwingt, gerät man automatisch auch in Einklang mit allen und allem anderen.

Das aber ist der Zustand der Selbstverwirklichung, der im Osten Erleuchtung und im christlichen Kulturkreis ewiges Leben genannt wird. Wir stoßen an dieser Stelle nicht zufällig auf ihn. Wenn Resonanz schon eine Vorbedingung für Einheitserfahrungen ist, muß natürlich Erleuchtung mit Resonanz zu tun haben. Ein verwirklichter Mensch fühlt sich eins mit allen anderen Menschen und Wesen und letztlich mit der ganzen Schöpfung, jedenfalls entspricht das den Beschreibungen der Mystiker; d. h., solch ein Mensch schwingt in Einklang mit allem und ist damit auch mit allem in Harmonie. Die moderne Physik lehrt heute, daß alles Schwingung und miteinander verbunden ist. Das mag uns eine Ahnung davon vermitteln, daß die Liebe, die allein uns diese Verbundenheit spüren läßt, eine Grundkraft dieser Schöpfung darstellt und jener anderen Grundkraft der Zerstörung wenigstens gleichberechtigt gegenübersteht.

Der Erfahrung der Allverbundenheit entspricht die allumfassende bedingungslose Liebe, die wir auch göttliche Liebe nennen, weil sie uns mit Recht ein Stück entfernt, um nicht zu sagen: im Himmel erscheint. Gottes Liebe stellen wir uns ungefähr so grenzenlos vor. Von ihm erwarten wir ganz selbstverständlich, daß er uns alle in seine Liebe einschließt und niemanden ausnimmt. Wir würden uns in diesem Fall hüten zu sagen: »Gott liebt mich nicht mehr, er geht mit dem Nachbarn fremd.« Bei Gott ist uns bedingungs- und grenzenlose Offenheit unverzichtbar.

Wir selbst neigen hingegen dazu, Bedingungen zu stellen, und damit grenzen wir schon wieder aus bzw. uns ab. Es ist unser Ego, das so handelt, weil es Angst hat. Und diese Angst ist durchaus begründet, denn unser Ego lebt ausschließlich von der Abgrenzung. Es will besonders sein und durchaus nicht untergehen im grenzenlosen Meer der Einheit. Sein ganzer Ehrgeiz geht dahin, sich abzugrenzen und herauszustellen. Abgrenzung könnten wir sogar als seine eigentliche Natur bezeichnen und Ehrgeiz als die beste Möglichkeit, diese zu verwirklichen. Jede Form der Liebe bedroht daher das Ego, gefährdet sie doch die von ihm mühsam errichteten Zäune. Allumfassende Liebe aber ist das Ende aller Grenzen und Absicherungen und damit der Tod des Ego.

Es ist also verständlich, daß das Ego mit panischer Angst versuchen wird, diesen Zustand und auch schon alle Stufen dorthin zu verhindern – weshalb sich ein Mensch mit einem sehr ausgeprägten Ego schon gar nicht so leicht verlieben wird, jedenfalls nicht *unsterblich*. Und wenn es doch einmal geschieht, hat er es schwer, die notwendigen Opfer zu bringen. Er wird es nicht so leicht riskieren, enterbt zu werden, oder auf eine Karriere oder auch nur auf eine günstige Partie verzichten. Das Ego ist auch in dieser Hinsicht sehr berechnend, und wenn es um seine eigene Existenz geht, werden ihm schon einige Gründe einfallen, die große Liebe, wenn nicht madig, so doch Stück für Stück ein wenig kleiner zu machen. Die Methode ist uns nun schon gut bekannt, es wird einfach ein paar sehr vernünftige Bedingungen stellen oder Beweise fordern. Allerdings bedarf es im Zustand der Verliebtheit schon eines sehr mächtigen Egos, um die weit geöffneten Herzpforten wieder zu schließen. Im Zustand der Liebe ist das Ego dann weitestgehend abgemeldet, was wir daran erkennen können, daß der Betreffende sich auch von vernünftigsten und einsichtigsten Argumenten nicht in seiner Liebe verunsichern läßt. Daß das Ego mit solchen Versuchen unser Glück zerstören würde, nimmt es in seiner Existenzangst gerne in Kauf.

Da das Ego von Abgrenzung lebt, ist es der eigentliche Gegenpol zur Selbstverwirklichung und der größte Feind der Liebe. In der Sprache der Bibel wird es deshalb auch Satan genannt. Sein Trachten läuft darauf hinaus, überall die Unterschiede zu sehen, das Trennende und Entzweiende, Spaltung und Zweiheit. Deshalb warnt uns die Bibel auch ständig davor, Satan in unser Herz zu lassen. Übernimmt nämlich das Ego dort, an unserer einzigen Verbindungsstelle zur Einheit, die Herrschaft, ist das ewige Leben in weiter Ferne, und jede Form der Liebe hat es schwer. Denn nur mit offenem Herzen können wir in einem Mitmenschen das Göttliche sehen, und nur mit offenem und reinem Herzen sind wir in der Lage, Gott in allem zu erkennen.

Diesen hohen Anspruch aber stellen letztlich nicht nur die

christliche, sondern auch die anderen Religionen an den Menschen. Der Indianerhäuptling Dan George formulierte es besonders kompromißlos: »Der Mensch muß die ganze Schöpfung lieben, oder er wird nichts in ihr lieben.« Christus lebte und predigte solch himmlische grenzenlose Liebe, die keine Unterschiede kennt, die den Nächsten genauso meint wie einen selbst, ja die sogar ausdrücklich die Feinde mit einschließt. Diese Liebe will eins werden mit allem und zielt auf Erlösung vom Ego und damit von Satan. Die Christen aber gingen einen anderen Weg, einen scheinbar noch anspruchsvolleren. Aus dem Satz »Liebe deinen Nächsten wie dich selbst« machten sie »Liebe deinen Nächsten über alles«. Und damit waren sie schon wieder ein gutes Stück weg von sich selbst. Hatte Christi Auftrag noch eindeutig bei ihnen selbst begonnen, öffnete die neue Formel der Schattenbildung Tür und Tor. Da sich die Christen schon nicht selbst lieben – und das bedeutet auch in all ihren Schwächen annehmen – konnten, gelang es natürlich auch nicht mit dem Nächsten. Wer sich selbst gegenüber nicht offen ist, kann sich anderen gegenüber erst recht nicht wirklich öffnen, er kann höchstens so tun, als ob. Und so wurde die christliche Kirche zur Gemeinschaft derjenigen, die so taten, als ob. Eine bessere Voraussetzung für das Wachsen des Schattens aber ist kaum denkbar, und so dauerte es auch gar nicht lange, bis sich der Gegenpol der vielbeschworenen und zitierten Liebe sehr kräftig meldete. Für den einzelnen Gläubigen war es naturgemäß schwer, den christlichen Auftrag einer alle Grenzen überwindenden Liebe zu erfüllen in einer Kirche, die selbst ganz gehörig auf Abgrenzung und Machterwerb setzte und damit auf den Gegenspieler der allumfassenden Liebe, nämlich auf das Ego oder, wie die Bibel sagen würde, auf Satan.

Schon Christi zweiter Kernsatz zu diesem Thema wurde von den Christen praktisch vollständig ignoriert bzw. in sein Gegenteil verkehrt. In dem Satz »Liebet eure Feinde« hat die Kirche in ihrer eigenen Politik offensichtlich das »Liebet« durch ein »Vernichtet« ersetzt. In dieser Hinsicht folgten die meisten »Gläubigen« diesem einfacheren Weg. Dabei enthielte der ursprüngliche Satz ungeheure Möglichkeiten. In unseren Feinden begegnet uns nämlich konzentriert all das, was wir ablehnen, wofür wir also nicht offen sind. Auf sie haben wir all das projiziert, was wir an uns selbst nicht leiden können. Gelänge es, uns gerade dafür aufzumachen, all das wieder in unser Herz zu lassen, anstatt es so vehement auszuschließen, wären wir am Ziel unserer Entwicklung und in der himmlischen Liebe. Statt dessen versuchen wir, unsere Feinde zu vernichten, sie zu beseitigen. Wir haben aber schon festgestellt, daß das prinzipiell unmöglich ist und Beseitigtes nur auf die Seite oder eben in den Schatten gerät.

Ein für unser weiteres Vorhaben interessanter Aspekt liegt noch in jenen besonderen inneren Feinden, die über lange Strecken unseren Lebenslauf begleiten, den Symptomen. Tatsächlich werden Symptome von den meisten Menschen als Feinde gesehen, die man am liebsten beseitigen würde. Gelänge es uns, entsprechend dem christlichen Auftrag, diese Feinde liebenzulernen, d. h., ihnen unser Herz zu öffnen und sie anzunehmen, fänden wir in ihnen eine immense Entwicklungschance. Sie könnten uns dann in ihrer symbolischen Sprache mitteilen, welche Probleme sie darstellen und was wir in ihnen ablehnen. Gelänge es uns, dieses abgelehnte Prinzip wieder hereinzunehmen, wären wir ein Stück heiler und damit ein gutes Stück vorangekommen auf unserem Entwicklungsweg. So finden wir hier noch einen weiteren Anstoß, uns unseren Symptomen zuzuwenden – in einer Haltung der unvoreingenommenen Offenheit bzw. der Liebe.*

* Eine ausführlichere Darstellung der Themen Resonanz und Liebe findet sich in den Kapiteln 9 und 10 von R. Dahlke: *Der Mensch und die Welt sind eins*, München 1987.

TEIL II

A. Organsprache des Herzens

1. Aufbau und Arbeitsweise des Herzens

Bereits Form und Funktion des gesunden und normal arbeitenden Herzens liefern uns eine Fülle von Hinweisen auf seine Bedeutung und seinen Sinn in konkreter wie übertragener Hinsicht. Wieder ist es die Sprache, die uns in ihrer psychosomatischen Doppeldeutigkeit hier wertvolle Hilfestellungen anbietet.

Um das Herz und seine Arbeit zu beschreiben, wurden bis zu Beginn der Neuzeit ganz selbstverständlich Bilder aus dem Bereich der Poesie und beseelten Natur gewählt, so wurde es etwa mit einer sich entfaltenden Rose verglichen. Mit dem Siegeszug des mechanistischen Denkens wurde es dann zunehmend unter technischen Gesichtspunkten als Pumpe gesehen, die den gerade neu entdeckten hydraulischen Gesetzen zu folgen hatte. Wenn hier ebenfalls Bilder zum Einstieg in die Welt des Herzens benutzt werden, ist es wichtig, sich von Anfang an klarzumachen, daß die Wirklichkeit irgendwo zwischen all diesen Bildbeschreibungen liegt. Natürlich hat das Herz, wenn es sich liebend öffnet, eine metaphorische Beziehung zu einer sich gleichsam zart entfaltenden bzw. erblühenden Rose. Wir sprechen ja sogar von einem (auf)blühenden Menschen und meinen dabei besonders sein Herz. Die Analogie zur Rose geht sogar noch weiter, schließlich ist sie die Königin der Blumen und das Herz Königin oder König unter den Organen. Hier sehen wir aber auch schon die Grenzen solcher Vergleiche, schließlich ist *das* Herz weder weiblich noch männlich, sondern geschlechtlich neutral. Es steht sozusagen zwischen den beiden Polen in der Mitte. Auch in dieser Hinsicht wird, zumindest im Deutschen, die Sonderstellung und der deutliche Bezug zur Mitte, den wir etwas abgeschwächt lediglich noch beim Gehirn finden, betont.

Andererseits läßt sich das Herz natürlich auch mit einem Motor vergleichen, der wie beim Auto im Mittelpunkt der Energieversorgung steht und »die ganze Maschine« in Gang hält. Noch gerechter würde dem Herzen das Bild des Zweitaktmotors, der seine taktvolle Arbeit zwischen Ansaugen und Abstoßen verrichtet. Allerdings ist damit auch schon wieder die Grenze überschritten, denn das Herz schlägt in einem Rhythmus und kennt keinen Takt. Rhythmus verhält sich zu Takt wie Leben zu Tod. Außerdem wäre das natürlich schon ein wundervoller Motor, der mit dem Auto mitwächst und, während er wächst, noch ständig weiterarbeitet. Beim Bild des Autos bleibend, kämen wir zu einem phantastischen Gefährt, das mit der wachsenden Familie mitwächst und sich all ihren Bedürfnissen in jedem Moment anpaßt. Im Alter, wenn sich die Familie wieder verkleinert, würde dieses Wunderding auch wieder schrumpfen und sich den neuen Gegebenheiten unterordnen. Es wäre die perfekte Metamorphose vom Kinderwagen über Dreirad, Zweirad zum ersten Vierrad, einem Sportwagen wohl am besten, dann zum Kombi und schließlich wieder zurück zur Limousine.

Das Herz führt – wie allerdings auch andere Organe – weit über die Grenzen unserer Technologie in die Welt der Wunder. Die raffinierteste Technik ist nicht nur meilenweit vom Herzen entfernt, sie ist ihm auch prinzipiell unendlich fern. Das gilt es sich einzugestehen. Selbst im Rahmen des gängigen mechanistischen Weltbildes sprengt das Herz noch bei weitem die Möglichkeiten der Technik: allein seine Arbeitsleistung von ca. 100 000 Schlagzyklen pro Tag, die an die 10 000 Liter Blut fördern (die Ladung eines normalen Tankwagens), und das ohne jede Unterbrechung jahraus, jahrein, durchschnittlich siebzig Jahre lang ohne Wartung und Service. Oder betrachten wir die Herzkranzgefäße, 100 000mal pro Tag werden sie durch die Herzaktionen gedehnt und gedreht. Welches uns bekannte Material würde das über siebzig Jahre und mehr verkraften? Solche Informationen mögen für das intellektuelle Verständnis ganz interessant sein, sie könnten aber auch eine gewisse Ehrfurcht vor dem Herzen und seiner Arbeit wecken. Diese nämlich scheint mir unerläßlich, um später die Probleme des Herzens verstehen und vor allem annehmen zu können.

Mit dem Wissen um die Begrenztheit technischer Analogien soll zum besseren Verständnis die Herzarbeit nun mit einer Pumpanlage im Zentrum eines städtischen Wasserleitungsnetzes verglichen werden. Schon Harvey hatte bei seinem Analogieschluß vom Sonnensystem auf das Herz als Mittelpunkt des Kreislaufs von einer Wasserpumpe mit zwei Ventilen gesprochen. Das Herz ist in diesem Bild also eine Hochleistungspumpe, die das Wasser hinaus in die Leitungen preßt und ihm dabei so viel Druck mitgibt, daß überall im Leitungssystem nach Belieben Wasser entnommen werden kann. Wie hoch die Wasserhähne auch über der Pumpstation gelegen sein mögen, im vierzehnten Stock eines Hochhauses oder ganz oben im Kopf des Körperhauses, die Pumpe im Herzen der Stadt bzw. des Körpers sorgt für ausreichenden Druck. Den Wasserverbrauchern entsprechen die Organe und Gewebe des Organismus. Solange die Pumpe arbeitet, ist die Versorgung mit Wasser unter dem notwendigen Druck gesichert, würde sie aber ihre Arbeit einstellen, fiele sehr schnell der Druck im Leitungssystem ab, und folglich bekämen Haushalte und Organe keinen Nachschub mehr.

Hier allerdings hinkt der Vergleich, denn während ein Wasserausfall in der Stadt unangenehm ist, wird jeder Kreislaufstillstand sehr schnell lebensbedrohlich. Nach nur fünf Sekunden bekommt nämlich der höchstgelegene Haushalt des Gehirns bereits erste Funktionsstörungen, nach zehn Sekunden verdeutlicht er seine bedrohliche Situation durch eintretende Bewußtlosigkeit, wohl auch in der Hoffnung, durch die Verlagerung nach unten doch noch etwas Lebenswasser zu erhalten. Nach etwa acht Minuten ist der Gehirnhaushalt meist schon unrettbar geschädigt. Selbst wenn die Pumpe jetzt wieder in Gang käme, etwa durch Nachhilfe von außen wie bei der Herzmassage, wäre es für die Schaltzentrale zu spät. Sie wäre nicht mehr in der Lage, ihre ordnende Funktion in der Körperstadt zu erfüllen. Um solche Katastrophen zu verhindern, ist die Pumpzentrale durch verschiedene Sicherheitsvorkehrungen geschützt.

Zum einen sind verschiedene elektronische Alarmsysteme in der Pumpe selbst in Form von Nervennetzen installiert, zum anderen steht die Herzpumpe bei ihrer eigenen Ener-

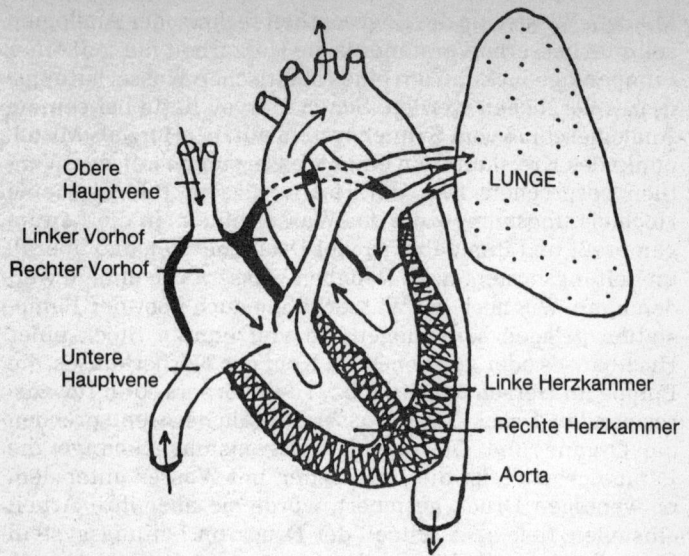

Obere Hauptvene

Linker Vorhof

Rechter Vorhof

Untere Hauptvene

LUNGE

Linke Herzkammer

Rechte Herzkammer

Aorta

Abb. 1

gieversorgung an erster Stelle. Sie bekommt das erste Lebenswasser, das ihre linke Kammer verläßt, über die Herzkranzgefäße selbst zugeleitet. Diese auch Koronarien genannten Herzkranzgefäße umkränzen das Herz im wahrsten Sinne des Wortes und versorgen all seine Zellen mit frischer Energie. Kommt in dieser Versorgung eine abrupte Unterbrechung vor, z. B. eine Verengung wie bei der Angina pectoris, treten sofort heftigste Schmerzen auf – auch das ist ein Warnsystem des Organismus. Wird die Versorgung ganz unterbunden – beim Infarkt –, ist unvorstellbarer Schmerz der adäquate Alarmschrei.

In unserem Bild der städtischen Wasserversorgung entsprechen den Wasserleitungen die Arterien, die das frische Blut zu den Organen und Geweben transportieren. Der Kanalisation entsprechen die Venen, die das verbrauchte Blut wieder zum Herzen zurückbringen. Auch an diesem Punkt verläßt uns die Analogie wieder, haben wir es beim Herz-Kreislauf-System doch mit einem perfekten Recycling zu tun, für die Strategen jeder Wasserversorgung ein gänzlich unerfüllbarer Traum.

Nach der Betrachtung des Herzens in seiner Funktion für die Umgebung soll es nun selbst in den Mittelpunkt treten. Zwischen 300 und 500 Gramm wiegend, entspricht es in seiner Größe etwa der eigenen geballten Faust. Es ist ein Hohlmuskel und liegt ungefähr in der Mitte der Brust, lediglich ein wenig nach links, zur weiblichen oder Gefühlsseite hin verschoben. Pro Minute schlägt es durchschnittlich siebzigmal, also über 4000mal pro Stunde. In einem siebzigjährigen Menschenleben macht das ca. 3 000 000 000 Schläge.

Die einfache schematische Skizze in Abb. 1 kann uns den Weg veranschaulichen, den das Blut durch das Herz nimmt. Von der Lunge kommend, wo es wieder mit frischer Energie (Sauerstoff) beladen wurde und seine Abfälle (Kohlendioxid) abladen konnte, gelangt das Blut in den linken Vorhof. Während sich das Herz in seiner Entspannungsphase (Diastole) ausdehnt und weitet, strömt das Blut aus dem Vorhof in die Kammer, wobei die Mitralklappe* wie eine Flügeltür aufschwingt und dem Blutfluß keinen Widerstand entgegensetzt. In der nun folgenden Anspannungsphase (Systole) dagegen werden die beiden Segel der Mitralklappe durch den zunehmenden Druck zurückgepreßt, so daß die Flügeltür gleichsam zuschlägt, wobei sie in dieser Richtung in der Mittelstellung blockiert wird, sich also nicht mehr zum Vorhof hin öffnen kann. Es handelt sich hier also um ein klassisches Ventil.

Am Ausgang der linken Herzkammer zur Herzschlagader (Aorta) findet sich ebenfalls ein Ventil, nur mit umgekehrtem Vorzeichen. Das Blut kann während der Anspannungsphase hinaus in den Kreislauf strömen, während der anschließend folgenden Entspannungsphase aber nicht zurück in die nun leere Kammer. Die andere rechte Seite des Herzens funktioniert prinzipiell genauso. Das Blut, das über die Aorta, die Hauptschlagader, zu den Organen und Gewe-

---

* Der Name bezieht sich auf die päpstliche Mitra, der die Klappe mit ihren zwei Segeln ähnelt. Ihr Gegenüber im rechten Herzen hat dagegen drei Segel und wird Trikuspidalis genannt.

ben des ganzen Körpers transportiert worden ist, strömt von dort durch obere und untere Hohlvene zurück zum Herzen, nämlich in den rechten Vorhof. Während der Entspannungsphase fließt es dann von hier in die rechte Herzkammer durch die entsprechende Ventilklappe (*Tri*kuspidalklappe), die jener auf der gegenüberliegenden Seite entspricht und lediglich einen Flügel mehr aufweist. In der nächsten Anspannungsphase wird das Blut aus der rechten Kammer in die Lunge gepreßt, wo es regeneriert wird, um dann in den linken Vorhof zurückzukehren.

Neben der Bewegungsenergie gibt das Herz dem Blut auch eine eindeutige Richtung. Es verhindert damit gleichermaßen, daß der Lebensfluß umkehren könnte. Das Blut, als Lebenssaft Symbol der Lebensenergie schlechthin, darf nur vorwärts fließen. Die schwingenden Flügeltüren der Herzklappen garantieren dies durch ihre Ventilfunktion. Die Teilung des Herzens in ein rechtes und ein linkes sorgt für Ordnung und trennt den kleinen oder Lungenkreislauf, der der Blutauffrischung dient, vom großen oder Körperkreislauf, der die Energieversorgung aller Gewebe und Organe und damit aller Zellen sicherstellt.

Diese Zweiteilung des Herzens entspricht sehr gut unserem Leben in der Welt der Polarität, wo ja auch alles seine zwei Seiten hat. Ohne Beachtung dieser Gegensätzlichkeit gibt es weder hier noch dort Ordnung. So ist die Trennung unseres physischen Herzens durch die Herz*scheide*wand (Herzseptum) zum Zeitpunkt der Geburt eine Notwendigkeit für unser Leben in dieser Welt. Bis dahin allerdings sind wir der Einheit auch in physischer Hinsicht noch so nahe, daß wir nur eine große Herzkammer und einen Kreislauf haben. Mit dem ersten Atemzug, dem tatsächlichen Eintritt in die Polarität, entfalten sich die beiden Lungenflügel, und erst damit wird auch der Lungenkreislauf eröffnet. Das wiederum schließt die große Öffnung in der Herzscheidewand und trennt somit das Herz in der Mitte. Diesen abrupten Übertritt in die Welt der *Zwei*heit erleben dann auch die meisten Neugeborenen mit Ver*zwei*flung.

Allerdings ist dieser Schritt auf der physischen Ebene unerläßlich. Findet er tatsächlich einmal nicht oder nicht vollständig statt, spricht der Volksmund vom Loch im Herzen,

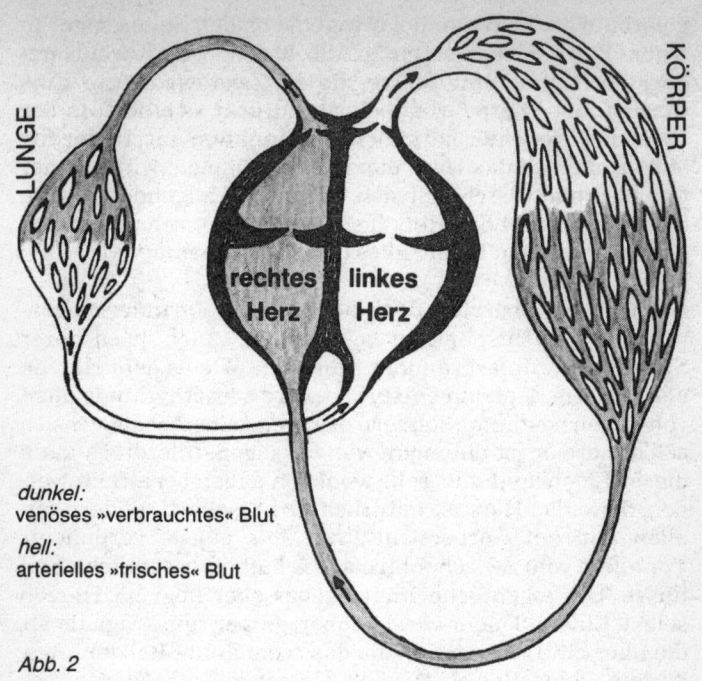

LUNGE

KÖRPER

rechtes
Herz

linkes
Herz

dunkel:
venöses »verbrauchtes« Blut

hell:
arterielles »frisches« Blut

Abb. 2

die Ärzte von einem Herzfehler. Die betroffenen Neugeborenen schaffen den Schritt in die Welt der Zweiheit nicht und bleiben statt dessen der Einheit nahe, das aber bedeutet für die physische Ebene des Körpers oft den Tod. Wenn sie – oft mit Hilfe moderner Medizin – am Leben bleiben, haben diese Kinder doch große Schwierigkeiten, sich im wahrsten Sinne des Wortes zu verkörpern. Bei jeder kleinen physischen Anstrengung laufen sie blau an. Eine operative Verschließung des Lochs im Septum bringt hier die beste Hilfe. Bei dieser verzweifelten Operation handelt es sich sozusagen um eine Vergewaltigung zum Leben durch die quasi gewaltsame Spaltung des Herzens.

Das Herz hat also schon von seiner Entwicklung her einen Bezug sowohl zur paradiesischen Einheit jenseits dieser Welt als auch zu unserer zwiespältigen Existenz in dieser polaren Welt. Sein Symbol bringt die beiden Seiten sogar in einem Zeichen zusammen (s. Abb. 2). Unter den zwei Herzbuckeln liegt da eine Spitze, die die Zwei wieder zur Eins werden läßt. Diese Grundpolarität drückt sich auch in der Enge und Weite der normalen Herzfunktion aus. In der Systole zieht sich das Herz maximal zusammen, wird kleiner und hart und verschließt sich. Die darauf folgende Diastole dehnt und öffnet das Herz bis an seine Grenzen und macht es dabei weit und bereit, alles (Blut) aufzunehmen.

Nach diesem Überblick über die Herzfunktion unter mechanischen Gesichtspunkten müssen wir auch noch ihrer Steuerung Aufmerksamkeit schenken. Wie es dem Herzen als unserem Zentrum entspricht, wird sein Rhythmus nicht von außen bestimmt, sondern es regelt seine Arbeit aus sich selbst heraus, ist autonom, wie wir sagen. Allerdings kann dieser Eigenrhythmus sehr wohl von außen beeinflußt werden, denn das Herz ist natürlich nicht isoliert, sondern mit allen anderen Körperstrukturen aufs engste verbunden. Vor allem vom Zwischenhirn aus erhält es wesentliche Einflüsse. Der eigentliche Impulsgeber aber liegt im Herzen selbst. Einem Sender vergleichbar, gibt er seine Signale ab, die über ein Leitungssystem, das sogenannte Reizleitungssystem, seine Botschaft allen Herzzellen mitteilen. Diese elektrischen Reize sind die Basis des EKGs (Elektrokardiogramms), von dem wir diagnostische Aufschlüsse über die Reizleitung erhalten können. Der Sender im Herzen wird Sinusknoten genannt und besteht aus einem einzigartigen Gewebe, halb Nerv, halb Muskel, das sich aus Muskelzellgewebe entwickelt hat. Augenscheinlich hat sich das Herz seine Autonomie erst im Laufe einer langen Entwicklungsgeschichte erwerben müssen. Möglicherweise ist es parallel mit dem Erreichen der menschlichen Autonomie geschehen – in einer Zeit, als sich der Mensch auf sich selbst als Einzelwesen besonnen hat. Noch heute zeigen wir, wenn wir »ich« sagen, genau auf diese Stelle unserer Brust, wo unser Herz liegt und seinen autonomen Rhythmus klopft.

Die besonderen impulsgebenden Zellen des Sinusknotens sind andererseits wiederum gar nicht so besonders und verraten gerade dadurch ihre Herkunft noch sehr deutlich. Sie zeichnen sich vor den anderen Zellen des Reizleitungssystems eigentlich nur durch ihre höhere Impulsfrequenz aus. Wenn der Sinusknoten ausfällt, ist das Herz nicht etwa ohne Impulsgeber, sondern der nachgeordnete Teil des Reizleitungssystems, der sogenannte AV-(Atrioventrikular-)Knoten, *gibt nun den Ton an*, seiner nachgeordneten Position entsprechend, mit geringerer Frequenz. Wenn auch dieses Impulszentrum ausfiele, würden die Herzzellen selbst noch eine zum Überleben allerdings zu geringe Frequenz funken. Außerdem gäbe es dann erhebliche Kompetenzstreitigkeiten. So strikt hierarchisch nämlich die Spitze der Impuls-Macht-Pyramide organisiert ist, sowenig ist die Erbfolge an deren Basis geregelt. Solange die Macht also in berufenen Händen bzw. Zellen liegt, ist alles in rhythmischer Ordnung; bricht die Hierarchie dagegen zusammen und fangen alle an mitzureden und zu regieren, wird aus dem Rhythmus Chaos. Im Regelfall ist aber der Impuls aus dem Regierungssitz (Sinusknoten) so stark, daß er die anderen Stimmen aus dem Reich des Herzens mühelos übertönt und sich durchsetzt. Durch dieses frühzeitige Übertönen aller etwaigen Konkurrenten werden diese elektrisch depolarisiert und damit sozusagen von vornherein bei jedem neuen Schlag entmachtet. Das bedeutet aber, daß die Spitze der Hierarchie zu keiner Zeit nachlassen darf, eine Palastrevolution wäre die sofortige Folge. Ein generelles Nachlassen der Dominanz des Reizleitungsgewebes birgt die Gefahr einer Anarchie im Herzen in sich.

Im gesunden Normalfall ist das Herzgewebe ein Musterbeispiel für kooperatives Verhalten. All die unzähligen Einzelzellen ziehen am selben Strang, und das auch noch gleichzeitig. Bei genauerer Betrachtung mag auch dies wie ein Wunder erscheinen. Eine passende Analogie bieten jene riesigen Fischschwärme, die, aus unzähligen Individuen bestehend, doch wie ein einziges Wesen reagieren. Auch von der Signatur her paßt dieses Bild sehr schön, sind doch die spindelförmigen Herzmuskelzellen den Fischen nicht unähnlich, wenn sie auch noch dichter aufeinandergepackt sind.

Wir haben hier ein eindrucksvolles Beispiel für Resonanz vor uns. Bis in die Funktion seiner Einzelzellen zeigt uns das Herz hiermit das Muster der Liebe. Im gesunden Her-

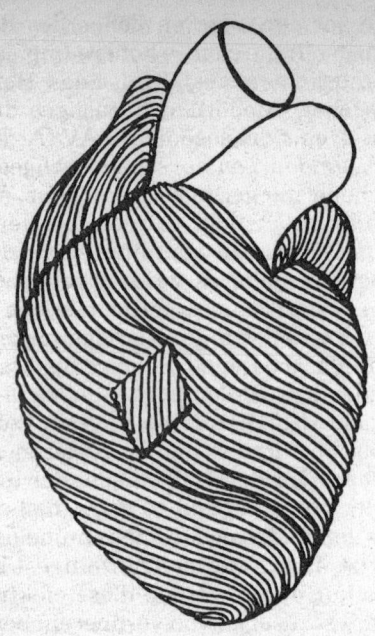

Abb. 3

zen sind alle Zellen ohne Ausnahme füreinander da, sie stehen füreinander ein und empfangen die Impulse aus dem gemeinsamen Zentrum. Sie sind offen und ansprechbar und in jedem Moment antwortbereit. Dicht an dicht gepackt, sind sie sich nahe, und jeden ihrer Nachbarn nehmen sie so wichtig wie sich selbst. Über das gemeinsame Schwingungsmuster sind sie alle miteinander verbunden, auch wenn sie räumlich auf ganz verschiedenen Seiten des Herzens liegen mögen. Der strengen Synchronisation im Schwingungsmuster entspricht auch die strenge Ordnung im materiellen Muster der Muskelpartien, die sich in spiraligen Windungen und in verschiedenen Schichten um das Herz winden und es solcherart aufbauen.

Mit seinen Impulsen steuert das Herz unseren Lebensrhythmus in Abstimmung mit den Einflüssen, die es vom Gehirn erhält. Über das vegetative Nervensystem wird es aber nicht nur beeinflußt, sondern hat auch Möglichkeiten,

Einfluß zu nehmen. Emotionen, die sich aus unserer Mitte herausbewegen, wie sie es ihrem Namen schuldig sind, reißen unter Umständen den ganzen Organismus mit, z. B. wenn wir uns von ihnen hinreißen lassen. Die materielle Basis solchen Hingerissenseins liegt nach schulmedizinischem Verständnis in den Nervenverbindungen, die das Herz nach draußen, in seine Peripherie, unterhält. Über das sogenannte Herzgeflecht ist es mit den anderen vegetativen (d. h. die Eingeweide betreffenden) Nervenzentren und »nach oben« verbunden. In der Vorstellung östlicher Erfahrungsmedizin erklärt sich diese Verbindung auch über die Energiebahnen, die Meridiane der Chinesen oder Nadis der Inder und das Chakrensystem des Energiekörpers. Nach neueren wissenschaftlichen Forschungen muß man sogar davon ausgehen, daß das Herz auch über Hormone Einfluß auf den übrigen Körper nimmt. So wurde der rechte Vorhof als Quelle eines blutdrucksenkenden Stoffes ausgemacht.

In dieser Hinsicht sei noch erwähnt, daß das Herz, wie von der Sprache vielfach angedeutet, auch in anderer physiologischer Hinsicht als Sinnesorgan anzusprechen ist. Nervenbahnen sind ja nur selten Einbahnstraßen, und so erhält das Herz über sie genauso Informationen, wie es solche aussendet. Offensichtlich kann sich das Herz allen möglichen veränderten äußeren Gegebenheiten anpassen. Es muß z. B. die für Bewegungen der Glieder notwendige Zusatzenergie bereitstellen. Dafür aber braucht es Informationen über das Ausmaß dieser Bewegungen und erhält sie auch. Es hat gleichsam Sinnesorgane für das Kreislaufgeschehen, was auch die Fähigkeit einschließt, den jeweiligen Blutdruck zu messen. Seit neuestem wissen wir, daß das Herz sogar in der Lage ist, Temperaturunterschiede zu registrieren, wie sie etwa zwischen dem wärmeren Blut aus dem unteren Körperbereich, vor allem der Leber, und dem kühleren der oberen Körperhälfte bestehen.

Mit dieser ziemlich verkürzten Darstellung sind die Möglichkeiten und Fähigkeiten unseres Herzens noch lange nicht erschöpft. Das Bisherige mag aber ausreichen als Grundlage für das Bemühen, die körperlichen Ausdrucksformen des Herzens, seine Organsprache, besser zu verstehen.

2. Herz aus dem Gleichgewicht

Umgangssprache und Sprichworte wußten schon immer, daß ein großes Herz für Tapferkeit und Großzügigkeit, Mut und Liebesfähigkeit steht. Im Dialekt bezeichnet der Ausdruck auch einen großen Busen und damit eine insofern mutige Frau, als sie ihre Weiblichkeit offensiv ausdrückt. Vom kleinen Herzen ist weniger häufig die Rede, doch können wir davon ausgehen, daß es für den Gegenpol steht. Ausdrücke wie »kleinmütig« gegenüber »großmütig« und »engherzig« als Pendant zu »großherzig« sprechen für diese Interpretation, aber auch die Extremform des kleinen Herzens, die »Herzlosigkeit«. Schließlich gilt das »Hasenherz«, das sicherlich klein ist, als feige Erscheinung, wohl wegen der ständigen Fluchttendenz seines tierischen Besitzers.

Wie aber verhält sich die konkrete körperliche Herzgröße dazu, und welche Bedeutung kommt ihr zu? Im allgemeinen ist sie kaum bekannt, und solange es keine diesbezüglichen Probleme gibt, bleibt das auch so. Wie jeder Muskel wird auch das Herz, wenn es gefordert wird, an Größe, Gewicht und Stärke zunehmen. Zu einer sogenannten Herzvergrößerung, die Zahl der Muskelzellen kann dabei bis auf das Doppelte anwachsen, wird es folglich bei regelmäßiger Belastung bzw. Überforderung kommen. Diese kann etwa durch einen ständig erhöhten Blutdruck zustande kommen oder durch regelmäßiges Hochleistungstraining. Von Sportlern, die Ausdauertraining auf Hochleistungsniveau betreiben, ist solch eine physiologische Herzvergrößerung bekannt, man spricht geradezu vom Sportlerherz. Bis zu einem gewissen Grad ist sportliches Training sogar günstig für das Herzkreislaufsystem, wenn die Herzvergrößerung aber Probleme zu machen beginnt, wird sie zu einem Symptom wie jedes andere. Und wie in jedem Symptom muß sich auch in diesem ein Schatten, also etwas bewußt nicht Erkanntes und nicht Gelebtes, ausdrücken. Bei der krankhaften Herzvergrößerung mit ihrer Tendenz, in die Herzinsuffizienz überzugehen, ist das natürlich noch offensichtlicher.

Das Symptom zeigt den Betroffenen wie immer etwas, was sie an sich nicht sehen und deshalb nicht bewußt leben. In diesem Fall zeigt es ihnen, wie groß ihr Herz schon ist – wie überfordert auch – und daß es die Tendenz hat, noch weiter zu wachsen. Eigentlich ist es das Herz im übertragenen Sinne, das ausgedehnt, über seine Grenzen hinausgewachsen und überansprucht ist. Diese seelische Herzensgröße und sein Anspruch in dieser Hinsicht sind dem Betroffenen nicht bewußt, er entspricht ihnen in seinem Leben nicht, und so sinkt das Thema als Symptom in den Schatten und muß sich auf der Körperbühne Beachtung verschaffen.

Der »hohe Anspruch« an das Herz im übertragenen Sinn wird im Sportbereich noch in der olympischen Idee der Antike deutlich. Die Sportler jener Zeit mußten voll entwickelte Menschen sein. Zu Höchstleistungsmaschinen degradierte Medaillenjäger wären undenkbar gewesen. Zwar hat auch noch Coubertin, der Begründer der modernen Olympischen Spiele, die antiken Ideale vertreten, doch hielten sie dem Materialismus unseres Jahrhunderts in keiner Weise stand. Siegen ist heute alles, teilnehmen zählt kaum noch. Der materielle Aspekt des olympischen Goldes hat den ideellen weit überflügelt. Gold wird so schnell wie möglich »versilbert«, die Herzerweiterung hat die Herzensweite abgelöst.

Das physische Herz muß nun stellvertretend über seine Grenzen hinausgehen. In diesem Fall wird besonders deutlich, daß der symbolische Inhalt des Symptoms viel besser auf die seelische Ebene paßt. Die Ausweitung des Herzens ist seelisch für den Betroffenen selbst und für seine Umgebung angenehm und entwicklungsfördernd, allerdings erfordert sie, wie der Volksmund weiß, großen Mut, ja Großmut und Großherzigkeit. Die Herzerweiterung auf der körperlichen Ebene ist dagegen bestenfalls unangenehm, schlechtestenfalls aber lebensgefährlich.

Bei Sportlern ist sie in deren aktiver Zeit meist unproblematisch, wird aber nach Abschluß der Laufbahn nicht selten zum Problem. Das wiederum ist leicht nachvollziehbar, denn solange der Sportler aktiv ist, bearbeitet er sein Problem ja sehr bewußt, wenn auch auf einer Ersatzebene: Er versucht ständig, über sich selbst hinauszuwachsen, alle Grenzen und Rekorde zu durchbrechen. So ist sein Thema im Trainingsritual, das tägliche Selbstüberwindung fordert, präsent und wird, wenn auch nicht erlöst, so doch mit Energie bearbeitet. Hört der Sportler damit auf, könnte er es natürlich im übertragenen Sinne bearbeiten, indem er z. B. sein Herz der Familie öffnet oder in anderer Weise ein herzliches Leben beginnt und über seine seelischen Grenzen hinauswächst. Findet er nicht zu dieser Ebene und auch keinen *Ausgleich* für die Ersatzebene Sport, wird er das Thema mit Sicherheit als Symptom im Körper weiterbearbeiten. Anstatt ihn auf die seelische Ebene hinzuweisen, um die es offensichtlich in erster Linie geht, würde ihm der typische Internist raten, weiterhin *Ausgleichs*sport zu treiben. Tatsächlich bessert das natürlich seine Symptome, jedenfalls solange er den Sport betreibt. Sein eigentliches Problem aber wird geduldig weiter auf ihn warten.

Bei jenen Sportlern, bei denen die über sich selbst hinausgewachsenen Muskelberge offen zutage liegen, wird das Problem noch offensichtlicher, etwa bei den Bodybuildern. Bei ihnen, aber auch beim Sportlerherzen spricht die Medizin von hypertrophierten, also von »über das Maß gewachsenen« Muskeln. Der muskelbepackte Bodybuilder will offensichtlich stark aussehen und tut es auch. Trotzdem bleibt die Frage, ob er es wirklich ist? Wirkliche Stärke liegt ja bekanntlich im Inneren, dort, wo man nicht so einfach hinsehen kann. Der Verdacht liegt nahe, daß hier auf körperlicher Ebene etwas im Überfluß gezüchtet wurde, weil es seelisch fehlt oder doch zu kurz kommt.

Tatsächlich sind die meisten Sportdisziplinen, wenn sie bis zum Exzeß betrieben werden, Ersatz für ein vernachlässigtes seelisches Thema. Dieses wird natürlich nicht immer mit dem Herzen zu tun haben, aber auch nur wenige Sportarten führen zur Herzvergrößerung. Klassischerweise sind die Langstreckenläufer betroffen, die ihr Sport quasi zu einsamen Höchstleistungsmaschinen macht. Kilometer für Kilometer laufen sie schweigend vor sich hin, meistens gegen sich und die Uhr, wie sie stolz sagen. Von legendärem Ruf war etwa der Tschechoslowake Emil Zatopek, der auch »die Lokomotive« genannt wurde. Wenn man sich einmal überlegt, wie ein Mensch auf solch ein »Vergnügen« kommt, mag der gar nicht zufällige Charakter von Extremhobbys nachfühlbar werden. Ein Mensch mit überfließendem Herzen, der herzlich gerne auf andere zugeht und jeden am liebsten gleich ans Herz drückt, der gerne herzerfrischend lacht und mit Freuden sein Herz verschenkt, der sucht sich wahrscheinlich ein weniger herzhaftes Hobby als ausgerechnet Marathonlaufen. Bezeichnenderweise ist das historische Vorbild aller Marathonläufer ja auch am Ziel tot zusammengebrochen. Man muß nicht Internist im klassischen Griechenland gewesen sein, um hier Herzversagen zu diagnostizieren.

Der Gegenpol, das (zu) kleine Herz, ist entsprechend das Produkt einer Unterforderung. Auch diese Unterforderung seiner eigenen Mitte ist dem betroffenen Besitzer unbewußt, und so muß das physische Herz sie stellvertretend verkörpern. Das zu kleine Herz taucht als medizinisches Problem allerdings nur indirekt auf, z. B. bei niedrigem Blutdruck und daraus folgenden Kreislaufproblemen. Ein zu niedriger Blutdruck bedeutet ja weniger Arbeit für das Herz als vorgesehen und damit eine Unterforderung. Eine Unterforderung des Herzens im übertragenen Sinne aber bedeutet, ihm wird zuwenig abverlangt, zuwenig Mut und Kraft, zuwenig Liebe und generell zuwenig Emotion. Diese seelische Unterforderung, der in Wirklichkeit kleine Anspruch an das Herz, bleibt wiederum unbewußt, sinkt deshalb in den Schatten und wird im Körper als Symptom sichtbar im physisch kleinen Herzen und im niedrigen Druck hinter allem.

So wie es für den Menschen mit der Herzerweiterung darum geht, das Thema Größe und Kraft zu erlösen und vom großen Herzen zur Großherzigkeit zu gelangen, ist Kleinheit und Schwäche das Thema, das der Mensch mit kleinem Herzen zu erlösen hat. Aus der unerlösten Kleinmütigkeit könnte dabei bewußte Vorsicht und echte Bescheidenheit werden, aus der unerlösten Schwäche wirkliche Hingabe.

Wieder kostet es einige Überwindung, nicht gleich zum Gegenpol überzulaufen. Natürlich muß der Mensch mit dem zu großen Herzen auch später noch Bescheidenheit und Hingabe lernen. Zuerst aber steht das vom Körper vorrangig angezeigte Thema Größe und Gewicht des Herzens an.

Wenn er seelisch jene Großherzigkeit lebt und seinem Herzen jenes Gewicht beimißt, die sein Schicksal offenbar von ihm fordert, ist es Zeit und auch viel leichter, den Gegenpol zu erlösen. Auf der anderen Seite trifft natürlich ähnliches zu. Wenn der Mensch mit dem kleinen Herzen seine vorrangigen Themen Selbstbescheidung und Hingabe angenommen und mit ihrer bewußten Verwirklichung begonnen hat, werden auch auf ihn die Themen Stärke und Großherzigkeit zur Erlösung warten. Nach der Verwirklichung der ureigenen Aufgabe wird es in jedem Fall wesentlich leichter fallen, den Gegenpol zu erobern.

An der typischen Geschlechtsverteilung beider Probleme, die uns bei zu hohem und zu niedrigem Blutdruck wieder begegnen wird, zeigt sich ein weiteres Charakteristikum unserer Gesellschaft auf dem Niveau des Herzens. Während Männer bei uns Schwierigkeiten haben, zu innerer Kraft und Stärke zu finden und bewußt dazu zu stehen, haben Frauen eher ein Problem mit bewußter Hingabe und der Annahme jener *Ohn*macht, die die Voraussetzung jeder echten Entwicklung im religiös-spirituellen Sinne ist.

3. Das enge Herz

a) Angina pectoris – die Herzenge

Das Wort Angina läßt schon die Angst anklingen, die mit diesem Krankheitsbild verbunden ist. Übersetzt heißt es »Enge«. Angina pectoris ist folglich die Enge der Brust, die morphologisch auf der Enge des Herzens bzw. seiner versorgenden Blutgefäße beruht. Der Begriff Engherzigkeit spricht für sich selbst in psychosomatischer Beispielhaftigkeit.

Angina-pectoris-Anfälle zeichnen sich durch heftige Schmerzen aus, die bis zum Vernichtungsschmerz gehen können und damit in die Nähe eines Herzinfarktes. Tatsächlich gehen solche Anfälle nicht selten in einen Herzinfarkt über. Das Schmerzgefühl wird meist als lebensbedrohliches Enge- und Angstgefühl beschrieben, ein Empfinden, als krampfe sich das Herz zusammen oder werde von einer Eisenfaust umklammert. Der Schmerz beginnt typischerweise hinter dem Brustbein, um von hier in die linke Schulter und den linken Arm auszustrahlen. Wenn seine Dauer eine Viertelstunde überschreitet, liegt der Verdacht auf einen Infarkt sehr nahe. Innerhalb weniger Minuten kann die ganze linke obere Körperhälfte bis zum Nacken und sogar zum Kehlkopf schmerzen. Da Schmerz als Alarm des Körpers, als Hilfeschrei sozusagen, zu verstehen ist, handelt es sich hier also um den Hilferuf der linken und damit weiblichen Seite des Oberkörpers. Dieser Bereich hat es offensichtlich dringend nötig, sich Beachtung zu verschaffen.

Das Anfallsgeschehen der Angina pectoris läßt sich grob in zwei Phasen unterteilen. Im Anfangsstadium der Erkrankung steht der durch den Schmerz ausgedrückte Hilferuf des Herzens im Vordergrund, der Patient ist erregt, geängstigt und umgetrieben, strebt an die frische Luft und sucht aktiv Hilfe. Oft handelt es sich in diesem Stadium noch um funktionale, krampfbedingte Verengungen der Herzkranzgefäße. Das Herz ist gleichsam momentan in den Schwitzkasten geraten, und der Patient kämpft aktiv für seine Befreiung. Dieser Vergleich aus der Kinderzeit ist auch insofern naheliegend, als es tatsächlich die weiblichen, kindlich-weichen und *herz*lichen Bereiche sind, die unter Druck geraten waren. Der schwere Anfall im fortgeschrittenen zweiten Stadium zwingt den Betroffenen hingegen, augenblicklich alle belastenden Aktivitäten einzustellen, ob es sich um körperliche Anstrengungen oder solche seelischer Art handelt. Der Patient wird zur Ruhe genötigt, weil Ruhe offenbar das ist, was jetzt und generell am meisten fehlt. Der körperliche Grund dafür ist einleuchtend: Bei Angina pectoris handelt es sich auf der Ebene des Herzgewebes um eine Mangeldurchblutung, was nichts anderes bedeutet als eine Mangelernährung. Das Herz bekommt zuwenig Nahrung. Diese erst einmal rein körperliche Tatsache verrät bereits wieder einen psychosomatischen Doppelsinn. In solch einer Situation sieht der Körper seine einzige Chance darin, ganz in die Ruhe zu gehen, um den Energieverbrauch so gering wie möglich zu halten. Es ist der Versuch, mit einem Leben auf Sparflamme durchzukommen, denn bei allem anderen stößt er sogleich an die engen Grenzen seines Herzens.

Diese Grenzen sind im Konkreten die Wände der Herzkranzgefäße, die auf jeden Fall verengt, oft auch schon verhärtet sind. Neuere Untersuchungen zeigen, daß auch
krampfartige Verengungen physisch gesunder Koronarien
zu Angina-pectoris-Anfällen führen können. Das ist im Hinblick auf den eingangs formulierten Energieerhaltungssatz
gut verständlich. Wenn jemand in einem Gespräch oder
einer Auseinandersetzung bei einem bestimmten, sein Herz
berührenden Thema zumacht, d. h. sich diesem Thema gegenüber verschließt, ohne sich das einzugestehen, muß die
betreffende Energie in den Körper rutschen. Hier wird sie
in den sich verschließenden und verkrampfenden Herzkranzgefäßen spürbar. Der Patient bekommt so wenigstens
noch einen Eindruck von seiner Verschlossenheit. Zwingt
man den Körper häufig in diese Stellvertreterrolle und damit zu solch »funktionalen Gefäßspasmen«, wird die Gefahr
einer physischen Gefäßschädigung immer größer. Erhöhter
Blutdruck, die zwingende Folge verengter Gefäße, ist nämlich der wichtigste Risikofaktor für die Entstehung der
Arteriosklerose. Die »Verkalkung« der Herzkranzgefäße
(Koronarsklerose) ist aber nichts anderes als Arteriskle-
rose in diesem besonderen Bereich.

Der volkstümliche Ausdruck Arterienverkalkung bezeichnet allerdings nur das Endstadium treffend, diesem geht ein
jahrelanger Krankheitsprozeß in der Arterienwand voraus,
bei dem der Kalk noch keine Rolle spielt. Der Beginn liegt
in einer Schädigung der Intima, der empfindlichen Innen-
schicht der Arterie. In neuerer Zeit werden vor allem abrupte Blutdruckanstiege für die ersten, noch minimalen
Einrisse in dieser inneren Wandauskleidung der Adern verantwortlich gemacht. Solche noch völlig symptomlosen Vorschädigungen bieten in einem nächsten Schritt verschiedenen fettähnlichen Stoffen, Lipiden und vor allem dem
Cholesterin, die Möglichkeit, sich anzulagern. Im weiteren
Verlauf verdicken sich diese Ablagerungen und ragen
schließlich als sogenannte Plaques über die Arterienwand
hinaus. In diesem Stadium kann der Blutstrom bereits behindert sein, vor allem wenn die entsprechende Grundsituation weiterbesteht. Müssen nämlich die Gefäße jetzt seelische Enge stellvertretend verkörpern, haben sie noch weni-

ger Spiel*raum*, und das Herz kommt viel schneller in Bedrängnis. Solche Ablagerungen können im Laufe der Zeit verkalken und damit verhärten (sklerosieren). Sklerosierte Gefäße sind den ständigen Blutdruckschwankungen und -erhöhungen zwar nicht mehr so ausgesetzt, büßen aber ihre Flexibilität zunehmend ein. Wenn dieser Prozeß weiter fortschreitet, wird die Blutversorgung des Herzens immer schlechter werden, die Gefahr von Angina-pectoris-Anfällen, vor allem aber auch von Infarkten, ist dann besonders groß.

Darüber hinaus können eine Reihe gefährlicher Komplikationen auf dem Boden solcher Ablagerungen entstehen. Nicht selten rauht sich die Oberfläche der Plaques auf, und Blutgerinnsel finden hier einen Ansatzpunkt. Sie tragen nicht nur zur Verstopfung des Gefäßes bei, sondern können auch wieder abgerissen werden und als sogenannte Emboli weiter stromabwärts gelegene Arterien komplett verlegen. Solche durch Blutgerinnsel verursachte Verstopfungen nennt man am Ort ihrer Entstehung Thrombosen, an einem entfernten Platz, an den sie angeschwemmt werden, Embolien.

In den westlichen Industrienationen hat über die Hälfte aller Männer jenseits des 45. Lebensjahres bereits Plaques in den Herzkranzarterien. Die Frauen sind zwischen erster Periode und Menopause durch den hohen Spiegel an weiblichem Hormon (Östrogen) weitgehend vor Koronarsklerose geschützt. Auch das ist ein Hinweis darauf, daß ein zu kurz kommender weiblicher Teil dazu neigt, sich in Verhärtungen der Herzversorgungsgefäße zu verkörpern. Während im umgekehrten Fall gelebte Weiblichkeit, ob auf der körperlichen Ebene als Hormon oder in archetypischer Hinsicht im seelischen Bereich, der Koronarsklerose vorzubeugen scheint. Nach der Menopause holen die Frauen dann allerdings rasant auf bezüglich der Schäden an den Herzkranzgefäßen. In unserer vom männlichen Pol dominierten Zeit verschiebt sich sogar auch bei ihnen die Anfälligkeit immer weiter nach vorn im Leben.

Durch den bei uns üblichen Bewegungsmangel fallen die dadurch bedingten Behinderungen lediglich nicht so auf. Auch ist das Herz enorm flexibel und vermag selbst eine

Gefäßvolumenverringerung von über fünfzig Prozent immer noch so weit auszugleichen, daß genügend Blut passieren kann, um das Herz zu versorgen. Von der anderen Seite betrachtet, zeigt das aber auch, wie weit sich der Prozeß schon im Körper manifestiert hat, wenn bei Belastung Schmerzen auftreten. Das aber ist der (späte) Zeitpunkt, ab dem sich viele Betroffene erstmals Gedanken um ihr Herz machen.

Schon die reine Beschreibung des körperlichen Geschehens läßt die seelische Ebene mitschwingen, zu eng sind Körper und Seele verbunden, und die Sprache bringt es in ihrem psychosomatischen Charakter zum Ausdruck. Das zweite Phänomen nach dem Schmerz, dem wir bei der Angina pectoris bereits im Namen begegnet waren, ist die Enge. Auch auf der Ebene körperlicher Empfindung ist das Engegefühl vorrangig. Die daraus folgende Engherzigkeit im übertragenen Sinne ist dem Betroffenen aber definitionsgemäß nicht bewußt. Wäre sie das, müßte sie nicht in den Schatten absinken und von dort wieder als Symptom auftauchen. Aufgabe und Verdienst des Symptoms ist es ja, das Problem bildlich auf der Körperbühne darzustellen, um es auf diesem Weg dem Betroffenen doch noch nahezubringen. So ist das manifeste Symptom geradezu Beleg dafür, daß der Kranke die inhaltliche Botschaft nicht verstanden hat und weit davon entfernt ist, sie zu akzeptieren.

Die Be*klemm*ung, die mit jedem Anfall einhergeht, zeigt deutlich die Klemme, in der der Betroffene steckt, die er aber nicht sieht. Das Gefühl des sich zusammenkrampfenden Herzens in seiner Brust veranschaulicht den Krampf und Kampf um die Herzensangelegenheiten, in die er verstrickt ist, ohne es sich einzugestehen.

Die Verhärtung, die uns bereits wieder im Begriff der Koronar*sklerose* entgegenschlägt (griech. »sklerós« = »hart«), spürt der Betroffene körperlich in den harten Schlägen seines bedrängten Herzens, aber auch in dem Gefühl, einen Stein in der Brust zu haben. Daß es sich in der Schlußphase dieser harten Entwicklung tatsächlich um ein »versteinertes Herz« handelt, zeigt zusätzlich der

Kalk(stein), der das Herz beschwert und dem Betroffenen damit das Leben schwermacht.

Die Forschungen der Medizin runden das Bild ab, wenn sie belegen, daß die heftigen, bis zum Vernichtungsgefühl gehenden Schmerzen das Ergebnis von Mangelversorgung sind. Das Herz ist am Verhungern, es bekommt nicht genug Energie zum Leben. Auch im übertragenen Sinne heißt das nichts anderes, als daß das Herz keine Nahrung erhält. Es ist stranguliert von der Enge und der dadurch bedingten Knappheit wie eine belagerte Festung, der das Wasser (des Lebens) abgegraben wird. Das Vernichtungsgefühl und die Todesangst bedürfen kaum noch der Deutung, tatsächlich droht hier physische Vernichtung, und die Angst ist folglich durchaus begründet. Daß er es allerdings selbst ist, der sein Herz langsam erdrosselt, indem er ihm nicht genug Nahrung und Beachtung schenkt, ist dem Betroffenen unbewußt, sonst müßte sein Herz nicht solch verzweifelte Schmerzensschreie ausstoßen.

Die Symptome zeigen dem Patienten aber nicht nur sein Problem in symbolträchtigen Bildern, sie bezeichnen auch sehr genau, wo es liegt. Ein von häufigen und schweren Angina-pectoris-Anfällen bedrohter Patient muß ständig in der Angst vor dem nächsten Herzanfall leben und damit sein ganzes Leben auf das Herz einstellen. Darum aber ginge es gerade im übertragenen Sinne. Alle Bedürfnisse müssen nun hinter den harten und schmerzhaften Forderungen des Herzens nach Ruhe und Entspannung zurückstehen. Jetzt muß auch ein Mensch, der noch nie im Leben auf die Stimme seines Herzens geachtet hat, ihr ungeteilte Aufmerksamkeit schenken. Sie hat ihm in solch einer Situation, nachdem sie meist jahrelang mißachtet wurde, sehr oft sehr viel Schmerzliches mitzuteilen; vor allem in Momenten, in denen er bisher (sein Herz) besonders konsequent dichtgemacht hatte. Nun macht es gerade in diesen Augenblicken seine Kranzgefäße dicht und verschafft sich so Beachtung. Das Herz ist wieder zum Mittelpunkt des Lebens geworden, nun allerdings das physische als Stellvertreter des Herzens im übertragenen Sinn.

Der Schmerz der Angina pectoris lenkt die Aufmerksamkeit nicht nur auf das Herz(ens)problem, sondern auch darüber hinaus auf die linke, weibliche Seite des Oberkörpers. Er zeigt in seinem Verlauf, daß das Problem wohl vom Herzen ausgeht, daß es aber auf die ganze weibliche Seite des eigenen Wesens ausstrahlt. Naturgemäß haben Männer größere Schwierigkeiten, mit ihrem weiblichen Anteil, ihrer Anima, ins reine zu kommen, als Frauen. Insofern verwundert es nicht, daß Frauen in der Zeit zwischen erster Periode und Klimakterium, wenn sie also am stärksten mit ihrer Weiblichkeit konfrontiert sind, weitgehend vor Angina pectoris geschützt sind. Frauen neigen offensichtlich weniger zu Engherzigkeit, oder positiv ausgedrückt, scheinen sie ein weiteres Herz zu haben.

Die sich ergebenden Therapievorschläge liegen anscheinend auf der Hand, doch ist es wichtig, darauf zu achten, nicht den zweiten Schritt vor dem ersten zu fordern. Natürlich liegt es nahe, dort, wo Enge ist, zu weiten, wo Härte ist, zu erweichen. Tatsächlich wäre es sehr entlastend für einen verschlossenen Menschen mit versteinertem Herzen, einmal *herzerweichend* zu weinen. Nur wird solch ein Mensch auf diesen Vorschlag sogleich antworten, daß er schon lange nicht mehr *von Herzen geweint* habe, ja daß er sich gar nicht mehr erinnern könne, wann er überhaupt das letztemal geweint hätte. Weiter wird er entgegnen, er wisse gar nicht, was ihn zum Weinen bringen könne und wie er das anstellen solle. In seiner Situation hat er durchaus recht – ihm fehlt der Schritt davor.

Selbst wenn man ihm mit mehr oder weniger sanfter Gewalt diesen zweiten Schritt aufzwingen würde, könnte er doch sein Problem nicht lösen, wie wir an den Versuchen der Schulmedizin sehen können. Da wird, dem allopathischen Denken entsprechend, die Enge der Herzkranzgefäße mit Gewalt geweitet. Das gängigste Medikament zur Behandlung des Angina-pectoris-Anfalls ist der Sprengstoff Nitroglyzerin. Im Bedarfsfall eingenommen, sprengen die kleinen roten Kapseln die verengten Koronarien frei, allerdings ohne das grundsätzliche Problem auch nur zu berühren. Weder wird dem Patienten etwas klar, noch wird ein zukünftiger Anfall verhindert oder auch nur unwahrscheinlicher. Sprengt man den Engpaß mittels venös eingeführten

Ballonkatheters frei, ist die Erleichterung zwar längerwährend, das zugrundeliegende Problem bleibt aber ebenfalls unberührt. Wenn die solchermaßen gewonnene Zeit nicht für wesentliche, d. h. innere Schritte genutzt wird, findet sich der Patient bald wieder in derselben Sackgasse – bzw. sein gerade freigepreßtes Gefäß wird wieder eine solche. Selbst eine Bypass-Operation, bei der aus einem Stück Beinvene des Patienten eine Umgehung oder Umleitung für die Engstellen gebastelt wird, kann das Problem nur vertagen, aber nicht lösen. Wenn dem Betroffenen die ganze Angelegenheit nicht auch auf seelischer Ebene zu Herzen geht, wird sich der Bypass ziemlich schnell wieder schließen. Ein verschlossenes Herz läßt sich mechanisch nur sehr kurzfristig öffnen, chemisch (mittels Nitraten) sogar nur für einige zehn Minuten. Die einzig dauerhafte Öffnung kann seelisch geschehen. Wer sich außer dem Chirurgenmesser nichts zu Herzen nimmt, der bleibt auf Dauer auf den Chirurgen angewiesen. Auch die raffiniertesten Operationsmethoden können ein Herz, das sich nicht freiwillig und von innen heraus öffnet, nicht langfristig offen und weit halten.

Bevor sich der Betroffene also der *not*wendigen Öffnung seines Herzens zuwendet, muß er den Schlüssel dazu finden. Der aber liegt einen Schritt davor, in der Erkenntnis der eigenen Situation. Nur wer den Punkt, an dem er steht, oder besser die Sackgasse, in die er geraten ist, als solche erkennt und akzeptiert, hat eine Chance, wieder in Bewegung zu kommen. Der Mensch, dessen verengtes und verkrampftes Herz sich in Schmerzattacken Luft macht, steht mit dem Rücken zur Wand. Diese Tatsache muß er sich zuallererst eingestehen. Sein Leben wird im wahrsten Sinne des Wortes nicht weitergehen, wenn er sein Problem nicht angeht. Zu diesem Schritt der Selbsterkenntnis kann die ehrliche Diagnose und Beratung des Internisten einen wichtigen Beitrag leisten. Als nächstes geht es darum, eine Bestandsaufnahme des Problems zu machen bzw. die Mauer zu betrachten, an die man gedrückt wird. In der Bilder- und Symbolsprache des Körpers lassen sich die Bausteine dieser Mauer erkennen. Was man da über sich entdeckt, ist in keinem Fall angenehm, sondern praktisch immer so beängstigend wie jene enge Angst der Angina pectoris. Wäre das nicht so, hätte man das betreffende Thema gar nicht zu verdrängen brauchen. Aus der Tatsache, daß das zu einem früheren Zeitpunkt aber *not*wendig war, folgt, wie beängstigend und gefährlich die entsprechenden Themen empfunden wurden. Daß diese Themen von anderen, Nichtbetroffenen, vielleicht als harmlos eingeschätzt werden, ist dabei bedeutungslos. Für den Be- und Getroffenen enthält das eigene Symptom immer die denkbar schwerste Lernaufgabe. Es ist die größte Herausforderung, die das Schicksal für ihn gerade bereithält.

Der Schritt, den Bedeutungsgehalt der Symptome zu erkennen, ist sicherlich viel schwerer als der erste, der lediglich Ehrlichkeit bezüglich der Lebenserwartung erforderte. Jetzt ist Offenheit im Hinblick auf Lebensart und -gestaltung notwendig. Oft ist man selbst zu soviel demaskierender Ehrlichkeit gar nicht in der Lage, sondern mit einem Phänomen konfrontiert, das als Eigenblindheit traurige Berühmtheit erlangt hat. Fast jeder Mensch ist mit dieser Blindheit in bezug auf das eigene Leben geschlagen, weshalb Selbsterkenntnis zum Anspruchvollsten überhaupt gehört, was sich ein Mensch vornehmen kann.

Und doch erfordert der nächste Schritt noch mehr innere Kraft, denn nun geht es um das Anerkennen und Akzeptieren der unangenehmen Erkenntnisse. Dieser Schritt verlangt ein Annehmen im Sinne von Einverstandensein mit einem Symptom, das einen vielleicht über lange Zeit gequält hat. Solch tiefes Akzeptieren der Botschaft aus dem Körper als einem tatsächlich zustehend und *gebührend* ist die einzige Möglichkeit, eine verläßliche Basis für etwaige später fällige Veränderungen zu schaffen. Das setzt die Erkenntnis voraus, daß »es« einen nicht zufällig, sondern im Gegenteil gesetzmäßig getroffen hat und damit ganz in Ordnung ist. Jedes Symptom gehört zu seinem Besitzer und ist dort ganz an seinem Platz und in seinem Element. Es beinhaltet tatsächlich die angefallenen und durchaus angemessenen Gebühren. Wenn man das ganze Drama in all seinen Verwicklungen und Beziehungen unter dem Strich betrachtet, was einem Außenstehenden natürlich viel leichter fällt, ist das Symptom das Beste, was dem Betroffenen passieren konnte. Bis er selbst dieser Meinung ist, mag es ein weiter, aber notwendiger Weg sein. Er ist letztlich durch nichts zu ersetzen, und solange noch Hader mit dem Schicksal zu spüren ist, ist dieser Weg nicht vollendet.

Auf der Grundlage eines dankbaren Annehmens des Symptoms und der Botschaft, die es transportiert, erschließen sich die Chancen dieser Nachricht des Körpers an das Bewußtsein. Die Sprache verrät mit ihrem Ausdruck, jemand werde »durch eine Krankheit schwer geprüft«, wiederum viel Weisheit. Tatsächlich handelt es sich um eine Art Prüfung, deren Bestehen davon abhängt, ob man es schafft, die Situation anzunehmen, ihren Sinn zu erkennen, und dann noch in der Lage ist, darauf in einer angemessenen Weise zu reagieren.

Erst mit diesem Schritt gelangt der Patient an den Punkt, wo es sinnvoll wird, etwas zu verändern. Allerdings liegt auch hier wieder die Gefahr nahe, sofort nach dem Gegenpol zu schielen, was für den Angina-pectoris-Patienten heißen würde, nach all der am Herzen erlittenen Enge »das Weite zu suchen«. Dieser uns so schnell eingehende Schritt ist aber immer noch nicht an der Reihe und könnte, zu früh gewählt, durchaus auf eine Flucht vor der eigentlichen Aufgabe hinauslaufen.

Die Lust, sich möglichst rasch mit dem Gegenpol zu befassen, rührt offenbar daher, daß man vom eigenen unangenehmen Pol schnellstens wegwill. Natürlich ist die Härte des Herzens, einmal erkannt, auf körperlicher wie seelischer Ebene, äußerst unangenehm und die Sehnsucht nach Weichheit verständlich. Andererseits ist es gerade das Prinzip, das sich in der Härte bzw. in der jeweiligen Erscheinungsform des Symptoms verbirgt, mit dem man auf Kriegsfuß steht. Jedes Symptom *verkörpert* solch ein Prinzip, wenn auch naturgemäß in sehr ungelöster Form. Dieses Prinzip hinter dem Symptom zu entdecken, wird durch Übung im Umgang mit Urprinzipien* bzw. Archetypen sehr erleichtert.

Für den Angina-pectoris-Patienten bedeutet das ganz kon-

---

* Eine Einführung in den Umgang mit Urprinzipien findet sich in N. Klein und R. Dahlke: *Das senkrechte Weltbild. Symbolisches Denken in astrologischen Urprinzipien*, München 1988.

kret, in den Erscheinungsformen seiner Symptome wie der Enge und Härte, der Verschlossenheit und Beklemmung den roten Faden zu finden. Der mit Urprinzipien Vertraute erkennt hier sogleich das Wirken des saturninen Archetyps, wie er in der Mythologie durch Kronos–Saturn vertreten wird. Bei der Angina pectoris zeigt er sich in seiner unerlösten und deshalb so schmerzhaften Form. Auch die anderen Symptome, die uns schon begegneten – von der Einschränkung der Blutstrombahn und der Vitalität, von der Mangelsituation bis zur Todesangst –, gehören zu diesem Prinzip und deshalb zu den Lernaufgaben des betroffenen Patienten. Das bedeutet, er muß vorrangig lernen, damit umzugehen bzw. sich mit ihm auszusöhnen, noch bevor er das Gegenprinzip zu seiner Aufgabe macht.

Eine Hilfe beim Auffinden dieser nächstliegenden Lernaufgabe bietet oft die Frage: Wozu zwingt das Symptom? Den Angina-pectoris-Patienten zwingt es in seine Schranken. Nach der anfänglichen Umgetriebenheit, in der sich die verzweifelte Suche nach äußerer Hilfe für sein Herz spiegelt, muß er im fortgeschrittenen Stadium alle äußeren Aktivitäten und Interessen augenblicklich stehen- und liegenlassen und sich auf sein Herz konzentrieren. So wie sich sein Herz in dieser Situation auf das Allerwesentlichste, nämlich das Überleben, konzentriert, muß er im übertragenen Sinne lernen, sich auf seine Mitte und auf das Wesentliche seines Lebens zu konzentrieren. Neben Konzentration gehört auch Beschränkung zu seinen Lernaufgaben, und beide sind sinnvollere Einlösungsebenen des betroffenen Prinzips als Einengung und Mangel. So wie sein Herz jetzt mit dem Nötigsten auskommen muß, wird dies auch vom Patienten verlangt. Das wirklich *Not*wendige wird er in seinem Zentrum, dem Ort, wo sich sein Wesenskern konzentriert, finden. Das bedeutet auch, daß er zum Kern seines Problems kommen muß. Wenn er sich dem harten Kern der eigenen Wahrheit mit Konsequenz stellt, wird er dem Prinzip der Härte auf einer erlösteren Ebene gerecht. Neben innerer Ruhe (statt erzwungener Herzschonung) bietet auch ein gewisser Stillstand in den äußeren Abläufen (statt in den Herzkranzgefäßen) Gelegenheit, sich zu besinnen und zurück zum eigenen Herzen zu finden.

Dort wird der Betroffene einer Reihe von Emotionen begegnen, die sehr wohl zur Enge und Härte seines Symptoms passen und die er sich bisher nicht eingestanden hat. Angst und Haß sind hier vorrangig zu erwähnen als diejenigen Gefühle, die am nächsten mit Enge und Verschlossenheit verbunden sind. Angst und Enge stammen, wie bereits gesagt, aus derselben sprachlichen Quelle (lat. »angustus« = »eng«). Darüber hinaus gehen alle Angstsituationen mit körperlicher Enge einher: Der Brustkorb wird eng, und die Atmung sowie die Gefäße verengen sich, weshalb man in Angstsituationen auch »kalte Füße« und Hände bekommt oder es einem »kalte Schauder über den Rücken jagt«.

Daß Haß mit Verschlossenheit korreliert, zeigt sich am besten auf dem Gegenpol: Haß steht der Liebe gegenüber, Liebe aber war uns bereits als Offenheit und Weite begegnet. Sie ist allem aufgeschlossen, will alles hereinlassen. Haß dagegen führt zu Abgrenzung, Ausschluß und Kampf.

Bevor es für den Angina-pectoris-Patienten darum gehen kann, angstfrei und liebend zu werden, wollen die Ängste und Haßgefühle erst einmal anerkannt und ausgedrückt statt ins eigene Herz hinuntergedrückt werden. Bevor sich der Patient anderen Menschen und Gefühlen öffnet, wird er sich diesen eigenen Gefühlen öffnen müssen, das aber meint nicht weniger, als sie liebenzulernen.

In ähnliche Richtung weisen auch die Schmerz*attacken*. Statt mit Schmerzen gegen das eigene Herz muß der Betroffene lernen, dort, wo er tatsächlich *gefordert* ist, und gegen diejenigen *zu Felde zu ziehen*, die er wirklich meint. Schließlich zwingt ihn der ganze Symptomenkomplex, seine Aufmerksamkeit auf sein Herz und obendrein seine linke, weibliche Körperhälfte zu lenken. Auch das könnte auf erlöstere Weise geschehen als vom Schmerz erzwungen. Wer auf feine Äußerungen seines weiblichen Seelenanteils hört und auch ein offenes Ohr für die zarteren Regungen seines Herzens hat, braucht sich nicht von herzzerreißenden Schmerzensschreien anbrüllen zu lassen. Das offene Ohr aber, das aufmerksam nach innen, auf die eigene Mitte horcht, gehört genauso zum betroffenen Urprinzip wie der entsprechende *not*wendige *Gehor*sam.

Dieser letzte Punkt führt ganz von selbst zur Aussöhnung

mit dem Gegenpol, jenem Aufmachen und Weitwerden für andere Menschen und Bedürfnisse. Auf der Grundlage der vorhergegangenen Schritte geschieht es ganz natürlich und fällt einem als reife Frucht in den offenen Schoß. Wer bei sich und in sich Ordnung geschaffen hat, zu sich und seiner Härte stehen kann und sie in Festigkeit und Konsequenz gewandelt hat, der kann sich dann auch leichter öffnen und lieben. Er braucht außen kein Problem mehr zu fürchten, denn äußere Probleme können immer nur innere spiegeln. Der erste christliche Kernsatz heißt nicht umsonst: Liebe deinen Nächsten *wie dich selbst*. Wenn wir unserer Definition gemäß das Wort Lieben durch Öffnen ersetzen, sind wir mit diesem Vorgehen voll in Einklang mit dem christlichen Auftrag. Und mit jenem zweiten, nicht minder wichtigen: Liebe deine Feinde. Die Feinde des (Angina-pectoris-)Patienten aber sind seine Symptome. Sie und ihre entschlüsselten Botschaften liebenzulernen heißt, sich ihnen zu öffnen, wodurch sie zu Freunden auf dem Entwicklungsweg werden.

b) Herzinfarkt – das brechende Herz

Er hat viele Namen und vor allem in den letzten Jahrzehnten eine traurige Popularität erlangt. Von Herzanfall und Herzschlag bis zu den medizinischen Ausdrücken Myokard- und Koronarinfarkt, akuter Koronarverschluß oder Myokardnekrose bezeichnen alle dasselbe Phänomen. Trotz der verschiedenen Namen ist das Krankheitsbild meist recht eindeutig und eindrucksvoll. Die Symptome eines Angina-pectoris-Anfalls sind immens verstärkt, allerdings gelingt es dem Patienten kaum mehr, ruhig zu bleiben, zu heftig und lebensbedrohlich sind die Schmerzen. Sie beginnen wiederum unter dem Brustbein, um dann wie bei der Angina pectoris in den linken Oberkörper und Arm ausstrahlen, können aber sogar bis in den Oberbauch reichen. Bei über der Hälfte der Infarkte beginnt alles wie bei einem Angina-pectoris-Anfall, die Symptome lassen dann aber nicht nach, sondern verstärken sich immer mehr. Ihre Dauer überschreitet eine Viertelstunde und kann Stunden, ja Tage betragen. Daß sie sich mit den Sprengstoffkapseln nicht lindern lassen, gilt der Medizin geradezu als diagnostisches Kriterium und wird verständlich, wenn man das zugrundeliegende Geschehen betrachtet. Es handelt sich bei diesen Schmerzen nicht mehr nur um Warnschreie eines verhungernden Herzens, sondern um die Todesschreie und -krämpfe eines bereits strangulierten Herzteiles. Dem vernichteten Muskelgewebe entspricht der typische Vernichtungsschmerz, der mit Todesangst einhergeht. Ein Fünftel aller Infarktpatienten stirbt auch tatsächlich in diesem akuten Stadium. Die Prognose hängt weitgehend von Lokalisation und Ausmaß des nekrotisierten (gestorbenen) Gewebes ab und von den Reserven, die das Herz hat. Ist der Gewebeuntergang zu ausgedehnt, muß auch der Betroffene mit untergehen, das Herz als Zentrum und Hauptstadt des Körperlandes wird zur Nekropolis, zur Totenstadt.

Zusätzlich zu den von der Angina pectoris schon bekannten Symptomen kommen eine Reihe scheinbar unsinniger Körperreaktionen hinzu, z. B. die Unruhe und Getriebenheit des Patienten, wo er doch nichts dringender bräuchte als Ruhe. Das liegt daran, daß der Körper in dieser todesnahen Situation seine Kompensationsmöglichkeiten überschritten hat und einfach nicht mehr »durchblickt«. Er ist überfordert und reagiert entsprechend, etwa mit Übelkeit, Erbrechen und Schweißausbrüchen.

Ähnliches erleben wir auch in vergleichsweise harmlosen Überforderungssituationen, beispielsweise bei der Seekrankheit. Da melden die Augen der Zentrale Ruhe, weil sie unter Deck wirklich keine Schiffsbewegungen wahrnehmen können, gleichzeitig funkt aber das Gleichgewichtsorgan aus dem Innenohr heftig schlingernde Bewegungen zur selben Zentrale, die nun einfach nicht mehr weiß, wem sie trauen soll. In dieser Klemme wird dem Körper typischerweise übel, er will das, was er da wahrnimmt, nicht haben, und so kommt es ihm wieder hoch, und er erbricht.

Bei der Seekrankheit lernt der Organismus allmählich, daß er in diesem Fall den eigenen Augen nicht trauen kann. Beim Herzinfarkt ist er viel weitergehender überfordert von dem, was er jetzt wahrnehmen muß. All seine Reaktionen sind auf Überleben geeicht und gehen von ausreichenden Reserven aus. So kann es sein, daß er den Blutdruck in dem versagenden System noch erhöht und damit langfristig die Lage sogar verschlechtert. Er zeigt damit an, daß er unter höchsten Druck geraten ist, aber da ist keine Instanz, die mit dieser Information jetzt noch etwas anfangen könnte. Das gilt auch für den Fall, daß er versucht, dem Herzen noch einmal Beine zu machen, und es zu einem regelrechten Galopprhythmus anspornt. Ein Großteil aller Herzinfarkte ist mit solchen Rhythmusproblemen verbunden, ein weiteres Indiz dafür, daß die Mitte aus dem Lot geraten ist und keine Spur mehr von Ordnung herrscht.

Auf das Bild der Hauptstadt zurückkommend, läßt sich feststellen, daß es jetzt in der Organisation des städtischen Lebens drunter und drüber geht. Die Koordination ist verlorengegangen, einzelne Bereiche sind zerstört, andere arbeiten dagegen noch und versuchen, die Arbeit der ausgefallenen Zellen mitzuerledigen, allerdings oft mit inadäquaten Mitteln. Jetzt hängt viel davon ab, ob die Stadt in besseren Zeiten für solche Notfälle vorgesorgt hatte, z. B. dadurch, daß Situationen höchster Anforderung geübt wurden und damit auch die Fähigkeit verschiedener Bereiche, füreinander einzuspringen. Für das Herz wäre Sport als solch eine Vorbereitung anzusehen. Körperliche Anstrengungen fordern das Herz und trainieren es auf schwierige Versorgungssituationen durch die Ausbildung sogenannter Kollateralkreisläufe. Das bedeutet, daß die besonders beanspruchten Herzgebiete über mehr als ein Gefäß versorgt werden können und so weniger abhängig sind.

Handelte es sich bei den Angina-pectoris-Anfällen noch um mehr oder weniger ausgedehnte Streiks und selbst bei einem großen Anfall nur um einen Generalstreik, ist beim Infarkt der Ernstfall mit irreparablen Schäden eingetreten. Besonders prekär wird die Lage, wenn wichtige Verbindungen des zentralen Informationsleitungssystems durch das zerstörte Gebiet laufen und nun blockiert sind. Das aber ist beispielsweise bei einem Infarkt im Bereich der rechten Koronararterie, die die Herzhinterwand versorgt und damit auch den Sinus- und AV-Knoten, häufig der Fall. So kann der Zusammenbruch an einer kleinen Stelle im Hinterhof der Stadt liegen und doch den zentralen Lebensnerv der ganzen Stadt treffen und damit das ganze Land lahmlegen.

In solch einer Situation fangen die Nerven leicht an zu flattern, und auch die Herznerven sind davor nicht gefeit. Beginnt das Herz zu flattern, ist die Lage höchst bedrohlich, aber immerhin wird noch eine Notfunktion aufrechterhalten. Der Rhythmus ist zwar dem Chaos gewichen, aber selbst in dieser aussichtslosen Situation klammert sich das Leben an den letzten Strohhalm und lebt mehr schlecht als recht von dem bißchen inmitten des Zusammenbruchs noch geförderten Blut. Beginnen die zentralen Herznerven allerdings völlig durchzudrehen und zu flimmern, wird auch kein Blut mehr gefördert. Das Herz verharrt in totaler Übererregung doch seltsam ruhig, der Blutdruck bricht zusammen und mit ihm der Kreislauf, der Tod tritt durch Herzversagen ein.

Wenn das Leben in seinen letzten Zügen liegt, bietet es ein groteskes Bild übertriebener und übersteigerter Lebensäußerungen. Alles, was noch kann, arbeitet auf Hochtouren, aber unkoordiniert und somit sinnlos. Die vereinigende zentrale Idee ist verloren, die all die an sich sinnvollen Aktivitäten aus der Mitte heraus zusammenfaßt und auf das gemeinsame Ziel lenkt. Damit ist auch bereits die psychische Situation des typischen Herzinfarktkandidaten kurz vor seinem Zusammenbruch beschrieben. Während der Tod schon auf der Schwelle steht und nur auf eine Gelegenheit wartet einzutreten, rackert sich der Mensch, den er *angeht*, noch für irgendwelche im wahrsten Sinne des Wortes nebensächlichen Dinge ab, die weitab von seinem zentralen Problem liegen. Wenn der Tod dann eintritt, hat er meist schon lange vorher angeklopft, nur wurde sein Klopfen vor lauter Übereifer geflissentlich überhört. So ist sein Zuschlagen auch nur für den Betroffenen selbst überraschend und vielleicht noch für diejenigen Angehörigen, die sich durch überzogene Hektik Leben vortäuschen ließen, wo schon längst der Tod lauerte. Das verzweifelte letzte Aufbäumen treibt den innerlich Getriebenen nur noch sicherer in dessen Arme.

Neben Herzflattern und -flimmern findet Gevatter Tod noch andere Eingangspforten beim Infarkt. Die in jeder Hinsicht drastischste ist das konkrete Brechen des Herzens, die Myokardruptur, wie Mediziner sagen. Wenn der in-

farzierte Bereich so groß ist, daß das umgebende Herzgewebe den enormen Druck während der Systole für den toten Bereich nicht mit übernehmen kann, passiert es. Der ab-
gestorbene Bereich der Herzwand gibt nach bzw. das unter
hohem Druck stehende Blut wühlt sich in ihn hinein. Es entsteht ein Riß im Herzen, und Blut ergießt sich nach draußen
in den Herzbeutel. Für ein solcherweise zerrissenes Herz
und seinen Besitzer gibt es keine Überlebenschance. Zum
einen kann das zerrissene Herz kein Blut mehr pumpen,
der Lebenssaft fließt ihm in des Wortes wahrsten Sinn davon. Zum anderen erdrosselt das in den Herzbeutel gedrun-
gene Blut das Herz von außen. Das Perikard (die Haut des
Herzbeutels) ist so unelastisch, daß das ausgetretene Blut
nicht weiter ausweichen kann. Folglich erhöht sich mit jedem weiteren Herzschlag der Druck von außen. Das Herz
erschlägt sich gleichermaßen selbst bzw. fällt der eigenen
Erpressung zum Opfer. Der Tod tritt in diesem Fall so
schnell ein, daß die Medizin vom Sekundenherztod spricht,
der Volksmund dagegen vom Herzschlag, der ein weiteres
Opfer gefordert hat.
Wenn die Herzwand nicht durchbricht, sondern dem Blutdruck nur ein Stück weit nachgibt, entsteht eine Ausweitung der Herzwand, die die Medizin Aneurysma nennt. An
dieser Stelle bleibt das Herz dann auf Dauer erweitert, der
gedehnte und erweiterte Teil nimmt aber nicht mehr an der
Kontraktionsarbeit teil, da er ja abgestorben ist. So bleiben
das Herz und sein Besitzer erheblich behindert, selbst wenn
der Infarkt überlebt und die infarzierte Stelle später ver-
narbt ist. Die Erweiterung des Herzens ist eine Aufgabe im
übertragenen Sinne. Wird sie auf der seelischen Ebene ver-
weigert und auf die physische verschoben, ergibt sich daraus wie in jedem solchen Fall ein Symptom. Das in diesem
Fall resultierende ist allerdings besonders unangenehm
und gefährlich.
Eine weitere nicht seltene Komplikation des Infarktes stellen Embolien dar. Durch das Chaos im Gefolge des Gewebe-
zusammenbruchs wird auch die Blutströmung in Mitleidenschaft gezogen. Während das Blut normalerweise trotz
der hohen Geschwindigkeit und des großen Drucks sehr ge-
ordnet das Herz passiert, entstehen jetzt heftige Turbulen-

zen und Wirbel. In dieser Situation aber neigt das Blut zur Gerinnung und damit zur Thrombenbildung. Solche Blutkoagel können in alle Bereiche des Körpers verschleppt werden und dort ihrerseits Gefäße verstopfen.

Die sich daraus ergebenden Versorgungs- und Stauungsprobleme verschlechtern natürlich die sowieso schon gespannte Kreislaufsituation. Diese wird zusätzlich durch den vor dem Herzen entstehenden Rückstau belastet, denn selbst wenn das Herz einen Notdienst aufrechterhält, kann es nicht die ganze, in besseren Zeiten übliche Blutmenge bewältigen. Da vom Infarkt praktisch immer nur das linke Herz bzw. seine linke Kammer betroffen ist, trifft der Rückstau die Lunge. Das vom Herzen nicht ausreichend weiterbeförderte Blut staut sich bis in die Lunge und tritt schließlich, wenn es in den Lungengefäßen keinen Raum mehr findet, in die Lungenbläschen aus. Typische Atembeschwerden sind die Folge, die bis zu extremer Atemnot gehen können. Die Lunge steht unter (Blut-)Wasser, Mediziner sprechen vom Lungenödem.

Die körperliche Basis des Infarktes entspricht prinzipiell der des Angina-pectoris-Anfalls. Allerdings ist die Flußbehinderung der betroffenen Herzkranzarterie gravierender. Der Durchblutungsnotstand hält so lange an, bis das abhängige Herzmuskelgewebe zugrunde geht. Meist geschieht der Infarkt auf dem Boden einer langen koronarsklerotischen Entwicklung, und der Betroffene wurde vorher ausgiebig gewarnt und mit seiner Engherzigkeit körperlich konfrontiert. Es ist aber viel seltener auch möglich, daß sich ein Infarkt ohne allzu große Vorschädigungen aus einer seelisch engen Situation entwickelt.

Wodurch die akute Durchblutungsnot entsteht, ist für die Folgen gleichgültig, meist steckt aber eine Thrombose der Koronararterie dahinter. Die Thrombosesymbolik wird im Kreislaufkapitel noch breiteren Raum finden, fürs erste mag die Feststellung genügen, daß das Blut als Symbol der Lebensenergie seine Fließeigenschaften verliert und sich verfestigt. Aus dem Fließenden wird ein Klumpen, und der bedroht in diesem Fall das Herz. Mit der Verfestigung des Gelösten, der Erstarrung des Fließenden sind wir einem schon bekannten Phänomen auf der Spur. »Alles fließt«, sagte Heraklit und meinte damit das Leben auf dieser Erde. Wenn etwas stockt und sich nicht mehr bewegt, entfernt es sich vom Leben und nähert sich dem Tod. Das Thema der Verhärtung des an sich Weichen und Flexiblen war schon in den sklerosierenden Herzkranzgefäßen aufgetaucht und wird hier beim Infarkt noch einmal betont. Tatsächlich stellt die Verhärtung der Gefäßwand und vor allem ihr Brüchigwerden den Boden dar, auf dem das Blutgerinnsel heranwächst.

Im Vergleich zur Angina pectoris kommt beim Infarktgeschehen der Aspekt des Sterbens hinzu. Selbst wenn der Patient überlebt, stirbt doch ein Teil seines Herzens. Von nun an ist etwas tot in seiner Mitte, er trägt eine Narbe am Herzen als Andenken daran. Hier handelt es sich nun nicht mehr im eigentlichen Sinne um eine Wunde am Herzen, sondern um etwas qualitativ anderes, eben etwas Totes. Zwar kann auch hier eine gewisse Heilung einsetzen, doch nur durch den Ersatz des vitalen Muskelgewebes durch relativ derbes Narbenbindegewebe, das die hier gestellten Anforderungen in keiner Weise erfüllen kann. In seiner Härte und Starrheit ist das Narbengewebe ein symbolischer Hinweis darauf, daß hier etwas Lebenswichtiges und höchst Lebendiges nur durch eine Notreparatur mit relativ leblosem Material ersetzt werden kann.

Auch die Todesangst, die auf der seelischen Ebene mit dem körperlichen Infarktgeschehen einhergeht, macht das Thema, um das es hier geht, überdeutlich. Wenn der Betroffene nicht sogar stirbt, läßt er doch etwas in seiner Mitte unwiderruflich sterben. Es ist ein Abschied von einem Herzensbereich, von dem nichts bleiben wird als ein minderwertiger Ersatz. Daß dieses Gefühl zum Schlimmsten gehört und wahrscheinlich sogar das Schimmste ist, was ein Mensch erleben kann, liegt nicht nur auf der Hand, sondern am Herzen. Der Betroffene muß (meist) bei vollem Bewußtsein und ansonsten lebendigem Leibe miterleben, wie sein Herz in Teilen stirbt und ihn bestenfalls unvollständig mit einem Restleben zurückläßt.

Dieser von einem Außenstehenden nicht nachvollziehbare Gefühlseinbruch, der den Bruch des Herzens seelischerseits begleitet, führt dann auch zu oft eindrucksvollen Entwicklungen der Getroffenen. Nicht selten machen sie anschließend aus dem Restleben mehr als vorher aus der physisch uneingeschränkten Fülle ihrer Möglichkeiten. Das geschieht vor allem, wenn es ihnen gelingt, die seelischen Einschränkungen, mit denen sie ihr Leben fast abgewürgt hätten, zu erkennen, zu akzeptieren und zu erlösen. Sie nehmen wirklich Abschied von einem Teil ihrer selbst und finden sich durch diesen Bewußtwerdungsschritt neu. Viele Patienten berichten von diesem Abschiedsschmerz, und fast alle erleben ihr »Leben danach« als ein Geschenk, dessen sie sich in bisher ungekannter Weise erfreuen können und mit dem sie in Zukunft bewußter umgehen wollen. So schafft häufig der Infarkt, was selbst engagierte Partner und Therapeuten nicht vermochten, nämlich einen verbissenen Kettenraucher zum Genuß frischer Luft, einen Bewegungsmuffel zu lustvollen Spaziergängen zu bewegen oder einen Überdicken mit Spaß *in Form* zu bringen. Wenn diese äußeren Veränderungen in der Umwelt auch am meisten auffallen, sind doch die inneren Wandlungen noch wesentlicher. Plötzlich entdecken die härtesten Geschäftsleute ihr Herz für die Familie, die bis dahin nur nebenher existierte. Die eigene Mitte und der Kern des eigenen Lebens gewinnen nicht selten jene zentrale Bedeutung, die ihnen körperlich immer zukommt.

Ist das Versprechen, das die Patienten sich (und manchmal auch der Umwelt) geben, so brüchig wie ihre Koronarien, müssen sie mit einer Nachhilfestunde des Schicksals rechnen. Diese wird höchstwahrscheinlich in einem neuerlichen Infarkt bestehen und ist mit Sicherheit die noch härtere Lektion. Wer nicht bereit ist, sich selbst mit einer gewissen Konsequenz, was ja wieder nichts anderes als erlöste Härte ist, zu begegnen, wird die Härte am eigenen Herzen zu spüren bekommen. Das Schicksal ist dabei nicht eigentlich hart, sondern nur konsequenter als die Menschen, und so wird es versuchen, dem Wiederholungstäter sein Problem noch *deut*licher zu machen.

Natürlich hat die auf ein mechanistisches Weltbild eingeschworene Schulmedizin versucht, die Bedingungen, die zum Herzinfarkt führen, im materiellen Bereich zu finden. Bei Zigaretten, Blutfetten, Salzüberfluß und Bewegungsarmut ist sie, wie nicht anders zu erwarten, auch fündig geworden. Allerdings konnte selbst die Schulmedizin nie ganz übersehen, daß offensichtlich auch seelische Bedingungen entscheidend an der Infarktgrundlage beteiligt sind. Der recht undifferenzierte Begriff »Streß« wurde zum Synonym für diese weitgehend ungeklärten seelischen »Ursachen«. Mit dem Anwachsen des Problems in den letzten Jahrzehnten zu einer wahren Springflut fanden sich zunehmend Mediziner, die in der seelischen Dimension mehr als nur Randbedingungen des Infarktes sahen. Bei dem Arzt und Daseinsanalytiker Condrau* liest sich das so: »Einsamkeit aber, das wissen wir aus Erfahrung, ›bricht das Herz‹ . . . Im Herzschmerz findet die bedrückende Isolation des Menschen ihren leiblichen Niederschlag – das Herz, vorher völlig unbeachtet, beginnt zu sprechen. So zeigt sich auch, daß der Metaphorik eine ganz wesentliche Bedeutung, weit über das Symbolhafte hinausgehend, zukommt. Die Sprache des Herzens ist echte Sprache, die Metapher mehr als ›nur‹ ein Gleichnis.«

Anknüpfend an die frühen Arbeiten von Alexander, wurden nun zunehmend die seelischen Grundlagen erforscht, auf denen Verengungen der Herzkranzgefäße entstehen, und so fand man schließlich ein Persönlichkeitsbild, das typisch für Infarktpatienten ist. Dabei erstaunt wenig, daß es weitgehend mit dem Bild des Bluthochdruckpatienten übereinstimmt, ist doch Hochdruck einer der wichtigsten Risikofaktoren der koronaren Herzenge. Vor einer eingehenden Auseinandersetzung mit diesem Typ A genannten Persönlichkeitsmuster ist es wichtig, sich klarzumachen, daß solche Typologien immer Verallgemeinerungen sein müssen. Je schärfer sie eingrenzen, desto mehr müssen sie abstrahieren vom Konkreten, und damit werden sie für den einzelnen auch wieder unzutreffend. Je mehr sie dagegen differenzieren und einzelne Untertypen berücksichtigen, desto verschwommener und weniger allgemeingültig wird ihre Aussage. Die Deutung der individuellen Symptome des einzelnen Menschen ergibt daher mit größerer Sicherheit ein treffendes Bild.

* G. Condrau u. M. Gassmann: *Das verletzte Herz*, Zürich 1989.

Der Typ-A-Mensch, 1966 von den Amerikanern Rosenman und Friedman auf den ersten Buchstaben des Alphabets getauft, zeichnet sich auch dadurch aus, daß er immer der erste sein will. Ein starker Erfolgs- und Leistungsdruck treibt diesen Menschen an, vorwärtszukommen, mit seinen Mitmenschen zu konkurrieren und zu rivalisieren, um gesellschaftlicher und sozialer Anerkennung willen. Er setzt sich selbst und andere unter Druck, erstrebt totale Kontrolle über sich und seine Umwelt und ordnet sich und sein Leben einem Ziel unter: Dominanz. In vieler Hinsicht engagiert, kann er sich tatsächlich mit mehreren Dingen gleichzeitig beschäftigen, was ihn andererseits unter Zeitdruck bringt, ungeduldig werden läßt und Entspannung weitgehend unmöglich macht. Obwohl er seine hoch- und weitgesteckten Ziele mit Hilfe seines ungewöhnlich großen Aggressionspotentials durchaus erfolgreich verwirklichen kann, ist er mit sich und der Welt eher unzufrieden. Parallel zu seiner Aggressivität leistet er sich andererseits eine deutliche Konfliktscheu, was wichtige und vor allem ihn selbst betreffende Themen angeht. Der Grund liegt in seiner großen Angst vor Kritik und Mißerfolg, die mißliche Folge aber ist ein gefährlicher Aggressionsstau. Sein geringes Selbstwertgefühl kompensiert er mit ständiger Leistungsbereitschaft und der Philosophie, daß man sich alles ohne Ausnahme selbst verdienen müsse. Nach dem Motto »Hast du was – bist du was« ist er um Statussymbole bemüht, und es ist ihm wichtig, sich leisten zu können, was die Gesellschaft zu bieten hat. Gerade durch sein krampfhaftes, ja geradezu zwanghaftes Bemühen, gut dazustehen und es allen recht zu machen, wirkt er auf andere in dieser Hinsicht eng und charakterlich rigide.
Andererseits verfügt er über beeindruckende geistige und körperliche Beweglichkeit, die allerdings in scharfem Kontrast zu seiner Hemmung steht, eigene seelische Bedürfnisse zu formulieren und überhaupt Gefühle auszudrücken. Also ein im höchsten Maße bemühter, aufwärtsstrebender Typ, der von seinen seelischen Problemen jedenfalls kein Aufheben macht. All das prädestiniert ihn in unserer Leistungsgesellschaft nicht gerade zum kranken Außenseiter, sondern im Gegenteil zum gefragten Erfolgstyp. Mit ande-

ren Worten, diese Gesellschaft bevorzugt und fördert geradezu den Herzinfarktkandidaten, was natürlich wenig verwunderlich ist, denn natürlich braucht eine unbedingte Leistungsgesellschaft unbedingte Leistungsbereitschaft. Wir
leben sozusagen in einer Typ-A-Gesellschaft, in der alle erste sein wollen, und da es so viele erste Plätze nicht geben
kann, gibt es statt dessen Schwierigkeiten und Probleme.
Die damit programmierte Unzufriedenheit, heute »Frust«
genannt, ist natürlich ein weiteres Kennzeichen des A-Typs.
So neigt er zu gereizter, ärgerlicher Grundstimmung und
einer chronischen Erwartungshaltung, daß es vielleicht
doch noch klappen könnte mit ihm und der Nummer eins.
Da er ständig etwas und eigentlich mehr will, fällt an seinem Verhalten eine seltsam unnatürliche und angespannte
Höflichkeit auf.
Das Leben ist für ihn ein ununterbrochener Wettkampf, den
er ehrgeizig und verantwortungsbewußt ständig von neuem
aufnimmt, in dem es aber keine entlastenden Siege geben
kann bzw. kein Sieg geeignet ist, ihn glücklich zu machen.
Jeder Sieg bleibt Etappensieg und wird lediglich zum An-
sporn, in noch kürzerer Zeit noch mehr zu erreichen; wobei
das eigentliche Ziel seltsam unklar und verschwommen, jedenfalls in weiter Ferne bleibt. Sein rivalisierendes Kon-
kurrenzverhältnis zu den anderen Bewerbern im Le-
bens(wett)kampf und sein aggressiver Ehrgeiz, der nur
»Vorwärtskommen«, aber keine ruhigen Momente der Be-
sinnung kennt, treibt den A-Typ in eine soziale Isolation, die
durch seine mit Zynismus überspielte Unfähigkeit zu ge-
fühlsmäßigem Sicheinlassen noch verstärkt wird. Das Ergebnis ist mehr oder weniger eingestandene Einsamkeit.
Diese aber ist nach Lynch* eine der »wichtigsten Ursachen
für frühzeitiges Sterben«. Er schreibt: »Medizinische Statistiken über Verlust menschlicher Beziehungen, Mangel an
Liebe und menschliche Einsamkeit enthüllen schnell, daß
der Ausdruck *gebrochenes Herz* nicht nur ein poetisches
Bild für Einsamkeit und Verzweiflung ist, sondern eine
überwältigende medizinische Wirklichkeit. Alle verfügba-

* J. J. Lynch: *Die Sprache des Herzens. Wie unser Körper im Gespräch
reagiert*, Paderborn 1987.

ren Daten deuten darauf hin, daß der Mangel an menschlicher Gesellschaft, ständige Einsamkeit, soziale Isolation und der plötzliche Verlust einer geliebten Person zu den Hauptursachen für einen frühzeitigen Tod gehören.«

Es liegt also einerseits eine Menge Material über die seelischen Eigenarten von Infarktpatienten vor, andererseits ergibt sich eine Fülle von Einzelsymptomen, die zum Infarkt gehören, ihn befördern oder komplizieren. Die Deutung letzterer kann zum Bindeglied zwischen beiden Ebenen werden. Die überdrehte Überaktivität beeindruckte bereits beim körperlichen Geschehen des Infarkts und läßt sich auch in der Phase davor nachweisen. Das Herz arbeitet auf Hochtouren, und es kommt im krassesten Fall, beim Infarkt, nichts dabei heraus. Aber auch schon in den Zeiten davor gelingt, gemessen am Aufwand, nicht genug Entscheidendes. Das rotierende Herz entspricht in dieser Hinsicht seinem rotierenden Besitzer, der bei allem (Wett-) Kampf den entscheidenden Sieg nicht erringen kann. Das von Infarktkandidaten in therapeutischen Gesprächen häufig geäußerte Sinnlosigkeitsgefühl spiegelt sich sehr eindrucksvoll in den sinnlosen Aktionen des infarktgeschlagenen Herzens. Dem Herzen fehlt jedes Ziel, das zentrale Anliegen ist bei der absoluten Arhythmie und erst recht beim Flimmern in einem Chaos von Einzelaktionen untergegangen. Ganz analog fehlt aber dem Betroffenen schon lange Zeit vorher das höhere Ziel, jenes Ziel, das mit seinem Herzen zu tun hat. In einer Flut von mehr oder weniger wichtigen Einzelaktionen ist der zentrale Lebenssinn untergegangen.

Das Thema Einsamkeit läßt sich gleich am Ausdruck Herzinfarkt festmachen – »infarcire« heißt »hinein-« bzw. »verstopfen«, und so ist der Herzinfarkt eine Verstopfung des Herzens. Wo Verstopfung vorliegt, kommt nichts mehr hinaus und nichts hinein. Das aber ist das Problem. Es kommt keine Lebensenergie, kein Blut mehr zu Teilen des Herzens, das Herz hat sich endgültig verschlossen. Schon lange Zeit vorher ließ der Betreffende keine Gefühle mehr von außen an sein Herz heran, nichts ging ihm mehr zu Herzen, nichts berührte ihn im Herzen, und er bemerkte es nicht einmal. Umgekehrt ließ er auch schon lange nichts mehr aus seinem Herzen heraus, er sprach nicht mehr aus seinem Herzen, ließ weder seinen herzlichen Gefühlen freien Lauf, noch ließ er sich vom Herzen leiten. Nichts in seinem Leben kam mehr von Herzen. Im Gegenteil, er hatte die berühmte Mördergrube daraus gemacht. Wer sich aber nicht von Herzen mitteilen und vor lauter Abkapseln überhaupt nicht mehr teilen kann, der ist notgedrungen einsam.

Die (unbewußte) charakterliche Rigidität findet ihren symbolischen Ausdruck in der Verhärtung und Inflexibilität der Herzkranzgefäße. Die Bahnen der Lebensenergie sind mit Kalkplatten gepanzert und beschwert, was den Lebensfluß natürlich behindert – ähnlich wie eine schwere Ritterrüstung mit ihren vielen Panzerplatten den Ritter zwar gegen Angriffe von außen schützt, ihn aber auch behindert und unbeweglich macht. Die Rüstung macht ihren Träger auf der einen Ebene unverletzlich und dafür auf der anderen erst recht verletzlich. So steckt auch in dem harten, erfolgreichen (Wett-)Kämpfer ein ganz verletzliches und empfindliches Kind und in dem harten, mit Kalkplatten verbarrikadierten Herzen ein ganz ängstliches Wesen. So wie der Ritter aus Angst vor Verletzung Zuflucht in der Enge seiner Rüstung oder Burg sucht, steckt auch hinter den Herzbarrikaden die enge Angst, verletzt zu werden. Auf der seelischen Ebene schafft der häufig anzutreffende Zynismus eine entsprechende Mauer um die eigene ängstliche Existenz. Diese Betonung der Grenzen durch Barrikaden und Befestigungen betont auch wieder die Abgrenzung und das Sichverschließen, das schon die Angina-pectoris-Problematik prägte. Wer sich so abschließt, hat es nicht nur eng, er ist natürlich auch einsam.

Der enorme Arbeitseinsatz des Infarktkandidaten spiegelt sich körperlich in der nicht weniger enormen Leistung, die sein Herz zu erbringen hat. Beide können sich keine Ruhepause gönnen, stehen sie doch in gleicher Weise unter hohem Druck. Das Herz arbeitet gegen den hohen Widerstand der verengten Gefäße und der Infarktkandidat gegen den hohen Widerstand einer feindlichen Umwelt voller Konkurrenten und Rivalen, die auch alle auf »seinen ersten Platz« spekulieren. Wer, anstatt innerlich an sich zu arbeiten, sich für seine Arbeit *zerreißt*, muß sich nicht wundern, wenn es auch sein Herz zerreißt. Sich für seine Arbeit, Firma, Pflicht usw. *in Stücke reißen zu lassen* ist eine Geschmacksfrage und ein seltsames Ideal dieser Zeit. Es bekommt noch einen eigenartigen Beigeschmack, wenn man bedenkt, daß dabei nicht selten auch das eigene Herz *in Stücke geht.* So ist die Arbeitssucht in Wirklichkeit sicher die gefährlichste Sucht unserer Zeit, jedenfalls typischer und tödlicher als die so häufig angeschuldigten Verweigerungssüchte. *Workaholics* und Alcoholics können sich durchaus die Hände reichen von den entgegengesetzten Polen dieser Gesellschaft.

Die gestaute, sich im Kreise drehende Aggressivität vieler Infarktgefährdeter bildet sich in der Hochspannung ihrer Gefäße ab und im Hochdruck, unter dem das Blut durch seine Bahnen gepreßt wird. Wie in jeder unter Druck stehenden Flüssigkeit ist auch im gepreßten roten Lebenssaft viel Energie gebunden. Und so wie die Patienten Schwierigkeiten haben, ihre gestaute Energie in die richtigen Bahnen zu lenken, und dazu neigen, ihr in unkontrollierten Wut- und Zornausbrüchen Luft zu machen, kann auch der Körper diese gestaute Druckenergie kaum in produktivem Sinne umsetzen und neigt analog dazu, ihr in platzenden Gefäßen oder gar dem brechenden Herzen Ausdruck und Ausweg zu verschaffen. Diese explosionsartigen Überdruckreaktionen stehen in Kontrast zu dem sonst so kontrollierten Erscheinungsbild der Betroffenen. So wie sie normalerweise im seelischen und sozialen Bereich alles besonders gut im Griff haben, ist auch ihr Blut in den verengten und gleichsam einbetonierten bzw. kalkgepanzerten Kanalröhren, die die lebendigen Gefäße ersetzen, besonders strikt unter Kontrolle. Die kleinen und großen Explosionen haben auf beiden Ebenen Ventilfunktion und zeigen, daß der makellosen äußeren Fassade nicht über den Weg zu trauen ist.

Die Unfähigkeit zu tiefer Entspannung und richtiggehendem Abschalten, die Infarktkandidaten charakterisiert, ist auch im Herz-Kreislauf-System nicht zu übersehen. Ein Herz, das ständig – tagaus, tagein, jahraus, jahrein – gegen einen Druck arbeiten muß, der doppelt so hoch wie vorgesehen ist, kann keine Erholung mehr finden. Auch die unter

Hochspannung stehenden Gefäße können sich offensichtlich nicht mehr entspannen. So wie Hochdruck die Basis des Herzinfarktes ist, ist es auch der Mangel an Entspannung.

c) Therapie des Herzinfarktes

Die Therapie des akuten Herzinfarktes gehört natürlich in die Hände der Schulmedizin, zumal sie in diesem Fall intensivmedizinisch einiges zu bieten hat. Ob das allerdings auf einer Intensivstation geschehen muß, wie bei uns üblich, ist eher umstritten. US-amerikanische Studien haben ergeben, daß die Aussichten außerhalb der Intensivstation deutlich besser sind, adäquate Behandlung allerdings vorausgesetzt. Mittels EKG und Kontrolle des Blutfermentes LDH (Laktat-Dehydrogenase) läßt sich die Diagnose schnell und sicher stellen, außerdem ergeben sich daraus Aufschlüsse auf Lokalisation und Ausdehnung des Infarktes.

Therapeutisch wird die Schulmedizin den Patienten zuerst einmal »ruhigstellen«. Das macht sie im allgemeinen chemisch, bei so vernichtenden Schmerzen wie beim Infarkt mittels Morphium. Natürlich wird auch äußerlich Bettruhe verordnet, wobei hier schon die Problematik der Intensivstation auftaucht. In einer Welt von Maschinen findet der lebensbedrohlich am Herzen verletzte Patient konkret und symbolisch eine denkbar ungünstige Situation vor, um sein schmerzendes Herz heilen zu lassen.

Das drohende Kreislaufversagen kann die moderne Medizin sowohl medikamentös als auch durch zusätzliche Flüssigkeit über Infusionen günstig beein*fluss*en. Selbst wenn der Kreislaufschock schon eingetreten ist, hat sie Möglichkeiten, den Patienten »zurückzuholen« von der Schwelle des Todes. Das betreffende Medikament (z. B. Arterenol) *reißt* die Arterien, die sich schon ergeben hatten, noch einmal biochemisch *zusammen*. Weiterhin gibt es chemische Möglichkeiten, noch bestehende Gefäßspasmen zu lösen. Die Gefahr neuerlicher Thrombenbildung wird durch medikamentöse Blutverflüssigung gebannt, sogar schon entstandene Thromben lassen sich manchmal wieder auflösen. Das große Problem der Arhythmien kann mit Medikamenten oft günstig beeinflußt werden, und selbst in der an sich hoffnungslosen Situation des Herzflimmerns hat die Schulmedizin noch Chancen. Das völlig übererregte Herz wird mittels eines starken Elektroschocks mit äußerer elektrischer Übermacht zur Ruhe gebracht und hat danach die Chance, wenigstens zu einer gewissen Ordnung zurückzufinden.

Die konkrete und symbolische Bedeutung dieser Intervention eignet sich besonders, um die Effizienz der schulmedizinischen Maßnahmen in dieser akuten Situation nachzuvollziehen. Herzflimmern ist jene Situation, wo sämtliche Ordnung im elektrischen Impulsgebungssystem des Herzens zusammengebrochen ist. Jede Zelle sendet *wie verrückt* Impulse aus, keine aber kann sich durchsetzen und die anderen unter ihr Kommando bringen und zu gemeinsamen Aktionen mitreißen. Die Hierarchie ist zusammengebrochen, das Herz ist ohne Führung, bzw. es hat zu viele Anführer, die sich nicht einigen können und über ihrem Streit bereit sind, das Ganze untergehen zu lassen. In dieser Situation springt der Arzt ein und entmachtet *mit einem* (elektrischen) *Schlag* alle Kontrahenten. In der dadurch entstandenen Ruhepause bekommt jenes Impulszentrum, das nach all dem Durchgemachten noch am stärksten ist, die Chance, die anderen hinter sich zu bringen und mit seinem ersten Schlag die Macht zu übernehmen. So verhilft die Intensivmedizin dem orientierungslosen Herzen zu einer neuen Hierarchie.

In gleicher Weise lassen sich die anderen Interventionen deuten: Wenn der Betreffende sich bereits aufgegeben hat und zum Zeichen dafür die Gefäße des Kreislaufs jede Eigenspannung verloren haben, so daß das Blut in den Gefäßen versackt und der Kreislauf zum Erliegen kommt, ist es das vom Mediziner injizierte Streßhormon Adrenalin, das den Kreislauf noch einmal *auf die Beine bringt.* Der Arzt setzt sich an die Stelle der Nebenniere und gibt sozusagen von innen heraus dem bereits resignierenden Organismus noch einmal die Peitsche. Daß die eigene Nebenniere das nicht mehr schafft, mag auch daran liegen, daß sie nicht mehr genug Reserven hat, lebt doch der typische Infarktpatient ständig in einem aufgepeitschten Zustand mit einigen Schuß Streßhormon über dem Normalpegel.

In der Situation des Kreislaufzusammenbruchs reichen die Seelenkräfte des Patienten offenbar nicht mehr aus, den Körper bei der Stange zu halten. Die im Blut symbolisierte Lebenskraft versackt in den Gefäßen und stockt. In dieser Situation bekommt der Körper Flüssigkeit direkt aus der Infusionsflasche in die Venen des Kreislaufsystems. Diese dem Zellwasser nachempfundene Flüssigkeit, die die Mediziner Plasmaexpander nennen, weil sie die Blutreserven streckt und ausweitet, füllt die entstandene Leere auch symbolisch in treffender Weise, ist Wasser doch das klassische Seelenelement. Die nicht mehr ausreichenden Seelenkräfte werden so wenigstens symbolisch zugeführt. Daß es tatsächlich das Wasserelement ist, das jetzt fehlt, läßt sich auch daran ablesen, daß kein Mediziner in dieser Situation auf die Idee käme, Bluttransfusionen zu geben. Rein funktional denkend, könnte man ja annehmen, daß Blut sogar die bessere Lösung wäre.

Ist der Kreislauf einmal ins Stocken geraten und haben Blutgerinnsel schon an einer Stelle des Herzens ein Gefäß verschlossen, liegt die Gefahr nahe, daß sich auch an anderen Stellen das Flüssige verfestigt und das Fließende ins Stocken gerät. Der Betroffene hat nicht mehr die Kraft, die Lebensenergie fließend und damit lebendig zu halten. Der Arzt rettet ihn aus dieser Überforderungssituation, indem er weitere Gerinnung chemisch unterbindet und so verhindert, daß der Fluß des Lebens noch an anderen Stellen durch klumpendes Blut behindert wird. Die Lebenssituation des in Herzensangelegenheiten sicherlich ver*stockt*en Patienten wird dadurch zwar nicht gelöst, aber immerhin doch vielleicht sein Leben erst einmal gerettet und damit Zeit gewonnen.

Auch was die Morphiumgaben angeht, handelt es sich wieder um dasselbe Prinzip. Der Arzt gibt wenigstens auf der materiellen Ebene, was seelisch fehlt, in dieser prekären Situation aber nicht anders als körperlich zu haben ist. Der Mangel an innerer Ruhe, unter dem der Patient generell leidet und der in dieser Situation lebensgefährlich ist, wird vom Morphium schlagartig *beseitigt*. Wie das Wort ehrlich sagt, ist das Problem dadurch nicht etwa behoben, sondern nur für diesen Moment akuter Not zur Seite geschoben. Bio-

chemische innere Ruhe ist jetzt viel besser als keine. Die nervöse Zerfahrenheit und rastlose Umgetriebenheit des Patienten ist typisch für ihn und seine Lebensweise und hat ihn ja auch an die Schwelle des Todes gebracht, in diesem extremen Moment ist sie jedoch nicht zu erlösen, und es bleibt nur die Flucht in den Gegenpol.
Ähnliches gilt, wenn der Krampf der Herzkranzgefäße zum Endkampf ums Herz gerät. Auch hier regiert das allopathische Konzept die akute Situation, und das krampflösende Gegenmittel führt in eine Entspannung, die zwar nicht generell den Lebenskrampf des Patienten lösen, momentan aber seinen Überlebenskampf entscheiden kann.

Die akute Herzinfarkttherapie wird also in allen Bereichen sehr stimmig von der Schulmedizin besorgt. Für die weiterführende Therapie nach überstandenem Infarkt reichen dieselben Methoden aber genausowenig, wie sie akut unerläßlich sind. Natürlich kann man einem Patienten, der seinen Lebensfluß nicht mehr von sich aus zum Fließen bringt, diese Arbeit bis ans Lebensende medikamentös abnehmen. Allerdings bleibt er dadurch ein Krüppel und ähnelt einem Menschen, der zeitlebens mit Schwimmreifen schwimmt, nur weil der ihm einmal das Leben gerettet hat. Er bleibt einfach hinter seinen Möglichkeiten als Mensch zurück. Wenn man sich zeitlebens mit entkrampfenden Mitteln entspannt und innere Ruhe und Frieden durch Morphium und Tranquilizer verschafft, wird das Problem noch deutlicher. Die betreffenden Menschen laufen offensichtlich vor etwas davon. Dieses Etwas sind sie selbst bzw. ihre Lernaufgaben. Bei den letzten Beispielen werden die entsprechenden Medikamente allgemein als süchtigmachende Drogen betrachtet, und so finden diese Beispiele schnell Zustimmung, das Prinzip ist aber bei anderen Medikamenten wie etwa den Gerinnungshemmern nicht anders.
Nach der akuten Therapie, die Schicksal und Schulmedizin meisterlich übernehmen, müssen die Weichen für das neu geschenkte Leben gestellt werden. Hier bleibt die Medizin auf der Ebene der Phänomene stecken. Man weiß, Rauchen schadet Herz und Gefäßen, und so wird es verboten. Warum der Patient aber raucht und dadurch seine Situation noch

drastisch verschlechtert, bleibt als Problem draußen vor der Tür. Ähnlich wird mit Übergewicht verfahren: Es hat sich als Risikofaktor herausgestellt, und so wird es jetzt verboten und mittels Diät bekämpft. Warum der betreffende Mensch aber neben seinem Kalkpanzer für die Arterien noch einen aus Fett für die ganze Figur brauchte, ist kaum der Rede wert.* Auf die gleiche oberflächliche Art wird mit Blutdruck, Salzkonsum, Cholesterinspiegel und der Bewegungsarmut verfahren. Was zu hoch ist, wird durch funktionale Maßnahmen heruntergeholt, was zu niedrig ist, durch ebensolche Maßnahmen angehoben. Während die Normwerte Triumphe feiern, bleibt der betroffene Patient sich und den Medizinern ein Buch mit sieben Siegeln und der Infarkt ein schreckliches aber sinnloses, weil unverstandenes Malheur.

Selbst bei oberflächlicher Betrachtung könnte eigentlich auffallen, daß es sich hier nicht um lauter zufällige Einzelfaktoren, sondern um ein Gesamtbild handelt, einen Kreis sich gegenseitig bedingender Muster, die zusammen jenes innere Muster formen, das den Infarkt *not*wendig machte. Diese Not aber wird sich nur wenden lassen, wenn man den Kreis durchschaut und so verhindert, daß er zum Teufelskreis wird. Der A-typische Mensch lebt nämlich in einem durchaus labilen Gleichgewicht, dem man nicht ungestraft Ventile wie Rauchen und Überessen ersatzlos entzieht. Oft können Patienten auf sie nicht verzichten, ohne sich ernstlich zu gefährden, und dann *schaffen sie es* zu ihrem Glück auch *nicht.* Daß sie sich auch dadurch gefährden, zeigt den Teufelskreis, in dem sie bereits stecken. Jedes Symptom und natürlich auch jede Sucht hat ihren Sinn, nur wenn dieser Sinn über andere Wege verwirklicht werden kann, ist es möglich, das Symptom aufzugeben. Ansonsten entsteht ein neues, vielleicht noch gefährlicheres, das dieselbe Botschaft transportiert. Wenn man beispielsweise einem rauchenden Patienten dieses Laster verbietet, kann es gut sein, daß er anfängt, über den Hunger zu essen, und sich damit ein neues Ventil schafft. Das wäre aber für das infarktgefähr-

---

* Vgl. R. u. M Dahlke: *Die Psychologie des blauen Dunstes* (Knaur-Tb.); u. R. Dahlke: *Gewichtsprobleme* (Knaur-Tb.), beide München 1989.

dete Herz eine neuerliche Bedrohung und in keiner Weise ein Fortschritt. Wenn man nun einem rauchenden, über den Hunger essenden und über den Durst trinkenden Patienten alle drei Laster nimmt oder, besser gesagt, alle drei Ventile verstopft, kann es durchaus zu einer gefährlichen Explosion, z. B. seiner aggressiven Energien, kommen. Vielleicht hält er den Verzicht eine Zeitlang aus, je länger er aber durchhält, um so größer wird der Druck. Der Patient ist jetzt einem Dampfkessel vergleichbar, dem man das Überdruckventil verstopft hat. Gerade beim Herzinfarktpatienten wäre es aber fatal, den inneren Druck hochzutreiben. Die fällige Kesselexplosion kann dem nächsten Infarkt entsprechen, und was käme dem Bild eines unter Überdruck explodierenden Kessels näher als ein unter Überdruck zerreißendes Herz.

Bei tieferreichenden Therapievorschlägen ergibt sich dasselbe Problem wie bei der Angina pectoris, nämlich die Verlockung, sich vor lauter Widerwillen gegen den Status quo gleich in den Gegenpol zu retten. Dort liegt auch Rettung, aber erst nachdem die eigenen Hausaufgaben gelöst sind. Bevor man eine Fremdsprache erfolgreich erlernen kann, sollte man die eigene Muttersprache beherrschen, selbst wenn das die weniger spektakuläre Herausforderung ist. Auch inhaltlich gilt weitgehend das bei der Angina pectoris schon Angeführte, ist sie doch die gemäßigte Vorstufe des Infarktes. Allerdings ist nun alles wesentlich drastischer und kompromißloser inszeniert. Konnte man sich dort noch selbst mit dem Griff zu den Sprengkapseln helfen, ist man jetzt weitestgehend hilflos und muß froh sein, wenn nicht überhaupt alle Hilfe zu spät kommt. Die Demonstration der Hilflosigkeit nimmt weiter ihren Lauf von der Kommandoübernahme durch den Notarzt bis zur Einlieferung auf die Intensivstation. Der so geschäftige und so wichtige Erfolgsmensch, der ohne Unterlaß seinen ehrgeizigen Zielen nachjagte und dessen ganzes Streben auf Dominanz und Macht abzielte, ist nun ohnmächtig im übertragenen und manchmal zusätzlich auch im medizinischen Sinne. Wie der unbesiegbar erscheinende gepanzerte Ritter, der in seiner glänzenden Rüstung allen überlegen zu sein schien, plötzlich hilflos wird, wenn er hinfällt und aus eigener Kraft nicht einmal mehr aufstehen kann, ergeht es nun dem gestürzten Helden der Leistungsgesellschaft. Er muß sich seine Schwäche und Verletzlichkeit eingestehen, wird sie ihm doch von allen Umständen überdeutlich vor Augen geführt. In die Knie gezwungen und damit in eine Haltung der Demut, ist ihm alles genommen, was bisher Halt gegeben hatte. Es handelt sich um eine Demut vor dem Tod, und ihm ist wirklich nichts geblieben als das nackte Leben. So reduziert bis zum Äußersten, wird er konfrontiert mit dem einzigen jetzt noch Wesentlichen, der Sorge und dem Schmerz um seine Mitte, sein versagendes Herz. An dieser versagenden Mitte wird ihm deutlich vor Augen geführt, wie er selbst seine Herzensangelegenheiten vernachlässigt hat. Dieses Versagen, das gleichzeitig ein Entsagen gegenüber allem Äußeren erzwingt, anzuerkennen und sich auch über die Todesangst mit dem Sterben, dem Abschiednehmen, zu konfrontieren steht jetzt an. Die Frage »Was bleibt?« wird auftauchen und all das Unwesentliche des hektischen, aufgepeitschten, auf Äußeres orientierten bisherigen Lebens aussondern. Und wie schon auf der körperlichen Ebene wird der Patient auch auf der seelischen Ebene auf seine Mitte gestoßen, auf das Zentrum seines Lebens.

Seine nächste Station, die Intensivstation, wird ihm die Intensität seiner Lage nahebringen und ihn mit einer Welt aus Maschinen und raffiniertester Überlebenstechnik konfrontieren. Maschinen machen ihm seinen Herzschlag bewußt und hörbar, sie kontrollieren unablässig seine Lebensfunktionen und geben lautstark Alarm, wenn sein Herz aus der Reihe tanzt. An Schläuche angeschlossen und verkabelt mit all den Geräten, ist er für die Außenwelt reduziert auf seine Lebensfunktionen und wird so fast ein Teil der Maschinenwelt. Es mag und soll ihm bewußt werden, wie er selbst dazu neigte, all sein Augenmerk auf gutes Funktionieren zu richten, wie eine Maschine seine Pflicht zu erfüllen, zuverlässig und ordentlich, berechenbar und herzlos. Hatte er nicht freiwillig sein Leben eingeengt auf ein Maschinendasein, so wie es jetzt im körperlichen Bereich geschehen war? Das Tote und das Maschinenhafte in sich gilt es jetzt anzuschauen und anzunehmen. Und noch weit schonungsloser als der Angina-pectoris-Patient wird der Mensch nach dem überstandenen Infarkt auf das Prinzip des Saturn gestoßen. Sein ganzes »Restleben« besteht nun ausschließlich aus *Konzentration auf das eine*, sein Herz – seine Mitte. Er muß nun lernen, sich *auf das Wesentliche zu konzentrieren* und zu *beschränken*. War er früher wie ein Sack Flöhe durchs Leben gehüpft und hetzte von einer Verpflichtung zur nächsten Herausforderung, gibt es jetzt nur noch eine Pflicht, sich auf das eigene Zentrum zu konzentrieren, die Mitte zu finden und Überflüssiges abfallen zu lassen. Die Frage der Hierarchie im eigenen Leben mag sich, von den entsprechenden Rhythmusproblemen angeregt, stellen, die *Not*wendigkeit einer gesunden Hierarchie für das eigene Leben dabei bewußt werden. Auch das Thema eines erträglichen Lebensrhythmus liegt in der Luft. Die vom Herzen erzwungene Ruhe wird die Notwendigkeit auch von innerer Ruhe spürbar machen.

Die äußere Situation hat inzwischen allen Menschen der Umgebung klargemacht, wie sehr der Patient mit dem Rükken zur Wand gekämpft hat, und so kann er es sich bestenfalls auch selbst eingestehen. In der akuten Angst, sein Leben zu verlieren, könnte er seine Grundangst erkennen, sich selbst zu verlieren. Diese tiefe Angst, die all die Abgrenzungs- und Sicherheitsmaßnahmen erfordert, die sich jetzt in ihrer symbolischen Darstellung am Herzen und seinen Gefäßen als so gefährlich, ja fast tödlich erweisen. Jene Angst auch, die ihn so eng macht und so verschlossen gegenüber anderen Menschen. Jetzt kann die Sinnlosigkeit all seiner Überaktivität klar und durchschaubar werden, als vergeblicher Versuch, von seiner Unsicherheit abzulenken. Abgrenzung gewinnt ihren Sinn erst, wenn es etwas zu begrenzen gibt. Solange aber das eigene Zentrum so unsicher, der eigene Standpunkt so abhängig von Äußerem und anderen und damit beliebig ist, bleibt sie sinnlos. Solange äußere Anerkennung und Beliebtheit bei anderen zentrale Anliegen sind, gibt es kein eigenes Zentrum, bzw. das Zentrum ist überall und damit nirgends richtig. Es muß zuerst ein Standpunkt im Leben gefunden werden, die eigene Lebensmitte erkannt und gesichert werden. Dann kann aus dem Vorwärtsstreben um jeden Preis Zielgerichtetheit auf den entscheidenden Punkt, das Ziel des eigenen Lebens werden. Aus dem beengenden Pflichtbewußtsein gegenüber unzähligen Verpflichtungen kann die erlöste Form einer freiwilligen Unterordnung unter eine höhere Pflicht werden. Aus dem unerlösten Ehrgeiz, koste es, was es wolle, der Erste sein zu müssen, kann die Erkenntnis werden, daß es die erste Pflicht ist, die eigene Mitte zu erlösen, das eigene Herz kennenzulernen und damit letztlich auch liebenzulernen – sich selbst und die anderen. Und spätestens dann ist auch bewußt geworden, daß der unablässigen Suche nach Anerkennung und der daraus entstehenden Sucht, sich diese durch Leistung zu verdienen, auf der erlösten Ebene die tiefe Sehn*sucht* entspricht, zu lieben und geliebt zu werden.

4. Das umkämpfte Herz

Das Thema Entzündung hat eine zentrale Stellung in der Medizin. Waren Entzündungen früher sogar die Haupttodesursachen, sind sie heute immer noch die mit Abstand häufigsten Erkrankungen. Obwohl durch die Antibiotika weitgehend entschärft, haben sie neben ihrer Lästigkeit auch einen guten Teil ihrer Gefährlichkeit bewahrt, vor allem wenn sie ein so zentrales Organ wie das Herz befallen.

Daß es sich bei der Infektion um einen Krieg auf Körperniveau handelt, verrät uns bereits wieder die Sprache, die Ent*zünd*ungen auf*flammen* läßt, Antibiotika als gute *Waffen* im *Kampf* gegen Erreger ausweist und generell kaum einen Unterschied zwischen der Schilderung eines seelischen, kriegerischen oder entzündlichen Konfliktes macht. So wie sich jeder militärische Krieg an einem politischen Konflikt entzündet, jeder seelische Krieg einen zündenden Streit voraussetzt, braucht auch jede Entzündung ihren auslösenden Konflikt*.

Aus der großen Bedeutung von Entzündungen können wir erkennen, daß auch noch in unserer Zeit die Mehrheit der

---

* Eine ausführliche Abhandlung des Themas findet sich in T. Dethlefsen und R. Dahlke: *Krankheit als Weg*, a.a.O.

Menschen eher unbewußt in bezug auf ihre seelischen Konflikte lebt. Wer sich nicht von seinen Konfliktthemen erregen läßt, ja sie nicht einmal wahrnimmt, läßt das Problem in den Schatten sinken und öffnet damit seinen Körper den Erregern. *Jede Infektion ist ein verkörperter Konflikt.* Der Ort des Geschehens zeigt in seiner Stofflichkeit symbolisch das spezifische Konfliktthema. Bei Entzündungen im Herzbereich handelt es sich folglich um einen zentralen Konflikt, einen unbewußten Krieg um die eigene Körperhauptstadt, den eigenen Schwerpunkt, einen Kampf um die Mitte des Lebens. Diese höchst brisante Situation ist allerdings nicht bewußt erkannt worden, so daß der Körper zur Ersatzbühne für das Drama werden mußte. Grundsätzlich wäre es natürlich, wie in all diesen Fällen, sinnvoller gewesen, den anstehenden Konflikt weder zeitlich zu vertagen noch räumlich auf eine andere Ebene zu verschieben – entsprechend dem Motto »Nur keinen Streit vermeiden!« Daß es dazu doch immer wieder kommt, ist andererseits verständlich. Der ursprüngliche Konflikt muß der Seele ähnlich beängstigend erschienen sein, wie später dem Körper die stellvertretende Entzündung. Aus der Gefährlichkeit der Entzündungen des Herzens folgt so wiederum die Gefährlichkeit der zugehörigen übergeordneten Konflikte.

Der Verlauf der entzündlichen Auseinandersetzung entspricht derjenigen auf der Körper-, Seelen- und sogar auf der Nationenebene. Ebenso ist ein Wechsel von einer Ebene zur anderen möglich, auch wenn der Schritt von der eigenen Seele zur Nation weit erscheinen mag. So wie die kriegführenden Nationen den Kampf kurzfristig beenden können, um sich am Verhandlungstisch weiterzustreiten, läßt sich auch ein im Körper ausgebrochener Krieg wieder einstellen und auf der seelischen Ebene weiterführen. Allerdings kann man natürlich auch umgekehrt, wenn es einem bei den Verhandlungen oder Auseinandersetzungen zu bunt wird, wieder auf den materiellen Schlachtfeldern zu*schlagen*. Ob die Auseinandersetzung mit Argumenten, Gewehren oder Antikörpern geführt wird, das Prinzip ist identisch. Es bleibt lediglich wieder die Wahl zwischen bewußteren und unbewußteren Ebenen.

a) Rheumatische Karditis und andere Herzentzündungen

Unter den entzündlichen Herzerkrankungen ist die rheumatische Karditis wegen ihrer Häufigkeit und Gefährlichkeit vorrangig zu erwähnen. Sie kann als Myokarditis den Herzmuskel, als Endokarditis die Innenhaut des Herzens und als Perikarditis den Herzbeutel befallen. Jeder der drei Einzelmanifestationen, die auch alle zusammen auftreten können, muß eine Infektion mit Streptokokken vorausgegangen sein. Streptokokken sind eine Bakterienart, die sich durch besonders viele Untergruppen auszeichnet. Die häufigsten von ihnen in die Wege geleiteten Entzündungen und damit potentielle Vorläufer der Karditis sind: Mandelentzündung, Halsentzündung, Scharlach, Erysipel (Rose, Wundrose) und sogenannte latente Infekte. Diese zeichnen sich dadurch aus, daß ihnen von Anfang an das akute Stadium fehlt und sie ohne große Symptome bleiben. Nach diesen Infektionen vergehen zwei bis fünf Wochen, bevor es zum sogenannten rheumatischen Fieber kommt. Medizinisch betrachtet, handelt es sich dabei um eine allergische Reaktion des Körpers auf Teile der Streptokokken, sogenannte Antigene, die sich am Herzen und/oder in den Gelenken festgesetzt haben. In der Niere können sie das Krankheitsbild der Glomerulonephritis (Nierenentzündung) inszenieren helfen.

Das Ganze beginnt also mit einem Konflikt, der es nicht schafft, sich im Bewußtsein des Betroffenen Raum zu verschaffen. Den ihm hier noch verweigerten Raum kann ihm der Betreffende anschließend auf der Körperbühne nicht mehr verbieten, und so muß er sich nun von den Erregern wachrütteln lassen. Der Ort, an dem sie sich festsetzen, hängt von zwei nur scheinbar verschiedenen Faktoren ab: Einmal muß er eine symbolisch geeignete Bühne für das aufzuführende Lehrstück bieten, und zum anderen muß er als sogenannter »Locus minoris resistentiae«, als Schwachpunkt also, dem Angriff Vorschub leisten. Beides fällt in Wirklichkeit zusammen, denn jeder Konflikt hat einen gleichsam natürlichen Bezug zu dem ihm im Körper am besten entsprechenden Ort. Schon die Weigerung, dem Konflikt im Bewußtsein Raum zu geben, scheint den im Körper in Frage kommenden Ersatzschauplatz vorzubereiten, indem es ihn für die Vermittler der Lektion öffnet. Jede Öffnung nach außen aber verlangt automatisch eine Schwächung der Abwehrkraft. So kann das Drama unverzüglich über die Bühne gehen.

In unserem Fall bilden die Erreger ihren ersten Brückenkopf in den lymphatischen Abwehrorganen, die den Rachen, die Haupteingangspforte des Körpers, beschützen, oder sie befallen die Haut, die Grenzbefestigung zur Außenwelt, und graben sich hier ein. In langen und kräftezehrenden Abwehrschlachten gelingt es der Körperabwehr, die Angreifer unter Einsatz aller Waffen unter Kontrolle zu bringen. Dazu ist aber sogar die Generalmobilmachung des Fiebers notwendig, denn der Konflikt läßt sich nicht lokal begrenzen. Der ganze Körper muß den Eindringlingen den Kampf ansagen und auf Hochtouren die Kriegswirtschaft ankurbeln. Während aber der Patient der Lösung dieser schweren Auseinandersetzung entgegenfiebert und sich schon als Sieger sieht, bereiten die Angreifer einen heimtückischen Rückzug vor.

Der entsprechende Archetyp ist im Trojanischen Krieg beschrieben. Die sich zurückziehenden Eindringlinge lassen ein harmlos aussehendes Geschenk zurück. In unserem Fall entsprechen die Trümmer untergegangener Streptokokken dem Trojanischen Pferd. Dieser an sich harmlose Kriegsschrott wird in einigen Wochen eine immens übertriebene Reaktion des Körpers hervorrufen, die für ihn selbst gefährlicher ist als der ganze ursprüngliche Angriff. Der Körper reagiert nämlich ausgesprochen allergisch auf diese Reste des Feindes. Man kann sie nicht einmal als fünfte Kolonne bezeichnen, denn sie sind an sich völlig harmlos. Die Verantwortung für das nun an Herz und Nieren gehende Drama können die Verteidiger ganz und gar sich und ihrer überzogenen Abwehr zuschreiben.

Die Geschichte vom Trojanischen Krieg ist nicht umsonst von zeitloser Bedeutung, findet sie doch auch auf der seelischen Ebene ihre Entsprechung in jenen scheinbar beigelegten Konflikten, die bei der geringsten Erinnerung an das umstrittene Thema mit ungeahnter Gewalt von neuem explodieren. Diese kleinen Erinnerungsstücke liegen dabei ganz unverdächtig verstreut im Gespräch in Form von harmlosen Worten und an sich unschuldigen Nebensätzen. Erst relativ willkürliche Gedankenassoziationen und Ideenflüge machen aus ihnen hochexplosive Tellerminen. Menschen, die unbewußt dieser Taktik zum Opfer fallen, neigen natürlich dazu, ihren Körper für das entsprechende Lehrstück reif zu machen.

Allergie ist ein Abwehrgeschehen.* Ihre Gefahr liegt aber niemals in den Angreifern, sondern immer in der überzogenen und oft das Leben bedrohenden Reaktion des eigenen Abwehrsystems. Die Angreifer sind jeweils äußerst harmlose Stoffe wie Blütenstaub, Gräsersamen, Katzenhaare, Hausstaub oder eben Reste von an sich längst entschärften Bakterien. Daß das Immunsystem sich trotzdem enorm angegriffen fühlt und sogleich wieder zur Generalmobilmachung schreitet, liegt an der symbolischen Bedeutung der jeweiligen Stoffe. Bei den oben angeführten typischen Allergenen spielt die sexuelle Bedeutung herein, schließlich sind Blütenstaub und alle anderen Pollen als Samen typische Befruchtungssymbole. Auch die Katzenhaare erinnern an die Schmusekatze und das entsprechende Thema, und selbst der Hausstaub wird über seine Einschätzung als Schmutz noch mit dem von Allergikern meist als schmutzig eingestuftem Sexuellen assoziiert.

Wir können also davon ausgehen, daß es auch der Bedeutungsgehalt der Streptokokkenantigene sein muß, der das Abwehrsystem so *maßlos* in Rage versetzt. Das Geheimnis dieser Allergene dürfte darin liegen, daß sie es geschafft haben, in den Körper einzudringen und sich hier drinnen festzusetzen.

Eine entsprechende rein seelische, aber nichtsdestoweniger allergische Reaktion kann man etwa beobachten, wenn gutbürgerliche Patienten eröffnet bekommen, daß sie bzw. ihre Kinder Läuse oder Flöhe haben. Diese an sich harmlose Situation setzt einen seelischen Aufstand in

---

* Auch zur Allergie wäre viel zu sagen. Da sie aber auch schon in *Krankheit als Weg* (s. o.) besprochen ist, möchte ich hier nur einige zum weiteren Verständnis notwendige Besonderheiten anmerken.

Szene, der dem des Immunsystems bei der Allergie durchaus nahekommt.

Die Vorstellung, daß etwas Fremdes die eigenen Grenzen nicht nur verletzt, sondern sogar durchbrochen hat und es sich nun im intimsten inneren Be*reich* quasi bequem macht, muß für die Betroffenen etwas Entsetzliches an sich haben. Allerdings ist ihnen das natürlich in der akuten Situation, wenn das rheumatische Fieber ihren Körper schüttelt, unbewußt. Das Abwehrsystem erkennt aber stellvertretend die entsetzlichen Eindringlinge in Herz, Nieren und Gelenken und entsetzt sich dementsprechend. Alle drei Bereiche symbolisieren ebenso verletzliche wie intime Bereiche: die Gelenkhöhlen als Basis unserer Beweglichkeit, das Nierenpaar als Repräsentant der Partnerschaftsthematik und das Herz als Zentrum und Mitte unserer Existenz.

Physisch sind diese empfindlichen Zonen zwar von den Streptokokken gar nicht sonderlich bedroht, symbolisch dafür um so heftiger. Bezeichnenderweise schlägt die Abwehr auch gar nicht gleich zu, sondern läßt sich besagte zwei bis fünf Wochen Zeit, die sie nutzt, um erst einmal ordentlich aufzurüsten und sich theoretisch auf die längst ausgekundschafteten Eindringlinge einzuschießen. Ist das Abwehrsystem dann bis an die Zähne bewaffnet mit genau auf die Eindringlinge ausgerichteten Antikörpern, schlägt es erbarmungslos zu. Der Schaden entsteht nicht so sehr durch den Kampf, denn die Antigene sind zur Gegenwehr gar nicht in der Lage, sondern durch das Losbrechen der gewaltigen Kriegsmaschinerie. Die Situation ist mit der Vorstellung vergleichbar, eine moderne Millionenarmee mit all ihrem Kriegsgerät stürze sich auf einen in seiner Gefährlichkeit immens überschätzten Indianerstamm Amazoniens. Da kann keine Rede von Widerstand sein, und trotzdem wird das Schlachtfeld danach seinen Namen verdient haben.

Entsprechendes widerfährt dem Herzen im rheumatischen Fieberschub. Die geballte Kampfkraft des Körpers überrollt die Streptokokkenantigene, wo immer sie sich versteckt haben. Keines kann seinem Schicksal entgehen, denn die Treffsicherheit der vom Immunsystem extra angefertigten Lenkwaffen ist überwältigend. Während die Angriffswellen rollen, gerät das Herz in einen äußerst bedrohlichen Zustand.

Saßen die Antigene im Muskelgewebe, beginnt das Herz zu rasen und in einem, Galopprhythmus genannten, Zustand von Panik zu schlagen. Das während der entzündlichen Auseinandersetzungen anfallende Gewebswasser kann zu Ödemen zwischen den einzelnen Muskelzellen führen und die Herzstruktur dadurch gewissermaßen aufweichen. Eine mögliche Folge wäre die akute Herzerweiterung mit einer daraus resultierenden relativen Mitralinsuffizienz. Das bedeutet, daß die Segelklappe zwischen linkem Vorhof und Kammer nicht mehr schließt. Dadurch wird die Herzarbeit höchst ineffektiv und der Zustand einer Herzinsuffizienz möglicherweise schnell erreicht. Schließlich kann es zu Vorhofflattern und -flimmern kommen. Greift dieses auf die Herzkammern über, naht das Ende. Selbst wenn es nicht so weit kommt, gerät doch das ganze Herz aus den Fugen.

Ist der Herzbeutel betroffen, kommt es zu heftigen *brennenden* Schmerzen in der Brust. Mediziner nennen solch eine Herzbeutelentzündung Perikarditis. Tritt ein entzündungsbedingter Erguß in den Herzbeutel auf, kann eine Herztamponade daraus werden, die das Herz in ihrer leichten Form behindern, bei erheblichen Ausmaßen aber sogar erdrosseln kann. Die gefährlichste Komplikation des sich zurückbildenden Herzbeutelergusses ist die unvollständige Wiederaufnahme der in der Flüssigkeit enthaltenen Materialien wie Eiweiß, weiße und rote Blutkörperchen und gerinnungsaktives Fibrin. Vor allem das Fibrin kann sich zusammenballen und am Herzen anlagern, was zum Ausdruck »Zottenherz« geführt hat. Bei noch ungünstigerem Ausgang bildet sich im Herzbeutelspalt festes Narbengewebe, das bis tief ins Muskelgewebe einwachsen kann und häufig sogar verkalkt. In diesem Fall spricht die Medizin vom »Panzerherz«. Handelt es sich dagegen um eine trockene Perikarditis, ist jede Herzbewegung von charakteristischen Reibegeräuschen begleitet.

Hatten sich die Antigene auf der inneren Tapete des Herzens niedergelassen, entstehen eine Endokarditis und die häufig damit verbundenen gefürchteten Herzklappenfehler. Über die Hälfte aller erkrankten Kinder entwickelt solche Klappenfehler und bis zu einem Drittel der Erwachsenen. Sie liegen hauptsächlich im Bereich des linken Herzens, also an der Mitral- und Aortenklappe. Dabei verläuft die Endokarditis zuerst recht milde, manchmal wird sie unter dem Eindruck heftiger Gelenkschmerzen sogar gänzlich übersehen. Aber der vorangegangene Kampf hinterläßt auf der Herzhaut Spuren, die sich erst im Laufe der Zeit bemerkbar machen. Zuerst bilden sich als Folge des rheumatischen Fiebers kleine warzenförmige Auflagerungen vor allem an den Segeln der Herzklappen und ihren Sehnenfäden, die aber, von geringen Strömungsgeräuschen abgesehen, keine Symptome machen. Auch die ödematöse Schwellung bringt keine Probleme mit sich. Die eigentlichen Klappenfehler entstehen durch die Vernarbungen der Kampfspuren auf der Herzhaut. Das narbige Schrumpfen der Klappensegel und der sie haltenden Sehnenfäden kann einerseits zu Verengungen der Blutstrombahn, sogenannten Stenosen, andererseits zur Schlußunfähigkeit der Klappen, den Insuffizienzen, führen. In beiden Fällen kann die Herzarbeit, je nach Ausdehnung des Defektes, erheblich erschwert sein. Bei der Stenose wirkt das Ventil plötzlich als Strömungshindernis im Sinne einer Stromschnelle. Das Herz muß mehr Druck aufbringen, um dieselbe Blutmenge durch die Engstelle zu pressen, und das Blut wird verwirbelt mit der Gefahr der Thrombenbildung. Im Fall der Insuffizienz schließt die Klappe unvollständig und verliert so mehr oder weniger ihre Funktion als Ventil. Das zurückströmende Blut stört die Herzarbeit und macht vor allem ihren Effekt zunichte. (Der ausführlichen Betrachtung der Herzklappenfehler ist das folgende Kapitel gewidmet.)

Die Prognose ist bei der Endokarditis sehr unterschiedlich. Sie ist günstig bei leichten Fehlern, die die Lebenserwartung kaum beeinträchtigen; ernst dagegen bei schweren Klappenfehlern, die über Embolien oder Herzinsuffizienz sogar zum Tode führen können. Meist kommt es nach dem ersten Schub zu weiteren, die die Herzfehler verschlimmern.

Die Bedeutung der Herzentzündungssymptome für den Betroffenen hängt natürlich ganz entscheidend von ihrer Schwere ab. Hinter der am meisten beeindruckenden Form der Myokarditis, die das ganze Herz aus den Fugen bringt, steht offenbar ein Herzenskonflikt, der geeignet wäre, das ganze bisherige Leben aus den Angeln zu heben, ein Konflikt, bei dem sozusagen das bisherige Leben auf dem Spiel stünde. Verständlich, daß der Betreffende sich eine solche Auseinandersetzung lieber ersparen wollte. Am physischen Herzen ausgetragen, ist sie allerdings nicht weniger gefährlich. Der Patient kann auch jetzt spüren, daß es für ihn um Leben oder Tod geht. Ein ebenso schmerzhafter wie schmerzlicher Krieg ist um sein Herz entbrannt. Durch seine Unbewußtheit für den schmerzlichen seelischen Aspekt hat er sich ungewollt für den schmerzhaften körperlichen entschieden. Es fühlt sich an, als stünde sein Herz in Flammen, so brennt ihm die Brust. Tatsächlich steht es in Flammen, und zwar in einer so konfliktgeladenen Beziehung, daß er lieber die Augen davor verschließt. Als Konsequenz muß er nun mit jeder Faser seines physischen Herzens miterleben, wie den Kampf, den er nicht ausfechten wollte, sein Herz für ihn durchkämpft. Dabei fängt das Herz offenbar an, nach innen zu weinen, die Tränen dringen zwischen seine Zellen und erweichen die feste Struktur. Dadurch weitet sich das Herz unter dem Druck seiner eigenen Aktionen, und seine Klappen schließen vielfach nicht mehr ganz.

Hier wird wieder besonders deutlich, wieviel erträglicher diese Symbolik dann doch auf der seelischen Ebene gewesen wäre. Hätte der Betroffene rechtzeitig herzerweichend geweint und sein Herz aus dieser neuen Weichheit geweitet bzw. nicht mehr so strikt verschlossen, hätte das vielleicht auch seine bisherige Lebensstruktur bedroht, sie mit Sicherheit sogar gelockert, aber sein Überleben wäre nicht bedroht gewesen. Wollte man die symbolischen Parallelen noch weiter treiben, könnte man sagen: Der alte Adam muß sterben, im übertragenen Sinne oder ganz konkret.

Die einzelnen weiter oben angeführten Symptome untermauern und variieren dieses Grundthema. Das Herzrasen und der Galopprhythmus sind Ausdruck der Panik, die dieser Konflikt im Patienten ausgelöst hat, und zeigen zugleich

seine Tendenz. Rasen ist offensichtlich eine Art Fluchtge-
schwindigkeit. Man wird etwa versuchen davonzurasen,
wenn man existentiell bedroht ist, wie es für den Betroffenen ja eindeutig zutrifft, sowohl vom seelischen Herzenskonflikt als auch von der körperlichen Herzentzündung. Galopp ist die entsprechende Fluchtart der Pferde, die der
Herzschlag in Paniksituationen nachahmt. Herzflattern
und -flimmern ist uns bei der in mancher Hinsicht vergleichbaren Infarktsituation bereits als ein Durchdrehen
des Herzens im Grenzbereich zum Tode begegnet, wenn
seine Reserven erschöpft sind und die Grenze des Erträglichen überschritten wird.

Die Perikarditis enthüllt in ihrem akuten Stadium ebenfalls
ein brennendes Konfliktthema, das dem Betroffenen im
wahrsten Sinne des Wortes auf dem Herzen brennt. Allerdings betrifft es nicht den Muskel, sondern »nur« seine äußere Haut, die Verpackung sozusagen. Die Tränen des Herzens dringen in diesem Fall nach draußen und sind dann,
wenn ihrer nicht zu viele zusammenkommen, nicht so gefährlich. Allerdings kann das Herz in ihnen ertrinken, wenn
sie überhandnehmen oder nicht rechtzeitig gestillt werden.
Bleiben wir bei der bildlichen Beschreibung, imponieren die
chronischen Stadien der Perikarditis das Zottenherz, als »in
Watte gepackt«, während das Panzerherz »in Marmor gefaßt« erscheint. Tatsächlich ist Marmor ja im wesentlichen
Kalk und ein absolut ungeeignetes Schutzmaterial. Schon
eher richtet der Betroffene hier seinen Grabstein mitten im
eigenen Herzen auf. Die Inschrift erzählt von einer harten
Geschichte, wie schlecht dieses Herz nämlich aufgehoben
war, obwohl oder gerade weil sein Besitzer es vor allem zu
beschützen und abzuschirmen suchte. Es gibt auch Zeugnis
über die vielen Narben, die es in seinem Narbenpanzer ge-
steinigt haben. Denn wer das Herz im übertragenen Sinne
vor allem bewahren will und es gleichsam »in Watte packt«,
zwingt sein physisches Herz, das Thema zu verkörpern. Alle
aufgesparten seelischen Herzenskonflikte hinterlassen
nun hier ihre Wunden und die daraus resultierenden Narben. Daß übertriebener Schutz eine Gefahr darstellt, zeigt
sehr deutlich das höchst zerbrechliche Panzerherz, das statt
eines Bildes der Sicherheit eher den Eindruck von Erstar-

rung vermittelt. Wer sich alles ersparen will, dem bleibt auch nichts erspart.

Natürlich wäre angesichts dieser zu Tode gepanzerten Situation der Gegenpol der Offenheit und Weite die Rettung. Trotzdem muß sich der Patient eingestehen, daß es für ihn vorrangig darum geht, sein Herz, seine Mitte, zu schützen. Das Krankheitsgeschehen zeigt ihm diese Aufgabe sehr plastisch, macht es doch das Herz gleichsam zur Burg, zur von außen uneinnehmbaren Festung. Folglich wäre auch auf der seelischen Ebene mehr Festigkeit des Herzens und Bestimmtheit vonnöten. Aufgabe wäre, die eigene Mitte verteidigen zu lernen, bewußt eine feste Burg zu bauen, die genügend Schutz und Sicherheit gewährt. Auch Sichabschließen muß gelernt werden, will man sich nicht völlig verlieren. Aus dieser Sicherheit heraus, der eigenen festen Mitte, lassen sich dann die Schritte zum Gegenpol wagen. Davor aber geht es offenbar um die Themen Einschränkung und weise Beschränkung, Konzentration auf das Wesentliche und in deren Extremform Aussöhnung mit dem letzten und wesentlichsten Thema, dem Tod.

Dagegen ist die Geschichte der trockenen Herzbeutelentzündung eher trocken. Hier fließen keine Tränen, aber es wird doch deutlich, daß die Bewegungen der eigenen Mitte nicht mehr reibungslos verlaufen, sondern eher den Eindruck einer ungeschmierten Maschine vermitteln, die sich in ihren letzten Zügen quält. So haben Ärzte diese Töne als »Lokomotivgeräusch« bezeichnet, weil sie sich wohl an das Schnaufen einer alten Dampflok erinnert fühlten. Man tut sich offenbar nicht mehr so leicht mit den Konflikten, die da um die eigene Mitte kreisen. Es läuft nicht mehr *wie geschmiert*, sondern zäh und auf*reibend*. Die hier verdrängten Konflikte dürften ebenso zäh und aufreibend gewesen sein. Hätte man sich ihnen gestellt, hätten sie wohl auch für einige Zeit das Öl aus der Lebensmaschinerie genommen, und alles wäre schwerer gegangen. Andererseits bleibt die geistig-seelische Konfliktebene die einzige mit einer echten Lösungsperspektive.

Neben den rheumatischen Formen der Herzentzündung gibt es noch eine ganze Reihe, die sich anderer Erreger und Entstehungswege bedienen. Eine Myokarditis etwa im Gefolge der Diphtherie, die sich direkt in den Muskelzellen abspielt und nicht in den Zwischenräumen (interstitiell). Oder auch die Grippemyokarditis, die meist sehr gutartig verläuft und höchstens durch sogenannte Extrasystolen auffällt. Diese kommen auch bei vielen anderen Gelegenheiten vor und sind als Herzstolpern bekannter. So wie Stolpern beim Gehen anzeigt, daß es geringfügige Probleme mit der Aufmerksamkeit gibt oder dem Weg, den man gerade verfolgt, ist es auch beim Herzstolpern. Das Herz verlangt ein wenig mehr Beachtung und verschafft sich diese durch seinen Stolperschritt. Es gibt ferner noch eine Reihe weiterer Infektionskrankheiten, die mit einer Herzmuskelentzündung einhergehen können, jedoch sind die Symptome und damit auch die Bedeutung nicht wesentlich verschieden von den besprochenen.

Die meisten Krankheitsbilder, die die beiden anderen Formen der Herzentzündung begünstigen, können auch eine Perikarditis fördern. Häufig kommt sie als Begleiterscheinung beim Herzinfarkt vor. Neben der wichtigen rheumatischen Perikarditis sind vor allem die tuberkulöse und eine »idiopathische« Form zu erwähnen. »Idiopathisch« bedeutet »selbstleidend« und letztlich, daß die Medizin nicht weiß, was dahintersteckt. Da aber alle diese Formen vergleichbare Symptome entwickeln, laufen sie auch auf ähnliche Deutungen hinaus.

Eine Endokarditis können neben den Streptokokkenantigenen eine ganze Reihe von Erregern auslösen, indem sie sich auf der Herzinnenhaut und besonders den Segelklappen und Sehnenfäden ansiedeln und hier zu geschwürigen Veränderungen, eitrigen Gewebeeinschmelzungen, Thrombenbildung und langfristig zu Klappenfehlern führen. Meist läßt dann hohes Fieber den entsprechenden Konflikt aufkochen, und heftige Schüttelfroste versuchen, den Betroffenen wachzurütteln.

Ohne diese akuten Symptome, aber mit denselben Klappenfehlern im Gefolge, verläuft die Endokarditis lenta, die langsame und dafür lang anhaltende Herzinnenhautentzündung. Hier befallen an sich harmlose Keime, die zur ganz normalen Haut- und Schleimhautflora gehören oder jedenfalls wenig aggressiv sind, ein vorgeschädigtes Herz nach dem Motto »Gelegenheit macht Diebe«. In diesem Falle weicht die Deutung insofern etwas von den anderen Formen ab, als man sich eingestehen sollte, daß die eigene Mitte schon schwer geschädigt und geschwächt ist. Harmloseste Konflikte, die eigentlich gar keine sind, sondern ganz normale Themen, reichen bereits aus, sie ernsthaft zu bedrohen und schwere Defekte und Behinderungen hervorzurufen. (Deren Bedeutungen wollen wir später unter die Lupe nehmen.) Das Ganze verläuft in diesem Fall so langsam und schleichend, daß man es lange Zeit kaum bemerkt.

b) Die Waffen der Schulmedizin

Die gängige schulmedizinische Therapie praktisch aller Formen von Herzentzündungen läßt sich unter einem Schlagwort zusammenfassen: antibiotisch – gegen das Leben! Natürlich bezieht sich das auf das Leben der Eindringlinge und Angreifer. Tatsächlich sind Antibiotika raffinierte Kampfstoffe, die sich gegen die Lebensfunktionen der Bakterien richten und diese so *außer Gefecht setzen*. Hinter dem bekanntesten Antibiotikum Penicillin, das auch in hohen Dosen gegen die Erreger der Herzentzündungen *ins Feld geführt* wird, steckt der Schimmelpilz Aspergillus penicillinum und somit eigentlich ein Naturheilmittel. Von den Bakterien wird das Penicillinmolekül mit einem für ihre Wandstruktur wichtigen Baustein verwechselt und so irrtümlich eingebaut. Ist das neue Bakterium dann fertig, hält der Penicillinbaustein plötzlich nicht mehr, was er versprochen hatte, und das gerade erst gebildete Bakterienjunge geht zugrunde.

Diese etwas hinterhältige, weil auf falsche Versprechungen und grobe Täuschung aufbauende Kriegführung ist im akuten Entzündungsstadium höchst erfolgreich. Die Medizin stellt so dem Körper praktisch Söldnertruppen an die Seite, die ihn in seinem Kampf wirkungsvoll unterstützen. Die Strategie der feindlichen Bakterien baut darauf auf, daß sie, sobald im Körper ein Brückenkopf gebildet ist, überhaupt erst die eigentliche Armee durch enorme Vermehrungsaktivität produzieren. Die ursprüngliche Invasionsarmee ist zahlenmäßig von untergeordneter Bedeutung und könnte, auf sich gestellt, niemals gefährlich werden. Die körpereigenen Abwehrtruppen hätten diese ersten Invasoren sehr schnell aufgerieben. Durch Antibiotika werden die Bakterien nun an dieser alles entscheidenden Vervielfältigung ihrer selbst gehindert. Weder können sie jetzt neue Truppen aufstellen noch ihre im Kampf mit der Körperabwehr gefallenen Kampfgenossen ersetzen.

In dieser aussichtslosen Situation geben sie entweder auf oder verlegen sich auf eine andere Kampfstrategie. Antibiotika erreichen sie nämlich ausschließlich über den Blutstrom, und so können sie sich irgendwo etwas abseits von diesem *eingraben*. Wenn sie sich dermaßen *verschanzt* haben, entsteht ein typischer Grabenkrieg. In solch einem Stellungskrieg (wie etwa zu Ende des Ersten Weltkrieges) können beide Seiten ihre Kräfte aufzehren, ohne daß sich irgend etwas bewegt, der Konflikt ist chronisch geworden. Das ist eine der Gefahrenquellen bei den Herzentzündungen. Trotz antibiotischer Unterstützung kann das Kräfteverhältnis ausgeglichen bleiben, entweder weil die eigene Abwehrkraft so gering oder weil die Position der Eindringlinge so geschickt gewählt ist. In unserem Fall sitzen sie mitten im eigenen Herzzentrum wie in einer Festung.

Hier zeigt sich nun auch einer der Nachteile der antobiotischen Hilfstruppen. Werden sie nämlich bei jeder Gelegenheit wahllos eingesetzt, lernt der Körper, sich auf sie zu verlassen, und wird immer unfähiger, sich selbst zu verteidigen. Auch ein Land, das sich immer auf fremde Hilfe verlassen kann, wird allmählich davon abhängig, weil die eigenen Streitkräfte kein Training mehr bekommen. Diese Situation wird besonders fatal, wenn die Angreifer zu einer zweiten Taktik greifen. Lange genug auf den Trick mit den falschen Bausteinen hereingefallen, wird mit der Zeit irgendein einzelnes Bakterium schlauer werden und sich z. B. durch einen geringen Wandumbau auf die Misere einstellen. Dieses eine hat von nun an enorme Entwicklungsvorteile, denn während seine konservativen Genossen zu Millionen dahingerafft werden, wird es sich munter weitervermehren können. In nicht so ferner Zeit wird die ganze Bakterienarmee aus seinen Kindern bestehen, die sich ja auch alle, vom Antibiotikum unbehindert, vermehren können. Das aber zeigt den zweiten gefährlichen Nachteil der Antibiotika, tragen sie doch wesentlich dazu bei, neue, noch gefährlichere, weil unverletzbare, Bakterienstämme herauszuzüchten. Mediziner sprechen dann von Resistenzentwicklung. So gut es also bei der antibiotischen Therapie der akuten Entzündungen aussieht, so düster ist die Lage bei den chronischen, und hier machen die Herzentzündungen leider keine Ausnahme.

Die Schulmedizin zieht darüber hinaus, besonders in schweren Fällen, bei denen die Gefahr gefährlicher Narbenbildung besteht, noch Cortison hinzu. Auch dabei handelt es sich eigentlich wieder um ein reines Naturmittel, ist doch Cortison das im eigenen Körper gebildete Hormon der Nebennierenrinde. Als eines der wirksamsten Streßhormone des Körpers wird es vor allem in Situationen ausgeschüttet, in denen es ums nackte Überleben geht. Es mobilisiert alle notwendigen Energien zur Lebensrettung unter Zurückstellung immunologischer Abwehrvorgänge, letztere werden sogar verhindert. Aus ebendiesem Grund wurde es auch zu einem der Hauptmittel bei Allergien, wo es die überzogenen Abwehrvorgänge unterdrücken hilft.

Man könnte sagen, Cortison ist ein Gegenmittel des Körpers, das ihn davor bewahren soll, im Körper auszuagieren, was eigentlich Sache des Bewußtseins ist. Im Fall der Herzentzündung soll Cortison den Körper ebenfalls hindern, jenes konfliktgeladene Drama darzustellen, das da gerade um das Herz entbrannt ist. Es untersagt dem Körper gleichsam die Ausstattung der Bühne. Da der Konflikt aber irgendwo Raum bekommen muß, wäre die sinnvolle Begleitmaßnahme, ihn auf die Bewußtseinsebene zurückzuholen. Das setzt große seelische Offenheit voraus, die Cortison in diesem Fall sogar fördern könnte. Im allgemeinen wird es aber natürlich in gegenteiliger Absicht angewandt. Was man schon nicht auf der Bewußtseinsebene konfrontieren wollte und deshalb unterdrückte, will man nun auch auf der Körperbühne nicht konfrontieren, sondern ebenfalls unterdrücken. Mit ähnlicher Absicht wurden ja schon die Antibiotika eingesetzt.

Irgendwo müssen die Konflikte sich aber abbilden, irgendeine Projektionsfläche muß man ihnen einräumen. Weder in der Seele noch im Körper geduldet, werden sie sich draußen im sozialen Raum darstellen, in Form von Konflikten natürlich, von Streit und Krieg. Trotz unserer Konfliktfeindlichkeit wird unsere Welt nicht zufällig von Krisen und kleinen Kriegen geschüttelt. Die Projektion geht auf dieser Ebene munter weiter, was man gut daran sehen kann, daß sich stets beide Seiten völlig unschuldig fühlen, sowohl auf dem politischen als auch auf dem persönlichen Parkett. Auch werden Kriege fast immer von *Verteidigungs*ministern, kaum aber von Kriegsministern geplant. Das Wort *Streit*kräfte ist dagegen erfrischend ehrlich.

Wenn es einem gelingt, die Kämpfe um die eigene Herzmitte aus dem Körper hinaus ins soziale Umfeld zu projizieren, muß man sich auf einiges gefaßt machen, schließlich zielten die Konflikte aufs eigene Zentrum und die feindlichen Erreger aufs Herz. Folglich werden die äußeren Feinde, die nun ihre Funktion übernehmen müssen, auch nicht von Pappe sein und ebenfalls aufs Ganze gehen.

Die Unterdrückungsabsicht der schulmedizinischen Therapie wird ebenso deutlich bei den sogenannten »antiphlogistischen« (entzündungshemmenden) Mitteln wie Salicylsäure (z. B. Aspirin), die bei den Herzentzündungen ebenfalls zum Einsatz kommt. Auf die seelische Ebene übertragen, wären das also konflikthemmende Mittel. Als gute Beispiele böten sich hier etwa das Verstopfen der Ohren oder Verkleben des Mundes an. Damit könnte man auf jeden Fall das Ausagieren von Konflikten hemmen, die Konflikte selbst jedoch offensichtlich nicht verhindern. Mehr aber können Salicylsäure und Cortison auch nicht. Diese Beispiele mögen etwas lächerlich wirken, doch sind sie nicht abwegiger als die ihnen entsprechenden medizinischen Beispiele.

Die vierte Waffe der Schulmedizin sind die Schmerzmittel, und zwar vorrangig das Morphium. Ihr großer Wert wurde schon erwähnt, ihr unterdrückender Charakter liegt andererseits auf der Hand. Wenn das Herz so sehr um Hilfe schreit, daß der Betroffene diese Schreie nicht mehr ertragen kann, ist es allerdings das beste und einzig angezeigte, seine Schmerzwahrnehmung zu entlasten und Morphium zu geben. Die Gefahr, die droht, wenn man sich die

(Schmerz-)Ohren auf diese Weise chronisch verstopft, braucht im speziellen Fall des Morphiums kaum erwähnt zu werden. Wann immer aber zur akuten Lebensrettung *not*wendige unterdrückende Medikamente langfristig angewandt werden, gibt es keinen prinzipiellen Unterschied zur Morphiumlangzeittherapie.

Als spezielle therapeutische Intervention bei der Perikarditis mit Erguß in den Herzbeutel ist noch die Punktion dieses Ergusses zu erwähnen. Damit kann die lebensgefährliche Tamponade verhindert werden. Allerdings bietet selbst diese einleuchtende akute Maßnahme die Gefahr, daß eine Gewöhnung eintritt. Wird nämlich zu häufig die Ergußflüssigkeit abgesaugt, neigt der Körper dazu, den Erguß, den er für die Darstellung seines Konfliktthemas braucht, immer wieder nachzuproduzieren. Wie man das Euter einer Kuh durch konsequentes Melken zur Milchproduktion anregt, kann man auch ein Herz auf stetige Flüssigkeitsabsonderung trainieren. Wir haben dann das Bild eines beständig weinenden Herzens vor uns. Für den Körper bedeutet das erhebliche Eiweißverluste, die er sich gerade in dieser Situation nicht leisten kann.

Die Frage, wie die hier zur Diskussion stehenden Krankheitsbilder zu erlösen sind, ist fast schon beantwortet. Anstatt die Konflikte immer weiter zu unterdrücken, wäre es natürlich sinnvoller, sich ihnen zu stellen und sie auf der Bewußtseinsebene zu lösen.

Wann immer sich Entzündungen im Körper bemerkbar machen, liegt es nahe, sich einzugestehen, daß man mit seinen Konflikten wieder auf die körperliche Ebene gerutscht ist. Es wäre angezeigt, von den entzündlichen Aufführungen auf der Körperbühne wieder zurückzuschließen auf den darin dargestellten seelischen Zündstoff. Hat man ihn gefunden, geht es tatsächlich darum, diesen Konflikt auch zu führen, sich auseinanderzusetzen und die Fetzen lieber auf dieser Ebene fliegen zu lassen, als das Herz in Fetzen gehen zu lassen.

Nicht immer wird es möglich sein, einen Konflikt wirklich auszutragen und damit zu erlösen. Auch nach den heißesten Diskussionen und heftigsten Rede*schlachten* mögen die trennenden Gräben tief bleiben. Manchmal kann der Aggressionsdruck auf den Gegner eines Rededuells während der Auseinandersetzung sogar noch zunehmen. All das ist vergleichsweise ungefährlich, solange der Konflikt im Bewußtsein behalten und nicht verdrängt wird. Schafft man es, die unüberbrückbare Spannung bewußt zu ertragen, besteht keine Gefahr, daß das Thema als Entzündung in den Körper abrutscht. Das wird erst passieren, wenn man um des lieben Friedens willen auf Versöhnung macht, wo eigentlich unversöhnliche Gegensätze sind. Solche Unehrlichkeit korrigiert der Körper, indem er mit seinen darstellerischen Möglichkeiten zeigt, was tatsächlich los ist. Der ehrliche Konflikt aber, der akute seelische Unfrieden, der heftigste Streit, ja selbst handgreifliche Auseinandersetzungen sind natürlich kein Grund für ihn, ein entzündliches Drama aufzuführen. Solange das Thema noch im übertragenen Sinne auf dem Herzen brennt, man sich die Brandfackeln um die Ohren haut, wird das physische Herz nicht zu brennen beginnen. Im Gegenteil, es wird pumpen, was das Zeug hält, um seinen kämpfenden Besitzer mit Energie für die aggressive Auseinandersetzung zu versorgen. Und das Zeug wird in diesem Fall unglaublich gut und lange halten, denn beim Pumpen ist das Herz in seinem Element. Bis es hierbei Probleme bekommt, muß schon sehr viel geschehen. Auf der ihm viel weniger angemessenen Ebene der Darstellung seelischer Dramen ist dagegen seine Schmerzgrenze wesentlich eher erreicht. Solange die Tränen der Wut und des Schmerzes noch aus den Augen fließen, werden sie nicht als Entzündungsexsudat ins Gewebe strömen; die Hitze der Auseinandersetzung wird die entsprechenden Gewebe vor entzündlicher Überhitzung geradezu schützen.

In diesem Fall entlarvt sich der Sprung in den Gegenpol sehr schnell und offensichtlich als Flucht. Ruhe und Frieden mögen auch einmal zur Aufgabe werden, aber zuerst geht es eindeutig um Kampf. Ruhe und Frieden können zwar höhere Werte darstellen, wenn sie aber nicht an der Reihe sind, bleiben sie unangemessen und deshalb auch gar nicht auf Dauer erreichbar. Kurzfristig mag das Friedensgebot in der akuten Situation einen Zeitgewinn bringen, wenn auf einer Ebene der Abgrund erreicht ist. So schenkt die Schulmedizin mit ihrem Intensiveinsatz von Antibiotika, Cortison, Antiphlogistika und Schmerzmitteln eine kurze und hochwillkommene Verschnaufpause, aber auch nicht mehr. Mit diesem Parforceritt auf den vier allopathischen Pferden gelangen wir in den Gegenpol der Ruhe und Entspannung, aber es ist nicht möglich, mit denselben Mitteln diesen Zustand aufrechtzuerhalten. Wenn man nicht umsattelt und auf andere Pferde setzt, wird die Entzündung wieder aufflammen.

Aggression, die letztlich hinter allen Konflikten und Auseinandersetzungen steht, ist eine der Grundkräfte der Existenz, und wir werden sie mit Sicherheit und zu unserem eigenen Glück niemals aus der Welt schaffen können. Wenn wir uns noch so sehr darum bemühen, werden wir eben an Entzündungen erkranken und in ihnen die nur leicht umkostümierte Aggression wiedererleben. In der Bhagavadgita, einem Kernstück der heiligen Schriften Indiens, geht es im Gespräch zwischen dem Krieger Arjuna und dem Gott Krishna genau um dieses Thema. Der edle Streiter Arjuna will aus edelsten Absichten auf eine kriegerische Auseinandersetzung verzichten, und es ist der Gott Krishna, der ihn in den Kampf schickt.

5. Das fehlerhafte Herz

a) Angeborene Herzfehler und Verantwortung

Die Fehler des Herzens lassen sich auf der physischen Ebene in zwei Gruppen unterteilen: die erworbenen, wie sie als Folgeerscheinung des rheumatischen Fiebers auftreten, und die angeborenen. Letztere werfen einige gedankliche Probleme auf, da wir im Westen dazu neigen, das Neugeborene von jeder Verantwortung für seine gerade begonnene Existenz freizusprechen. Einem östlichen Menschen würde eine den Erwachsenensymptomen entsprechende Deutung angeborener Krankheitsbilder keine Mühe machen. Die östliche Philosophie geht genauso selbstverständlich von der Tatsache der Reinkarnation aus, wie diese von vielen westlichen Menschen bestritten wird.

Wer an viele Erdenleben glaubt, hat natürlich wenig Probleme, in angeborenen Symptomen mitgebrachte Lernaufgaben zu sehen. Es kann nicht Aufgabe dieses Buches sein, das Thema Wiedergeburt zu entscheiden, allerdings wäre eine gewisse diesbezügliche Offenheit sehr förderlich. Hilfreich in diesem Sinne kann es sein, sich einmal unvoreingenommen den Fakten zu stellen. Diese besagen, daß die ablehnende Position auf dieser Erde lediglich von einer Minderheit vertreten wird. Was natürlich gar nichts beweist, aber immerhin die Relation der Gewichte etwas zurechtrückt.

Bisher ist es nicht annähernd gelungen, die Wiedergeburtsidee wissenschaftlich zu widerlegen, und es wird auch künftig prinzipiell nicht möglich sein. Andererseits gibt es inzwischen eine Fülle gut belegter Beispiele von Wiedergeburt. Vor allem der amerikanische Neurologe und Psychiater Ian Stevenson* hat Hunderte solcher Fälle gesammelt und dokumentiert. Schließlich ergeben Mengen von praktischen Erfahrungen mit Reinkarnationstherapien viele Hinweise in diese Richtung. Selbst in unserer christlichen Religion ist der Wiedergeburtsglaube noch zu finden, etwa wenn die Jünger Christus fragen, ob er der wiedergeborene Elias sei. In den ersten christlichen Jahrhunderten war der Reinkarnationsglaube noch eine Selbstverständlichkeit, wie die Aussagen der frühen Kirchenväter belegen.

Wem die Wiedergeburtsanschauung trotzdem inakzeptabel ist, dem bleibt bezüglich angeborener Symptome entweder reine Verzweiflung oder die Schuldprojektion auf einen ungerechten Gott oder ein ebensolches Schicksal. Denn was soll man von einem Gott (bzw. Schicksal) halten, der viele Kinder wohlgestaltet und gesund in wundervollen Elternhäusern aufwachsen läßt, während er andere mißgebildet in elternloser Armut dahinvegetieren läßt. So hart es sein mag, auch einem Neugeborenen schon die Verantwortung für sein Schicksal aufzubürden, die Alternative, von einem ungerechten Gott auszugehen, ist wohl noch erbarmungsloser.

Tatsächlich zeigen die Erfahrungen der Reinkarnationsthe-

---

* I. Stevenson: *Reinkarnation. Der Mensch im Wandel von Tod und Wiedergeburt. 20 überzeugende und wissenschaftlich bewiesene Fälle*, Freiburg 1986.

rapie, daß hinter jedem Symptom eine Lernaufgabe steckt und die Organisation der Schöpfung bei weitem nicht so ungerecht ist, wie sie sich unserem kurzsichtigen, auf ein Leben beschränkten Blick darstellt.* In jedem Symptom liegt eine Botschaft und damit eine vom Schicksal gebotene Chance. Und jedes Krankheitsbild bildet einen symbolischen Weg ab, den der Patient bewußt oder unbewußt geht und der ihm die Möglichkeit bietet, seinem Ziel näherzukommen.

b) Verschiedene angeborene Herzfehler

Es gibt die verschiedensten und kompliziertesten Fehlentwicklungen am Herzen und seinen großen Gefäßen, die wichtigsten gehen jedoch auf eine fehlerhafte bzw. unvollständige Umstellung des embryonalen Herz-Kreislauf-Systems zurück. Der Mensch vollzieht in seiner embryonalen Entwicklung gleichsam noch einmal den Weg des Lebens aus dem Urmeer aufs feste Land nach. Während der frühen Zeit im Fruchtwasser findet die Versorgung mit Sauerstoff über den Mutterkuchen statt, und die eigene Atmung ist weder möglich noch nötig. Mit der Geburt in die luftige Welt der Polarität wird die Atmung zwingend, und die bis dahin eingefalteten Lungenflügel müssen sich entfalten. Sie tun dies mit dem ersten Atemzug oder Schrei des Neugeborenen. Durch die solcherart veränderten Druckverhältnisse schließt sich reflektorisch der sogenannte Ductus Botalli, jenes Blutgefäß, das bisher das venöse Blut unter Umgehung der Lungen in die Aorta zu leiten hatte. Außerdem schließt sich jetzt auch die Herzscheidewand, und aus der einen großen Kammer werden zwei. Das ungeteilte Herz der Embryonalphase wird zweigeteilt, um den Aufgaben des Lebens in der polaren, d. h. aus Gegensätzen aufgebauten Welt zu genügen.

---

* Eine detaillierte Einführung in dieses Denken und das entsprechende Weltbild findet sich in den Büchern *Schicksal als Chance* von T. Dethlefsen (München 1985) u. *Krankheit als Weg* (a.a.O.). Bereits die Aussagen dieser beiden Titel zeigen, daß es dabei um Chancen und Wege geht und nicht etwa um Schuldzuweisungen.

Diese Umstellung ist für das Neugeborene wohl ähnlich schwierig, wie es der entsprechende Schritt der Meerestiere aufs Festland in grauer Vorzeit war. So kann es passieren, daß er nicht vollständig gemacht wird und einzelne Relikte aus der Frühzeit beibehalten werden. Das Festhalten am Altbewährten wird zum Lebenshindernis, da es der neuen Situation nicht mehr angemessen ist. Die Medizin spricht hier vom angeborenen Herzfehler.

Herzscheidewanddefekte

Hier wird die physische Einheit des Herzens mehr oder weniger beibehalten. Die betreffenden Kinder bleiben im Extremfall auch der Einheit näher als dem Leben in der Polarität und ihrem Körper. Das Loch im Herzen, medizinisch Septumdefekt genannt, kann im Vorhof- oder Kammerbereich liegen. Da der Druck während der Kontraktionsphase des Herzens linksseitig wesentlich höher ist, kommt es zu einem Kurzschluß, und das sauerstoffreiche Blut der linken Seite strömt nach rechts hinüber. In der linken Kammer ist der Druck etwa viermal so hoch wie in der rechten, weshalb bei einem großen Loch in der Scheidewand auch eine entsprechend große Blutmenge fahnenflüchtig wird und die Seite wechselt. Die Mediziner sprechen von einem Links-rechts-Kurzschluß oder »Shunt«. Wegen des viel geringeren Strömungswiderstandes im Lungenkreislauf wird die Lunge von der vier- bis fünffachen Blutmenge überflutet. In dieser Phase während der ersten Lebenswochen sterben auch heute noch, im Zeitalter raffiniertester Herzchirurgie, viele Kinder.

Bei den Überlebenden gewöhnen sich die Gefäße des Lungenkreislaufs an die Mehrbelastung und passen sich ihr durch Wandverdickungen an. Die Druckverhältnisse gleichen sich denen der linken Seite an, und es entsteht eine Gleichgewichtsphase, in der kein Kurzschlußblut mehr anfällt und die Lungenstauung nachläßt. Aufgrund der permanenten Drucksteigerung entwickelt sich aber in den Lungengefäßen eine Arteriosklerose, die den Widerstand noch weiter steigen läßt. Schließlich überschreitet der Druck auf der rechten Seite sogar den der linken, und es kommt zur

Umkehr des Kurzschlusses. Je nach Ausmaß der Störung wird diese Phase zwischen dem ersten und zehnten Lebensjahr erreicht. Jetzt gelangt sauerstoffarmes Blut aus dem rechten Herzen ins linke und von dort in den Körperkreislauf, so daß sich eine Blaufärbung einstellt. Die Kinder sind von Anfang an in ihrer Entwicklung behindert und in ihrer Leistungsfähigkeit eingeschränkt. Zur Atemnot kommen häufige Infektionen im Lungenbereich auf dem Boden der anfänglichen Überschwemmungen.

Der Körper zeigt mit diesem eindrucksvollen Krankheitsbild offensichtlich ein Hängenbleiben an einer früheren Entwicklungsstufe, ein Nicht-loslassen-wollen der Einheit oder des paradiesischen Zustandes im Mutterleib, bar aller Verantwortung und Sorgen. Das zeigt sich auch im späteren Verhalten der Kinder, die, nicht belastbar und anfällig für Infektionen, meist am Rockzipfel der Mutter hängenbleiben (müssen). Die Atmungsprobleme zeigen ihre weiterbestehenden Schwierigkeiten mit der Anpassung an die Polarität. Die aufeinander angewiesenen Gegensätze von Ein- und Ausatmen symbolisieren unser Ausgeliefertsein an die Welt der Gegensätze besonders deutlich. Solange wir leben, müssen wir uns dem Wechselspiel des Atems unterwerfen. Infektionen in den Lungen zeigen, wie konflikthaft dieser Bereich für die Betroffenen ist. Zwar haben sich die Lungenflügel entfaltet, aber ihre Besitzer werden doch nicht recht flügge. Das Urmeer, das sie gerade erst verlassen haben, bilden sie nun quasi in ihren Lungen nach. Wo Luft sein sollte, bildet sich Wasser und verkörpert auch an diesem Punkt die Regressionsneigung. Denn darauf läuft alles hinaus: Statt sich für dieses Leben zu erwärmen und mit roten Backen in dieser Welt herumzutoben, zeigen die Kinder mit ihrem Blauwerden, daß sie ständig nahe daran sind, sich wieder davonzuschleichen.

Das Krankheitsbild ist also sehr deutlich, was aber kann das einem kleinen Kind nutzen? Weder hat es die Möglichkeit, eine Psychotherapie zu beginnen, noch kann es durch intellektuell bewußten Umgang mit den Prinzipien seines Problems eine Erlösung erreichen. An diesem Punkt kann besonders gut klarwerden, daß Krankheit tatsächlich ein Weg ist, Themen zu erlösen. Jeder Mensch erlebt und überlebt im Laufe seines Lebens eine Menge Erkältungen, meist, ohne sich im geringsten darüber klarzuwerden, für welches jeweilige Thema er sich gerade nicht mehr erwärmen konnte. Statt dessen erkältet er sich ehrlicherweise – oder wie wir sehr weise formulieren: Er fängt sich eine Erkältung ein. Das Durchleben dieser Situation ist offensichtlich eine so ausreichende Bearbeitung des verdrängten Themas, daß die Erkältung auch wieder verschwindet. Man erlebt ja doch sehr eindrucksvoll, daß man *die Nase voll hat*, nichts mehr hören und sehen, sondern ganz für sich sein will, am besten mit der Bettdecke über dem Kopf. Das aber ist genau das Thema, das es bewußtzumachen gilt, und das Symptom macht es bewußt, ob man will oder nicht.

Insofern gibt es keinen Grund, die Lernfähigkeit von Kindern zu unterschätzen. Natürlich lernen sie anders als Erwachsene, aber in vielen Bereichen sogar besser, weil sie es offensichtlich nicht nur mit dem Kopf tun. Beim Erlernen von Fremdsprachen wird das sehr deutlich. Mit viel Mühe versuchen moderne Trainingsmethoden, die kindliche Lernsituation für Erwachsene zu simulieren. Dies geschieht, wie etwa beim Superlearning, unter weitestgehender Ausschaltung des Intellektes.

Therapeutische Erfahrungen mit Kindern bestätigen, daß sie im Umgang mit eigenen Symptomen ähnliche Vorteile wie beim Sprachenerlernen haben. Kinder wissen in ihrem Herzen meist sehr wohl, was ihnen *fehlt*. Die bewegenden Erlebnisse, die Elisabeth Kübler-Ross* mit sterbenden Kindern hatte, enthüllen das auf für Erwachsene oft beschämende Weise.

Kinder haben, jedenfalls solange sie von ihrer Umgebung noch nicht verdorben sind, in Krankheitssituationen auch ein ausgesprochen gutes Gefühl, was sie brauchen und was notwendig ist. Wenn sie eine Erkältung *aufgeschnappt* haben, verhalten sie sich meist sehr geschickt, verzichten besonders bei Fieber auf alle Nahrung, trinken viel und *schlafen sich wieder gesund*. Jedes kranke Tier verhält sich genauso und wird ebenfalls auf dem schnellsten Wege wieder gesund. Erwachsene neigen dagegen in vergleichbaren

* E. Kübler-Ross: *Kinder und Tod*, Zürich 1984.

Situationen dazu, ihren Körper mit Kraftnahrung zu trak-
tieren, der Körperabwehr mit fiebersenkenden Mitteln in
den Rücken zu fallen, und natürlich können sie es sich
meist nicht leisten, das Bett zu hüten. In Wirklichkeit hüten
sie sich einfach davor, schnell wieder gesund zu werden.
Auch das hat seine Stimmigkeit, denn sie brauchen tatsächlich länger, um dasselbe Thema zu erlösen. Zu schnell ge-
sundet, müßten sie ja gleich zurück in die Situation, aus der
sie gerade erst geflohen sind.
Leider ist die Lage bei einem Herzfehler sehr viel ernster,
aber zum Glück funktionieren dieselben Prinzipien. Die
kleinen Patienten erleben ihr eigenes Drama mehr mit Körper und Seele und lernen aus ihrer behinderten Situation
erstaunlich gut. Sie neigen meist weniger als ihre Eltern zur
Flucht in den Gegenpol. Natürlich gibt es die Sehnsucht, wie
die gesunden Kinder herumzutollen. Meist aber akzeptieren sie ihr Schicksal, anders zu sein, besser als ihre Eltern
das Schicksal, ein so anderes Kind zu haben.
Die anstehenden Lernaufgaben werden vom Symptom mit
Macht durchgedrückt. Das Abseitsstehen bei allen körperlichen Aktivitäten und den spannendsten Spielen macht die
Isolierung, die durch die ausgeprägten Fluchttendenzen zustande kommt, sehr bewußt. Das Sich-nicht-lösen-Wollen
von der Mutter wird im Sich-nicht-lösen-Können schmerz-
lich bewußt. Besonders die Romantik neigte dazu, die per-
manente Nähe solcher Kinder zu ihrem Schöpfer hochzusti-
lisieren. Jedenfalls wird dem Kind in dieser Lage sehr
bewußt, wie schlecht es mit seinem fehlerhaften Herzen in
der Welt steht. Das Anklammern an die *Ein*heit wird jetzt
als *Ein*samkeit und All*ein*sein erlebt, wenn es mit den anderen nicht mithalten kann und ewig Außenseiter und damit
abseits bleibt. Jedes physische Sichstellen wird ihm ja bereits schwer.
In seinem Kommunikationsbereich herrscht eine solche
Überschwemmung mit seelischen Themen, daß sich daran
ständig Konflikte entzünden und ihm zeigen, wie groß seine
Schwierigkeiten mit der polaren Welt des Atems sind. Diese
Welt der Zweiheit, die es vermeiden wollte, bleibt solch
einem Kind eigenartig fremd, voller *Zwie*spälte und Ver-
*zwei*flung. Es wird zum typischen Außenseiter, bleibt bei

vielem draußen vor (der Tür) und erlebt so, was es heißt, sich nicht auf die Welt einzulassen. Sein Thema bleibt die festgehaltene Einheit, die sich in ihren unerlösten Formen der Einsamkeit und des Alleinseins aufdrängt.

Kann man den Geschichten der Romantik glauben oder etwa Manfred Kybers Erzählung* *Die drei Lichter der kleinen Veronika*, so gelingt es manchmal, aus diesen harten Situationen die erlöste Ebene zu finden. Dann ergibt sich aus dem Alleinsein die Erfahrung des All-ein-Seins, des Alles-in-einem-Seins. Aus der schweren Erkrankung wächst dann die große Chance mystischen Erlebens der Welt und damit die Erkenntnis, daß es tatsächlich nicht nötig, ja nicht einmal möglich ist, die Einheit zu verlassen, weil sie immer und überall ist bzw. alles schon immer in sich birgt.

Die einzige medizinisch in Frage kommende Therapie besteht im chirurgischen Verschluß des Loches im Herzen. Das verspricht allerdings nur dann Erfolg, wenn sich der Kurzschluß noch nicht umgekehrt hat. Danach ist die Lunge bereits so geschädigt, daß ein Verschluß der defekten Scheidewand keine Verbesserung mehr bringen kann.

Probleme mit alten Wegen

Der nächste wichtige angeborene Herzfehler entsteht wiederum durch ein Festhalten an einer in einer früheren Phase zwar bewährten, nach der Geburt aber sehr hinderlichen Struktur. Es handelt sich um das Offenbleiben des Ductus Botalli, der das embryonale Blut an den noch nicht entfalteten Lungen vorbeilotste. Damals eine sehr sinnvolle Umleitung, wird diese Seitenstraße nun, wenn sie, statt zu veröden, offenbleibt, zum gefährlichen Umweg. Das Blut gerät hier wirklich auf Abwege, die Strömungsrichtung verkehrt sich ins Gegenteil, und beide Herzseiten werden erheblich überbelastet. Bei den Strömungsverhältnissen im Mutterleib floß das Blut aus der rechten Kammer in die Aorta und ließ die Lungen links liegen, nach der Geburt aber ist der Druck in der Aorta viermal höher als im kleinen Kreislauf, und so dreht sich die Stromrichtung um. Das sau-

---

* Kyber, M.: *Die drei Lichter der kleinen Veronika*, München 1984

erstoffreiche Blut der Aorta dreht sozusagen um und kehrt in die Lungen zurück, um gleich darauf wieder im linken Herzen zu landen.

Wir haben eine ähnliche Situation wie beim Scheidewanddefekt, nur liegt der Kurzschluß jetzt außerhalb des Herzens. Das linke Herz wird wiederum durch die Mehrbelastung an Kraft zunehmen. Durch die vermehrte Lungendurchblutung und den erhöhten Druck kommt es auch hier wieder zur Arteriosklerose. Schließlich steigt der Druck im kleinen Kreislauf so an, daß der Kurzschluß aufhört und sich anschließend sogar wieder ins Gegenteil verkehrt. Auch in diesem Fall ist es dann zu spät für chirurgischen Nachhilfeunterricht. Jetzt ist die embryonale Situation wieder erreicht, sauerstoffarmes venöses Blut gelangt unter Umgehung der Lunge in den Kreislauf, der Patient läuft blau an. Ein Leben in dieser Welt läßt eben keine Umgehung der Polarität und der Lunge zu. Austausch und Kommunikation sind zu lebenswichtigen Prozessen geworden. Unterwerfen wir uns dem Spiel der Gegensätze in der Lunge nicht, werden wir blau.

Auch wenn die Symptomatik jener bei den Scheidewanddefekten ähnelt, ist sie doch längst nicht so akut. Oft merken die Betroffenen erst beim Schulsport, daß sie nicht in der Lage sind, Dauerleistungen zu erbringen, schneller als andere Herzklopfen und Atemnot bekommen und ihre Halsschlagadern für alle sichtbar den Kampf des Herzens darstellen. Sie ähneln in ihrem Erscheinungsbild den Patienten mit Aorteninsuffizienz, sehen wie diese leicht überanstrengt und doch von pulsierendem Leben erfüllt aus. Typischerweise tritt auch der offene Ductus Botalli mehr als doppelt so häufig bei Männern auf.

Den Betroffenen wird durch ihr Symptom sehr nach*drück*lich klargemacht, daß sie mit ihrer Lebenskraft auf dem falschen Weg sind. Das auf Abwege geratene Blut rotiert quasi vergeblich und macht deutlich, daß die frühere Abkürzung nun zu einem rechten Umweg geworden ist, der keinerlei Vorteile mehr, sondern nur noch erhebliche Nachteile mit sich bringt. Wenn das auf allen Ebenen bis in die Tiefe klargeworden ist, kann der Chirurg den Irrweg erfolgreich beseitigen, indem er das überflüssig gewordene Gefäß unterbindet.

Bei der Aortenisthmusstenose handelt es sich ebenfalls um ein Andenken an den ehemaligen Ductus Botalli. In diesem Fall ist er zwar verödet und hat sich auch wie vorgesehen in ein sehniges Band verwandelt, dieses engt aber vor allem im späteren Lebensalter die Aorta ein. Im Kindesalter wirkt sich die Enge meist noch nicht aus. Beim Wachsen der Aorta während des Entwicklungsalters bleibt die Engstelle dann unverändert und entwickelt sich so zum Strömungshindernis. Da der alte Ductus Botalli erst jenseits des Abgangs der Versorgungsgefäße für die obere Körperhälfte ansetzte, läßt die Enge die Versorgung des Oberkörpers intakt, während der Unterleib immer weniger Blut erhält. Um überhaupt noch Blut hinunterzubringen, muß der Blutdruck vom Herzen aus erhöht werden; und während sich im Oberkörper die typischen Zeichen eines Hochdrucks entwickeln, herrscht im unteren Körperbereich Niedrigdruck. Oben macht sich der Überdruck in gerötetem Gesicht und pulsierenden Halsschlagadern bemerkbar, und unten sind die Füße kalt und die Pulse nicht zu tasten. Eine weitere Notfallmaßnahme des Körpers besteht im Anlegen von Umgehungsstraßen, die an der Engstelle vorbei wenigstens ein bißchen mehr Blut hinunterbefördern.

Die Gefahren dieses Krankheitsbildes entsprechen für den oberen Bereich denen des Bluthochdrucks. Arteriosklerose, Herzinsuffizienz und die Neigung zu Schlaganfällen wären hier besonders zu nennen. Hinzu kommt die Gefahr eines Risses der Aorta an der Engstelle.

Die symbolische Bedeutung des Krankheitsbildes wird bei der späteren Deutung von Bluthochdruck und Herzinsuffizienz zusätzliche Plastizität bekommen. Die spezifische Bedeutung der Aortenisthmusstenose läßt sich wie immer aus der Symptomatik ersehen. Während der Oberkörper vor Leben nur so pulsiert, wird der Unterleib von der Versorgung mit Lebensenergie abgeschnürt. Es handelt sich offensichtlich um eine drastische Bevorzugung des oberen männlichen Körperanteiles unter Benachteiligung des unteren weiblichen. Die Zurücksetzung des weiblichen Teiles geht so weit, daß Leblosigkeit und Angst bezüglich dieses Bereiches in den ständig kalten Füßen deutlich werden. Natürlich ist auch die Sexualität, die ja von einer gewissen Blutfülle in den Geschlechtsorganen lebt, behindert. Der Betroffene hat keine Offenheit für den unteren weiblichen Bereich des Lebens und damit verbundene Themen, wie vor allem Sexualität und Zeugung von Nachkommen. Er verengt sich bzw. den Kanal seiner Lebensenergie in dieser Hinsicht. Die Überbetonung der oberen Thematik wird dabei so weit getrieben, daß sie selbst diesem Bereich schadet, der ja mit der Zeit unter erheblichen Druck gerät. Darauf reagiert der Oberkörper dann seinerseits, indem er sich verschließt, d. h. seine Gefäße für den Blutansturm weitgehend sperrt. Daß mit dem unteren Bereich auch die Beine mitbetroffen sind und damit die Möglichkeit des Vorwärtskommens und des Fortschritts, verschärft die Problematik noch mehr.

Die zeitliche Entwicklung der Symptome verdeutlicht die Angst vor dem unteren weiblichen Lebensbereich zusätzlich. Sie stellen sich ja gerade zu jener Zeit ein, in der es darum ginge, den Unterleib mit seiner Thematik ins Leben zu integrieren. Erst jetzt bleibt die Entwicklung im Aortenisthmusbereich zurück und damit auch die des Unterleibes. Wie groß Angst und Enge sind, zeigt sich auch daran, daß einige Patienten die Verbindung zu ihrer unteren Hälfte lieber ganz abreißen lassen (Aortenriß), als sie mit genügend Lebenskraft zu versorgen. Sie sterben lieber, als sich der anstehenden Problematik zu öffnen.

Die Aufgabe besteht vorrangig darin, sich der ablehnenden Haltung gegenüber dem unteren weiblichen Pol überhaupt einmal bewußt zu werden. Sie ist mit Sicherheit in ihrem ganzen Ausmaß nicht bewußt, denn sonst wäre die Symptomatik nicht notwendig. Bevor es wieder um eine Öffnung für die Thematik und damit die Eroberung des Gegenpoles gehen kann, ist es notwendig, sich bewußt mit den jetzt unerlöst wirksamen Prinzipien der Enge und Verschlossenheit und vor allem der einseitigen Bevorzugung des männlichen Bereiches auszusöhnen. Auf Konzentration und Beschränkung als entwickeltere Ausdrucksformen des Prinzips der Verengung und Angst wurde schon mehrfach hingewiesen. Sie auf das Thema Oberkörper und Kopf,

Männlichkeit und Intellektualität zu richten könnte neue Wege öffnen. Anstatt diese Bereiche nur auf körperlicher Ebene mit Lebensenergie zu überschütten, sollte sich in ihnen auch die Bewußtseinsenergie konzentrieren. Wenn diese oberen Themen aber bewußt erlöst sind, entstehen ganz natürlich auch Verständnis und Sehnsucht nach dem Gegenpol.

Wer sich im intellektuellen Sinne energisch auf Themen des Kopfes und des männlichen Prinzips konzentriert, wird irgendwann auch das Bedürfnis nach einer körperlichen Basis für die Erkenntnisse seines Kopfes bekommen. Zu den vorrangigen männlichen Prinzipien gehören ja auch Aktivität und Aggression, das Vorstoßen in neue Bereiche damit ebenso. Die bewußte Erlösung solcher Themen aber führt zwangsläufig hinunter in den Unterleib, zur männlichen Sexualität, die ja auf körperlicher Ebene mit dem Vorstoß in neue und gegenpolige Bereiche zu tun hat.

Ein bewußt erlebter Pol der Wirklichkeit verlangt zu seiner Erlösung immer nach dem Gegenpol. So wie das Einatmen das Ausatmen verlangt, ersehnt das Männliche das Weibliche und umgekehrt. Selbst auf der körperlichen Ebene wird ja dieses Ausgleichsbedürfnis des Körpers offensichtlich, wenn die mit Energie überschütteten Gefäße des Oberkörpers sich verengen und beim Schlaganfall eine ganze Gehirnpartie sich dem Blutansturm verschließt. Mit ihrem Zumachen im oberen Bereich signalisieren die Gefäße, daß sie genug haben und andere dran sind. Tatsächlich nimmt ja automatisch der Druck auf die unteren Bereiche zu, wenn die oberen sich sperren. Es geht also darum, sich bevorzugt und mit allen Konsequenzen auf den oberen männlichen Bereich zu konzentrieren, ihn zu erlösen, um sich dann auch für den Gegenpol öffnen zu können.

Unter diesem Aspekt ist es wiederum wenig erstaunlich, daß Männer dreimal so häufig von der Aortenisthmusstenose betroffen sind wie Frauen. Natürlich neigen sie eher dazu, auf oberflächliche Art Männlichkeit zu betonen, ohne sich ihr bis in die Tiefe zu stellen, und natürlich haben sie auch mehr Angst vor der verschlingenden Tiefe des Weiblichen. Solange sie sich dessen bewußt sind, mag das für sie seelisch schwierig sein, körperlich gefährlich aber wird es, wenn sie aufhören, sich darüber im klaren zu sein.

c) Verengungen und undichte Stellen

Das Wort Herzfehler besagt schon in aller Deutlichkeit, daß es sich um einen Fehler in der eigenen Mitte dreht, daß also etwas *fehlt* im Herzen. Während die angeborenen Herzfehler sehr vielfältig sein können, konzentrieren sich die erworbenen vor allem auf zwei Grundthemen: die Verengungen oder Stenosen der Herzklappen und ihre Undichtigkeiten oder Insuffizienzen. Da das Herz Zentrum eines Kreises ist, eben des Kreislaufs, wirken beide Fehlerarten langfristig auf das ganze System und haben Auswirkungen nach vorne und nach rückwärts im Kreis.

Stenosen oder Engpässe

Bei den Stenosen muß der vor der Verengung gelegene Herzteil gegen das Hindernis anarbeiten und wird dadurch stärker, um die Mehrarbeit bewältigen zu können. Wenn es ihm nicht gelingt, die ankommende Blutmenge durch die Engstelle zu pressen, entsteht ein Rückstau mit erheblichen Problemen für die gestauten Kreislaufbereiche. Die hinter der Verengung gelegenen Gebiete werden dagegen oft dermaßen entlastet, daß sie sich wie jeder untrainierte Muskel zurückbilden und an Kraft verlieren. Das Bild des Blutes beim Durchfluß durch die Verengung ließe sich mit einer Stromschnelle oder Klamm vergleichen. Der Druck steigt an, die Strömung wird reißender, und es bilden sich Strudel und Wirbel mit all ihren Gefahren.
Die Deutung der Enge läuft wieder auf Angst hinaus. Schon der Gedanke an eine Klamm mit ihren engen Wänden und dem Donnern der eingezwängten Wassermassen kann einem angst machen. Die gepreßten Blutmassen machen ganz ähnliche sogenannte Crescendogeräusche, wenn sie die Stromschnelle passieren. Das Wasser bzw. Blut kämpft gegen den Widerstand, den die beengenden Fels- bzw. Ge-

fäßwände bieten. Der von einer Verengung im Herzen betroffene Patient muß sich eingestehen, daß ein erheblicher Widerstand in seinem Herzen sitzt, gegen den seine im Blut symbolisierte Vitalität Sturm läuft. Der Lebensstrom ist an zentraler Stelle behindert. Gelingt es dem Betroffenen nicht, diese Behinderung durch Mehreinsatz von Kraft auszugleichen, staut sich seine Vitalität zurück und verstopft andere Lebensbereiche. Das Grundproblem ist die fehlende Offenheit für den Lebensfluß.

Mitralstenose: Die Mitralstenose zwischen linkem Herzvorhof und linker Kammer belastet den Vorhof und kann über seine Hypertrophie (übermäßige Gewebs- und Organvergrößerung) zur Erweiterung mit der Gefahr des Vorhofflimmerns führen. Im Normalbereich wird die Enge durch einen verlängerten Bluteinstrom ausgeglichen. Bei einer Mehrbelastung des Herzens aber und einem dadurch bedingten Anstieg der Pulsfrequenz bzw. der Herzschlagrate ist dieser Ausgleich nicht mehr möglich. Der Betroffene ist folglich kaum belastbar, weil seine Mitte größeren Anforderungen nicht mehr gewachsen ist. In diesem Falle wird die Lunge von dem Rückstau betroffen, was bis zum Austritt von Stauungsflüssigkeit in die Luftwege und damit zum Lungenödem gehen kann. Ist der Stau chronisch, kann es über den Druckanstieg im Lungenkreislauf zur Verengung der Lungengefäße kommen. Die Folge davon ist eine Belastung des rechten Herzens, das nun gegen den Widerstand in der Lunge anpumpen muß.
Bereits vor der Entwicklung solch einer Rechtsherzinsuffizienz leidet der Patient unter schweren Behinderungen. Durch die geringe Blutförderung ist sein Körper ständig unterversorgt mit Energie und muß dem Blut jedes bißchen Sauerstoff entziehen, wodurch er zum Blauwerden (Zyanose) neigt. Generell sind die Betreffenden blaß. Bei Belastungen kann es zu Schwindelgefühl und Ohnmacht kommen, weil die Energieversorgung nicht ausreicht. Außerdem führen Anstrengungen schnell zu Atemnot und verstärken so die Symptome der sogenannten Stauungsbronchitis, bei der nicht selten Blut ausgehustet wird. Ein verzweifelter Ausgleichsversuch des Körpers besteht in der

Mehrproduktion von roten Blutkörperchen (Polyzythämie). Wenn er den Lebensstrom schon nicht mehr adäquat in Fluß halten kann, will er ihn wenigstens so gehaltvoll wie möglich haben.

Aus dem eindrucksvollen Krankheitsbild ergibt sich das dahinterliegende psychische Thema. Es muß den Betroffenen einmal so geängstigt haben, daß er es sich nicht eingestehen wollte; und nun nimmt es den beschwerlichen Weg über den Körper. Es gibt ein zentrales Hindernis im Zentrum des eigenen Lebens. Dieses Hemmnis in der eigenen Mitte verschlingt einen großen Teil der Vitalität und läßt den Betroffenen ohne alle Reserven zurück. Es kann sich keinerlei physische Anstrengung mehr leisten, ohne berechtigte Angst um sein Überleben zu haben. In dieser Situation spiegelt sein Körper wider, wie blaß das Leben geworden ist und wie aus dem heißen Rot, der Farbe der Vitalität tendenziell Blau wird, jene kühle Farbe, die im Körper immer in Richtung Energiemangel und Leblosigkeit weist. Gesteht sich der Betroffene seine Situation nicht ehrlich ein und tut er, als wäre er den Anforderungen des Lebens noch gewachsen, deckt sein Herz den Schwindel schnell auf, indem ihm schwindelig wird und gegebenenfalls eine Ohnmacht anzeigt, was wirklich los ist. Die in solchen Momenten ebenfalls auftretende Atemnot zeigt, daß das zentrale Lebenshindernis über das Herz hinaus auch die Kommunikationsebene betrifft. Die Lunge ist ja zusammen mit der Haut unser wichtigstes Kommunikations- und Austauschorgan, das neben dem Gasaustausch auch unsere sprachliche Kommunikation gewährleistet. Der Austausch hier ist aber behindert. Statt Worten, die von Herzen kommen, hustet der Betreffende Blut, das natürlich auch von Herzen kommt, und zwar vom gestauten Herzen. Der Husten macht zudem eine aggressive Komponente deutlich, mit der der Betroffene der Umwelt sein Herzblut entgegenschleudert.

Schon beim Angina-pectoris-Patienten hatte sich alles um die Enge des Herzens gedreht und die dahinterliegende Angst. Allerdings handelt es sich hier um Engpässe in der Herzernährung, die verdeutlichen, daß das Herz im übertragenen Sinne nicht genug Nahrung bekommt. Bei der Mitralstenose betrifft der Engpaß nicht die Herzversorgung, sondern die des ganzen Körpers. Der Betroffene muß sich eingestehen, daß der Strom seiner Lebensenergie nicht frei fließen kann und sein Körperhaus dadurch in eine chronische Energiekrise gerät, die mit jeder Herausforderung bedrohlicher wird. Der Körper zwingt den Patienten bereits zu den entscheidenden Einsichten. Er muß lernen, Be*schränk*ungen anzunehmen. Die Stenose beschränkt seinen Lebensstrom und zwingt ihn so in seine Schranken. Das Symptom verlangt Verzicht und die Anerkennung enger Grenzen. Jede kleine Anstrengung konfrontiert mit körperlichen Grenzen.

Diese Bilder auf die seelische Ebene zurückzuholen ist die vorrangige Aufgabe des Patienten. Nur wenn er seine engen seelischen Grenzen erkennt und die Barriere, die sein Leben im übertragenen Sinne hindert, hat er eine Chance, die körperliche Ebene zu entlasten. Aus dem Annehmen seiner seelischen Ohnmacht, die sich in den physischen Ohnmachtsanfällen spiegelt, und dem Durchschauen des Schwindels bei jeder Machtdemonstration kann die richtige Einstellung wachsen, die der eingeschränkten Lebenssituation entspricht. Eine kämpferische Haltung nach dem Motto »Jetzt erst recht« verbietet sich von selbst. Übermut hat hier keinen Platz, aber auch Mutlosigkeit ist nur der unerlöste Aspekt der Aufgabe. Es geht letztlich darum, Demut zu lernen. Schon bildlich zwingt das Leben den Betroffenen in die Knie und damit in eine Haltung, die wie keine andere Ergebenheit und Demut signalisiert.

Erst aus der Bewältigung dieser vorrangigen Lernaufgaben kann die Kraft erwachsen, auch den Gegenpol mit seiner Weite und dem freien Fluß der Energien ins Leben zu integrieren. Auch das muß zuerst auf seelischer Ebene geschehen und ist in diesem Fall hier sogar leichter zu verwirklichen. Fehlt dieser Schritt und wird das Problem nur körperlich durch Sprengung der Engstelle mittels Chirurgenfinger (digital) oder Skalpell (instrumentell) angegangen, sind Komplikationen eher wahrscheinlich. Die lange Zeit unterbelastete linke Kammer mag der ungewohnten Belastung nicht mehr gewachsen sein, oder es kommt zum sogenannten »Postkommissurotomie-Syndrom«, einer quasi allergischen Reaktion des Körpers auf die Operation.

Allerdings haben die deutlichen Symptome und die anschließende schwere Operation für sich bereits einen oft eindrucksvollen psychotherapeutischen Effekt. Das ganze Thema Operation verlangt vom Patienten, daß er sich seine Ohnmacht eingesteht, nachdem er erkannt hat, daß er sich selbst nicht mehr helfen kann. Er übergibt sich bewußt der Ohnmacht in der Narkose, die ja sehr deutlich macht, daß sein eigenes Bewußtsein jetzt nur noch stören kann und deshalb restlos ausgeschaltet werden muß. Auch der Akt, sich selbst ans Messer zu liefern, verlangt eine ziemliche Bewußtheit der eigenen Situation. Wenn all diese Schritte bewußt durchlebt sind, mag der Fingerzeig des Chirurgen den rechten Weg für den Lebensstrom wieder öffnen. Das trifft natürlich im wesentlichen für alle Operationen zu, die ja immer ein Kapitulieren der eigenen Kräfte anzeigen und ausgesprochenen Notfällen vorbehalten bleiben.

Aus der Tatsache, daß Frauen viermal häufiger als Männer von einer Mitralstenose betroffen sind, könnte man folgern, daß sie es wesentlich schwerer haben, ihre Lebensenergie frei fließen zu lassen, bzw. dabei viel häufiger auf Hindernisse stoßen. Andererseits könnten sie sich auch einfach schwerer tun, sich solche Hindernisse einzugestehen, und eher dazu neigen, sie beiseite zu schieben.

Aortenstenose: Auch die Aortenklappe, die zwischen linkem Herzen und Hauptschlagader liegt, kann zum Engpaß werden. In gut der Hälfte der Fälle ist dieser Herzfehler angeboren, die andere Hälfte geht vor allem auf die rheumatische Endokarditis zurück. Eine Altersform entsteht durch sklerosierende (verhärtende) Veränderungen der Klappe. Die Geräusche an dieser Stromschnelle sind noch eindrucksvoller. Es kommt neben einem lauten, rauhen Austreibungsgeräusch zu einer Vermehrung der Herztöne. Statt des normalen Zweitakts können es bis zu vier Töne werden. Der Druck im linken Herzen steigt gewaltig an, fällt aber an der Klappenbarriere dramatisch ab, so daß Blutdruck und Puls schwach werden. Bei über neunzig Prozent der Betroffenen verkalkt die Engstelle mit der Zeit. Wie groß die Kompensationsmöglichkeiten des Herzens sind, zeigt die Tatsache, daß Symptome erst auftreten, wenn die Klappenöffnung auf ein Viertel ihrer ursprünglichen Fläche geschrumpft ist. Und auch dann sind die Ausgleichsmöglichkeiten des Herzens noch lange nicht erschöpft. Das linke Herz kann durch Hypertrophie so an Kraft zunehmen, daß es über dreißig bis vierzig Jahre fast symptomlos weiterarbeitet. Wenn es dann allerdings an die Grenzen seiner Mehrbelastbarkeit stößt, hat der Patient meist nur noch wenige Jahre zu leben.

Schafft das linke Herz seine Arbeit nicht mehr, kommt es zur Insuffizienz mit Kammerausweitung und Rückstau in die Lunge. Die Zeichen entsprechen hier denen der Mitralstenose von der Hautblässe bis zur Atemnot, der Gefahr des Lungenödems und schließlich dem Rechtsherzversagen. Als Besonderheit kommen bei der Aortenstenose neben all den schon bekannten Zeichen bei Belastung noch Angina-pectoris-Anfälle hinzu, die sich bis zum Infarkt steigern können. Der Grund hierfür liegt auf der körperlichen Ebene in der Anatomie des Herzens. Die Herzkranzarterien entspringen ganz zu Beginn der Aorta und geraten dadurch in eine be*angst*igende »Zwickmühle«. Einerseits haben sie durch die Vergrößerung der linken Herzkammer auch größere Versorgungsarbeiten übernommen, andererseits bekommen sie durch den enormen Druckabfall an der Engstelle und ihre Lage knapp hinter der Barriere nur Blut unter sehr geringem Druck. Die verlängerte Austreibungszeit und der erhöhte Druck in der linken Kammer behindern ihre Arbeit zusätzlich. Kommt es jetzt noch zu einer Belastung und damit einem Energiemehrbedarf, ist die Schmerzgrenze im wahrsten Sinne des Wortes erreicht.

Bei der Aortenstenose kommen folglich die bei der Mitralstenose und der Angina pectoris angesprochenen Problematiken zusammen. Sowohl der Körper als auch das Herz erhalten zuwenig Nahrung. Das unbewußte seelische Thema im Hintergrund signalisiert damit, daß die Gefühlsebene des Herzens ebenso wie der Strom der Lebensenergie zu versiegen drohen. Bildlich könnte man sich dazu einen großen Garten vorstellen, der von einer zentralen Pumpe aus über ein System von Bewässerungsgräben versorgt wird. Im Fall der Aortenstenose ist nun eine Engstelle zu Beginn des Hauptkanals entstanden, der das frischgepumpte Wasser hinausleitet. Durch diese Engstelle wird aber zugleich der Pumpe selbst das Wasser abgegraben, so daß ihre Leistung immer schwächer wird. An diesem Bild wird das Ineinandergreifen der verschiedenen Prozesse deutlich und wie sich die Probleme gegenseitig aufschaukeln. Die Pumpe müßte eigentlich wegen der Engstelle mehr Leistung erbringen. Doch gerade wegen dieser Engstelle kann sie nur vermindert arbeiten. Ihre Versorgung müßte eigentlich für die geforderte Mehrbelastung besser sein als normal, gerade durch die Mehrbelastung ist sie aber schlechter als normal. Solch eine Situation muß notgedrungen in eine Katastrophe münden.

Das Abbild im seelischen Bereich funktioniert nach ganz ähnlichen Kriterien. Aus einem ungelösten Problem ergeben sich meist andere. Wenn wir die einzelnen Bereiche des Bewässerungssystems betrachten, hat jeder mehr als genug Gründe für sein Scheitern. Und diese Gründe lassen sich immer außerhalb des eigenen Bereiches finden. So könnte die Pumpe ohne weiteres die Bedingung an ihre Versorgungsleitungen stellen, sie wenigstens gut zu versorgen, wenn sie schon mehr arbeiten soll. Mit genausoviel Recht können die Leitungen aber die Bedingung stellen, daß sie unter solcher Mehrbelastung nur funktionieren, wenn sie Blut mit hohem Druck angeboten bekommen.

Was auf der bildlichen Ebene so leicht durchschaubar wird, ist es für den Betroffenen meist gar nicht. Da werden dann entsprechende Bedingungen gestellt, bevor man beginnen will, sich der eigenen Problematik zu stellen. Am Beispiel des Bewässerungssystems und der Aortenstenose kann man gut erkennen, daß es nicht die Zeit ist, Bedingungen zu stellen. Sie führen nicht aus dem Konflikt hinaus, sondern im Gegenteil noch tiefer in den Teufelskreis hinein. Generell ist eine bereits in den Körper gesunkene Problematik denkbar ungeeignet, um mit Bedingungen oder Ansprüchen zu reagieren. Solches Verhalten muß aus der inneren Logik des ganzen Prozesses nur noch tiefer in die Verstrickung führen. An zusammenhängenden Problemen wie der Aortenstenose kann das besonders deutlich werden. Letztlich sind alle Herzfehler zum Durchschauen dieser Zusammenhänge sehr geeignet, betreffen sie doch über den Kreislauf auch andere Organe (wie etwa Lunge und Leber).

In diesem Zusammenhang mag deutlich werden, daß auch jede Form von Krankheitsgewinn, wie er sich etwa durch die notwendige Schonung von Herzfehlerpatienten ergeben kann, äußerst ungünstig ist. Der Schritt zur Heilung erfordert immer neben Einsatz und Eigenverantwortung auch das Aufgeben aller seelischen Vorteile, die man sich durch Nichtbearbeiten der anstehenden Lernaufgabe verschafft hat.

Die schulmedizinische Therapie der Aortenstenose besteht wieder in der operativen Sprengung des Engpasses oder im Klappenersatz durch eine Prothese. Daß solch ein Ersatz allein keine Erlösung bringen kann, zeigt sich an den notwendigen Folgebehandlungen. Die Prothese hält zwar die Aorta offen, aber die Gefahr der Thromben- und damit Emboliebildung wächst damit sogar noch. Aus diesem Grunde müssen die Patienten nach der Operation zeitlebens Mittel zur Blutverflüssigung, sogenannte Antikoagulantien, einnehmen.*

Der Strom der Lebenskraft zeigt so die Probleme auf andere Weise. Die Barriere ist mit operativer Gewalt von der Körperbühne entfernt worden, und der Regisseur muß sich etwas Neues einfallen lassen, um das anstehende Thema in Szene zu setzen. Die Bildung von Thromben, Blutpfropfen, die sich durch die Wirbelbildung an der künstlichen Klappe bilden, erfüllt genau diesen Zweck. Die Blutgerinnsel werden mit dem Blutstrom in den Körper hinausgetragen und führen, indem sie nun irgendwo draußen im Körper Gefäße verstopfen, zu Embolien. Das Thema der Behinderung des Lebensstromes bleibt also bestehen. Die Blutverflüssigung versucht nun, auf körperlicher Ebene nachzuahmen, was langfristig auf seelischem Gebiet geschehen müßte: den Lebensstrom in Fluß zu halten und Stockungen und Verstopfungen zu verhindern. In diesem Sinne bekommt der Betroffene noch eine weitere Prothese, die ihm körperlich

---

* In jüngster Zeit kommen für einen Teil der Patienten neue, weniger starre Klappen in Frage, die keine lebenslange Blutverflüssigung mehr erfordern.

abnimmt, was er seelisch zu leisten nicht bereit oder in der Lage ist. Die *Prot*hese, das *Davor*gesetzte, stellt sich vor seine eigentliche Aufgabe. Oder andersherum betrachtet: Der Betroffene versteckt sich hinter seiner Prothese wohl in der Hoffnung, niemand werde merken, daß ihm etwas Wesentliches fehlt.

Ein weiterer, ebenfalls zur Ehrlichkeit beitragender Effekt der künstlichen Klappe ist die eintretende Hämolyse. Dabei handelt es sich wörtlich um eine Blutauflösung bzw. die Zerstörung von roten Blutkörperchen an der Prothese. Die roten Blutkörperchen sind es aber gerade, die den Sauerstoff, gebunden an Eisenmoleküle, transportieren und so die Lebensenergie im besonderen Maße symbolisieren. Ihre Auflösung und der damit einhergehende Eisenverlust verdeutlichen, wie es um die Vitalität steht. Die Tatsache, daß das Ausmaß der Hämolyse sehr unterschiedlich und aus chirurgischer Sicht nicht voraussehbar ist, zeigt, wieviel Spielraum dem »Regisseur« oder inneren Arzt noch immer bleibt, die notwendigen Themen zu inszenieren.

Trikuspidalstenose: Die Stenose der Trikuspidalklappe zwischen rechtem Vorhof und rechter Kammer ist seltener und kommt vor allem in Kombination mit einer Mitralstenose vor. Wie diese ist sie meist die Folge eines rheumatischen Fiebers, nur selten angeboren und bei Frauen häufiger als bei Männern. Es kommt zur Mangeldurchblutung der Lunge mit Zyanose (Blauwerden) bei Belastung, vor allem aber zu einem erheblichen Rückstau ins venöse System. Wegen der großen Aufnahmefähigkeit der Venen ist der Druck aufs Herz viel geringer als bei der Mitralstenose. Die Hauptsymptome finden sich in den von Rückstau betroffenen Organen, vor allem der Leber. Sie kann so gestaut sein, daß die tastende Hand Pulsationen in ihr spürt. Obwohl die Auswirkungen auf das Herz selbst gar nicht so eindrucksvoll sind, ist die Lebenserwartung ohne entsprechende Maßnahmen im seelischen und körperlichen Bereich stark eingeschränkt.

Bildlich betrachtet, ist das Herz in diesem Fall nicht offen für das zurückkehrende Blut – oder anders ausgedrückt: Die eigene Mitte öffnet sich dem Lebensstrom nicht ausreichend, sondern weist ihn teilweise zurück. Dieses Problem wird nicht bewußt konfrontiert und sinkt so in den Körper, wo es sich neuerlich nur Bearbeitung anbietet. Der Stau der Lebensenergie wird besonders in der Leber deutlich, jenem Organ, das symbolisch für die Rückverbindung des Menschen zu seinem Urgrund steht, für die »religio« und damit die Fragen nach dem Lebenssinn. Die Ableitung dieser symbolischen Bedeutung ergibt sich aus der Funktion der Leber: Sie ist in der Lage, das aufgenommene pflanzliche und tierische Eiweiß bis zu den Aminosäuren, den Grundbausteinen des Lebens, zu zerlegen und daraus das spezifisch menschliche Eiweiß wiederaufzubauen. Die einzelnen Aminosäuren sind die gleichen im Pflanzen-, Tier- und Menschenreich und ebenso der genetische Code, nach dem sie zum jeweils typischen Eiweiß verbunden werden. Folglich haben wir hier eine gemeinsame Ebene allen Lebens vor uns und damit eine Verbindung zu unserem tiefsten Urgrund, unserer Herkunft. Die nicht hereingelassene Lebensenergie verweist mit ihrem Rückstau in die Leber also auf die Themen Religion und Philosophie – in ihrer ursprünglichen Bedeutung als Liebe zur Weisheit – hin. (Das Thema der gestauten Venen, in denen der woanders dringend gebrauchte Lebenssaft versackt, wird im Kreislaufteil ausführlich zur Sprache kommen.)

Die Lernaufgabe der Betroffenen besteht darin, sich des Themas »mangelnde Offenheit für den Lebensstrom« bewußt zu werden, sich einzugestehen, daß sie sich dem Fluß des Lebens verschließen bzw. sich seinen Wellen gegenüber verengen.

Allein schon der Herzfehler zeigt, daß es gar nicht möglich ist, nun sogleich den Gegenpol, nämlich Offenheit, von sich zu fordern. Zuerst geht es wieder darum, das im Symptom dargestellte Prinzip anzunehmen und zu erlösen. In diesem Fall wäre das etwa Sparsamkeit im Umgang mit den Lebensenergien und weise Beschränkung auf Wesentliches. Die Minderdurchblutung der Lunge legt nahe, daß zuwenig Energie in den Bereich der Kommunikation fließt. Hier ginge es darum, sich dieser mangelhaften Bearbeitung eines zentralen Themas bewußt zu werden. Anstatt sich nun zum Gegenteil in Form verkrampfter Konversation zu zwingen, böte es sich an, bewußt Stille und Einsamkeit zu suchen. Der Stau aber zeigt, wo etwas zu geschehen hat, wo sich die Aufmerksamkeit stauen, bzw. konzentrieren sollte. Es wäre also angebracht, statt die Weite und Fülle des Gegenpols zu ersehnen oder gar zu fordern, sich mit dem Sinn des eigenen Lebens und des Lebens überhaupt zu beschäftigen. Das könnte in idealer Weise in den sich sowieso aufdrängenden Zeiten des erzwungenen bewußten Schweigens geschehen.

Pulmonalklappenstenose: Die Pulmonalklappenstenose verengt den Ausgang aus dem rechten Herzen in die Lunge und führt zu ähnlichen Erscheinungen wie die Verengung der eben beschriebenen Trikuspidalklappe, die im Blutstrom lediglich eine Station vorher liegt. Allerdings tritt hier die Herzbelastung mehr in den Vordergrund, liegt doch in diesem Fall das Hindernis nicht am Eingang zum Herzen, sondern an seinem Ausgang, so daß das Herz selbst zum Staugebiet gehört. Damit rückt das Herz mit den ihm verbundenen Themen mehr in den Mittelpunkt der Aufmerksamkeit. Statt sich im physischen Herzen zu *stauen*, sollte sich die Lebensenergie auf die typischen Herzthemen *konzentrieren*.

Insuffizienzen oder undichte Ventile

Undichte bzw. insuffiziente Klappen sind der Gegenpol zu den verengten bzw. stenosierten. Die beiden gegensätzlichen Fehlerarten führen jedoch, wie so häufig bei Gegenpolen, zu ganz ähnlichen Ergebnissen, nämlich Mehrarbeit des Herzens. Zuwenig und zuviel Offenheit im Herzen ergeben damit dieselbe Misere: mehr Arbeit bei weniger Effekt. Wenn der Klappenschluß nicht mehr funktioniert, muß das Herz eine wahre Sisyphusarbeit leisten. Es geht ihm genauso wie dem bemitleidenswerten Helden der griechischen Mythologie, der als Strafaufgabe einen schweren Stein bergauf rollen muß. Kaum aber ist er in Gipfelnähe angelangt, kann er den Stein nicht mehr halten, und dieser rollt zurück, den mühsam erklommenen Berg wieder hinunter. Ohne sich eine Pause zu gönnen muß Sisyphus mit seiner frustrierenden Arbeit fortfahren. Bei undichten Klappen ergeht es dem Herzen genauso. Kaum hat es unter Aufwendung seiner ganzen Kraft den Blutstrom fast ganz aus dem Herzen gepreßt, dreht der wieder um und fließt dorthin zurück, von wo er gerade so mühsam hinausgeschafft worden ist. Und auch das Herz kann sich trotz des frustrierenden Effektes seiner Arbeit keinerlei Ruhepause gönnen, sondern muß ununterbrochen und sogar noch mit vergrößerter Anstrengung weiterpumpen. Zum Glück fließt nicht der ganze Blutstrom zurück, denn in diesem Fall würde der Betroffene sogleich sterben, da ja keinerlei Fortschritt mehr im Kreislauf erzielt werden könnte.

Bei der nächsten Kontraktion des Herzmuskels muß auch noch das zurückgeflossene Blut mitbewältigt werden. Dadurch wird der betroffene Herzbereich gedehnt. Jede Dehnung vergrößert aber über einen Reflexmechanismus die Herzkraft, so daß das Herz – abhängig vom Ausmaß des Rückstromes – erhebliche Mehrarbeit leistet. Das Rückflußblut muß ja praktisch mehrmals gepumpt werden. Insofern könnten wir solch ein Herz auch mit einem Bergsteiger vergleichen, der auf einer steilen Bergflanke im tiefen Schnee aufwärts klettert. Nach zwei Schritten vorwärts rutscht er jeweils wieder einen zurück. Es fehlt ihm an Halt bei jedem Schritt, so wie es dem *fehler*haften Herzen Rückhalt bei jeder seiner Aktionen *fehlt.* Wer je im Schnee einen Berg erklommen hat, kennt die Mehranstrengung und Qual solch gebremsten Fortschritts.

Auf der übertragenen Ebene läßt sich mit Recht ein nichtbewußtes Problem in dieser Hinsicht vermuten. Ähnlich wie dem Bergsteiger, der ganz auf den »Fortschritt« seines Aufstiegs bedacht ist, unter den vielen kleinen Rückschritten aber leidet, ergeht es unbewußt auch dem Patienten. Er erkauft jedes Vorwärtsfließen seines Lebensstromes mit erheblichen Rückschritten. Da er diese Rückschritte, im seelischen Bereich auch Regressionen genannt, nicht wahrhaben will, müssen sie sich auf der Körperbühne verwirklichen. Dem Patienten fehlt der notwendige Rückhalt im Leben. Er ist offen in alle Richtungen, auch in jene, die ihn nicht weiterbringen, sondern zurückwerfen. Auch dort, wo es dringend geboten wäre, kann er sich nicht verschließen. Dadurch können Dinge, die getrennt werden müßten, nicht voneinander isoliert werden. Unter der übertriebenen Offenheit leidet so die Unterscheidungsfähigkeit, vor allem was die Richtung der eigenen Lebensenergie angeht. Nicht die Offenheit an sich ist falsch, sondern sie tritt im falschen Moment auf und bezüglich der falschen Richtung. Die Richtung ist geradezu umgedreht. Man bewegt sich rückwärts statt vorwärts und merkt es nicht einmal – oder jedenfalls nur durch das unter der Mehrbelastung ächzende Herz.

Offenheit mag ein hohes Ziel sein, eine unterschiedslose Offenheit aber ist in der polaren Welt, wenn überhaupt, nur im Zustand der Erleuchtung möglich. Im körperlichen generell und im seelischen Normalbereich bedarf es auch der angemessenen Verschlossenheit. So wie die Klappen im Herzen halten müssen, um dem Blutstrom den nötigen Rückhalt für seinen Fortschritt zu geben, muß man im übertragenen Bereich lernen, auch ab und zu *die Klappe zu halten*, nein zu sagen, sich im richtigen Moment zurückzuhalten. Der Volksmund weiß um dieses Problem, wenn er sagt: Das schwierigste im Leben ist das Neinsagen! Nur dadurch kann es aber gelingen, der eigenen Lebensenergie den notwendigen Rückhalt in sich selbst zu geben. Wer sich dagegen nie zurückhalten, nie nein sagen kann, muß wie sein Herz eine Menge sinnlose Mehrarbeit leisten. Solche Offenheit wird mit Sicherheit ausgenutzt werden, und als Folge davon wird der Betreffende in des Wortes Doppelsinn vielfach *umsonst* arbeiten. Statt Fortschritte auf seinem Lebensweg zu machen, muß er Rückschläge hinnehmen. Sein Blut und sein Herz sind nur ehrlicher, kämpfen aber genau mit den gleichen Problemen. Jeder Herzschlag bringt so auch einen mehr oder weniger großen Rückschlag, statt vorwärts zu strömen, tritt der Lebensstrom tendenziell auf der Stelle. Trotz heftiger Aktivitäten kommen das Blut und der Betroffene nicht vom Fleck oder jedenfalls nicht besonders gut voran, weder im Kreislauf noch im Leben. Diese Tendenz in zentralen Belangen des Lebens zu erkennen ist die beste Chance, Herz und Kreislauf zu entlasten.

Daß die Ventile des Herzens nicht dicht sind, könnte natürlich auch anzeigen, daß der Betreffende sich nicht darüber im klaren ist, daß er auf der übertragenen Ebene nicht dichthalten kann, was ja eng mit dem Nicht-nein-sagen-Können zusammenhängt. Wer sich nicht abgrenzen und zurückhalten kann, wird sich natürlich auch schnell hinreißen lassen, in die falsche Richtung zu gehen. Genau das könnte ihm sein ebenfalls durch mangelnden Rückhalt irregeleitetes Blut verdeutlichen.

Nach solchen sicher nicht leichten Eingeständnissen müßte der nächste Schritt dem freiwilligen Erlösen des Themas gelten. Das könnte ein bewußtes Zurücknehmen der Lebensenergie bedeuten – darauf zu achten, was man im Leben vom Ausgesandten zurückbekommt. Ein langsameres Voranschreiten erzwingt auf der Körperebene schon das Symptom. Es auch im übertragenen Bereich zu beherzigen, kann nur aus dem Akzeptieren der entsprechenden Lernaufgaben erwachsen. Langsameres und der Anstrengungen bewußtes Voranschreiten bringt automatisch mehr Bedachtsamkeit mit ins Spiel und damit erst die Basis für spätere Unterscheidungsfähigkeit.

Das zentrale Thema aber bleibt die Offenheit, die es zu bewahren und bewußt in die richtige Richtung zu lenken gilt. Offenheit für die eigenen Rückschritte ist zuerst vonnöten. Regressionen im seelischen Bereich sind Rückschritte auf Entwicklungsstufen, die man eigentlich schon hinter sich hat, aber aus Angst vor den anstehenden neuen Schritten lieber noch einmal wiederholt. Ein Sichfestklammern an längst überholten Themen wäre etwa das Zur-Flasche-Greifen des Alkoholikers in allen schwierigen Situationen. Für den Säugling war dieser reflexartige Griff noch durchaus in Ordnung, für den Erwachsenen aber ist es ein Rückschritt, der alle weiteren Fortschritte verhindert. Eine bewußte Offenheit für solches Zurückweichen vor dem neuen Weg, der neuen Aufgabe, bietet die Chance, diese sichere, aber nicht mehr angemessene Ebene als Sprungbrett für den Weg ins Neuland zu entdecken. Man kann ja immer nur dort weitergehen, wo man wirklich steht.

Schließlich kann es auch darum gehen, sehr bewußt und in einem höheren Sinn im eigenen Leben, auf den eigenen Spuren sozusagen, zurückzugehen. In jenem Sinne, wie der verlorene Sohn aus dem biblischen Gleichnis umkehren und zurückkehren muß, als er sein Scheitern erkannt hat. Und wie Parzival sein eigenes Leben noch einmal rückwärts durchleben muß, um wirklich reif zu werden für die entscheidende Frage: »Oheim, was fehlt dir?« Diese Frage nach dem Fehlenden, dem Fehler eben, ist natürlich bei allen Symptomen angezeigt. Bei den Herzfehlern und hier wieder speziell bei den Insuffizienzen mit ihrer Rückzugsproblematik drängt sie sich aber besonders auf.

Erst wenn Aussöhnung mit den im Krankheitsbild dargestellten Prinzipien gelungen ist, kann der Gegenpol, also freier Fortschritt und der dafür notwendige Rückhalt, verwirklicht werden. Daß alles seine Zeit hat, veranschaulicht wiederum die Gralslegende. Als Parzival in seiner Jugend, und noch lange bevor das Thema Rückkehr überhaupt aktuell wird, jene zu Hause von seiner Mutter Herzeloide erlernte Zurückhaltung anwendet und bei seinem ersten Besuch in der Gralsburg keinerlei Fragen stellt, verfehlt er seine Aufgabe vollkommen. Es war viel zu früh für solch vornehme Zurückhaltung, noch wäre es seine Aufgabe gewesen, die Welt zu erobern. So hat auch der Patient an seiner Herzklappeninsuffizienz zuerst die richtige Offenheit und Durchlässigkeit im rechten Moment zu lernen, bevor die ebenfalls notwendige Zurückhaltung heranreifen kann.

Mitralklappeninsuffizienz: Die Mitralklappeninsuffizienz ist sehr häufig mit einer Stenose verbunden, wie überhaupt häufig Kombinationen der Herzfehler anzutreffen sind. In diesem Fall potenzieren sich die Probleme. Auf der körperlichen Ebene ist das Ganze leicht nachvollziehbar. Eine Schrumpfung und Vernarbung der Klappe und der sie haltenden Sehnenfäden in der Folge eines rheumatischen Fiebers kann natürlich gleichzeitig zu einer Verengung und Undichte führen. Auch auf der seelischen Ebene kommen dann beide Deutungen zusammen. Natürlich ist der zugrundeliegende Problemkomplex in solch einem Fall schwerwiegender und ausufernder, wie sich an dem entsprechenden Symptombild ablesen läßt.

Bei Versagen der Mitralklappe strömt ein Teil des Blutes bei der Herzkontraktion aus der linken Kammer zurück in den linken Vorhof und droht von hier in die Lunge zurückzustauen. Dieser Herzfehler kann allerdings lange Zeit durch die große Leistungsreserve der linken Kammer ausgeglichen werden. Wenn allerdings das linke Herz Schwächezeichen zu entwickeln beginnt, kommt es schnell zur Lungenstauung und anschließendem Rechtsherzversagen, das jeweils sehr viel rascher fortschreitet als auf der Gegenseite. Die grundsätzlich lebensbedrohliche Situation zeigt sich auch in dem hier besonders hohen Operationsrisiko. Ein zu langes Aufschieben der Operation verschlechtert andererseits deren Aussichten noch weiter. Die Be-Deutung ergibt sich aus Obengesagtem. Zusätzlich sind die Komplikationen mit dem Kommunikationsorgan Lunge zu berücksichtigen.

Aorteninsuffizienz: Die Aorteninsuffizienz geht bei zwei von drei Patienten auf rheumatisches Fieber zurück und ist bei Männern dreimal so häufig wie bei Frauen. Nach der Mitralinsuffizienz ist sie der vom Herzen am besten auszugleichende Fehler, und zwar wegen der enormen Reservekräfte der linken Kammer. Diese werden jetzt allerdings beträchtlich gefordert. Die Menge des Rückflußblutes aus der Aorta in die linke Kammer kann dem normalen Schlagvolumen eines gesunden Herzens entsprechen. In diesem Fall ist eine erhebliche Herzvergrößerung notwendig, um mit der überdimensionalen Blutflut fertig zu werden. Mediziner sprechen vom Cor bovinum oder Rinderherz. Die elastischen Auffangkräfte der Aorta, die dem Blutstrom im Normalfall seine Kontinuität geben und die Druckdifferenz zwischen Kontraktions- und Entspannungsphase des Herzens weitgehend ausgleichen, fallen durch den Defekt vollständig aus. Diese sogenannte Windkesselfunktion, die im Kreislaufteil noch eine wichtige Rolle spielen wird, ist damit aufgehoben. So überträgt sich die durch den Ventildefekt erheblich vergrößerte Druckdifferenz ungemildert auf den ganzen Kreislauf. Der Patient fühlt sein Herz schon in Ruhe klopfen, sein Gesicht ist gerötet, die Halsschlagadern pulsieren und verraten die hohe Anspannung. Da der Puls sehr stark und schnellend ist, man das Pulsieren des Blutes in den Kapillaren des Nagelbettes, an den Karotiden (Halsschlagadern) und einem typischen Kopfnicken im Pulsrhythmus geradezu sehen kann, sprechen Ärzte von einem Homo pulsans, einem pulsierenden Menschen. Durch den enormen Druckabfall in der Entspannungsphase des Herzens kann es zusätzlich zu Angina-pectoris-Anfällen kommen, da die Herzkrankgefäße nicht mehr genug Blut bekommen. Sie wären gerade auf ausreichende Blutversorgung in dieser Entspannungsphase angewiesen. Da der Blutdruck jetzt aber praktisch total zusammenbricht, fehlt es auch in diesen Leitungen an (Nach-)Druck.

Das Bild des pulsierenden Menschen illustriert sehr drastisch die weiter oben theoretisch abgeleiteten Deutungen. Das ständige Kopfnicken im Herzrhythmus versinnbildlicht geradezu die seelische Grundhaltung der ständigen Offenheit in alle Richtungen und des notorischen Jasagens. Wohin immer sich dieser Mensch auch wendet, er nickt bereits ungefragt im voraus. Die immense Arbeit, die sein Zentrum völlig umsonst leistet, sieht man ihm schon von weitem an. Er pulst und vibriert vor Aktivität, und es kommt nichts dabei heraus. In dem ständig geröteten Gesicht wird nicht nur ein Auf-der-Stelle-Treten sichtbar, sondern gleichsam ein Dauerlauf im Stand, der ihn bei aller Anstrengung kein Stück vorwärtsbringt. Die bereits bei Angina pectoris und Infarkt beschriebene seelische Grundstimmung ergänzt dieses Bild sehr treffend, ebenso die Tatsache, daß Männer dreimal so häufig betroffen sind.

Dieser letzte statistische Hinweis mag zusätzlich Licht auf die Sorgfalt und Stimmigkeit der Arbeit des großartigen Regisseurs hinter den Kulissen werfen. Sowohl Mitralstenose als auch Aorteninsuffizienz gehen in überwiegender Zahl auf denselben Grundkonflikt zurück, konkret dargestellt im rheumatischen Fieber. Für die Körperbühne betrachtet, werden also dieselben Requisiten (bzw. Antigene) benutzt, um fast entgegengesetzte Problemstücke aufzuführen, die doch um dasselbe Grundthema »Offenheit« kreisen. Die unterschiedliche Geschlechtsverteilung spiegelt sehr gut die gesellschaftlichen Gegebenheiten wider und könnte in dieser Gesellschaft auch gar nicht anders aussehen.

Trikuspidalinsuffizienz: Der Ventildefekt zwischen rechtem Vorhof und rechter Kammer führt zu einer Mehrbelastung des rechten Herzens, das darauf viel empfindlicher reagiert als das linke. Durch den ständigen Rückfluß in den rechten Vorhof und von hier in das Venensystem kommt es in diesem zum Druckanstieg mit einem regelrechten Venenpuls. Während bei der Aorteninsuffizienz die Halsschlagadern pulsierten, sind es nun die Halsvenen. Die Umkehr der einzig sinnvollen Stromrichtung wird hier besonders deutlich. Wo normalerweise beschauliche Ruhe und ein friedlich getragener Blutstrom auf seinem Heimweg zum Herzen anzutreffen ist, schlagen einem nun Wellen entgegen. Der Ausdruck »Schaumschläger« drängt sich auf für einen Menschen, der Wellen produziert, wo eigentlich keine hingehören. So wird auch der produzierte Schaum zu einem recht fragwürdigen Aktivitätszeichen. Bei der Schaumschlägerei handelt es sich um eine recht sinnlose Aktivität ohne Nutzeffekt oder sprichwörtlich um »viel Wind um nichts«.

Der Rückstau in das venöse System führt wie schon bei der Trikuspidalstenose zur Stauung der Leber, in der Pulsationen zu spüren sind. Langfristig kommt es zur sogenannten Stauungszirrhose, einem lebensbedrohlichen chronischen Umbauprozeß der Leber.* Wiederum sind über die Leber die Themen der »religio« und Lebensphilosophie angesprochen.

Weiterhin führt der Rückstau zu Ödemen in den unteren Körperpartien und zur sogenannten Aszitesbildung. Dabei handelt es sich um den Austritt von Gewebswasser in Körperhöhlen. So kann sich etwa in der Bauchhöhle ein kleiner See bilden. Durch Beklopfen des Bauches lassen sich richtiggehende Wellenphänomene auslösen und Aszitesbildungen nachweisen. Wasser ist, symbolisch betrachtet, das klassische Seelenelement und das weiblichste unter den vier Elementen. Sein Rückstau zeigt an, daß der Betroffene seine weiblich-seelischen Qualitäten nicht länger in den Lebensfluß integrieren kann. Sie werden an die (Gefäß-)Wand gedrückt und durch diese hindurch auf sich anbietende Ab-

---

* Zur eingehenden Deutung der Lebersymptome siehe den in dieser Reihe erscheinenden Band *Verdauungsprobleme* (Knaur-Tb., im Entstehen).

stellgleise abgeschoben. Verständlicherweise kann der Mensch aber nicht lange ohne diese Qualitäten existieren, auf der körperlichen Ebene fehlt ihm schon das im Gewebswasser gebundene Eiweiß, der Grundbaustoff des menschlichen Körpers.

Pulmonalinsuffizienz: Die Pulmonalinsuffizienz kommt isoliert praktisch nicht vor, lediglich als relative Insuffizienz in Begleitung einer schweren Mitralstenose oder bei sogenannter pulmonaler Hypertonie, einem Bluthochdruck im Lungenkreislauf.

6. Herz aus dem Rhythmus

Daß der Herzschlag den Lebensrhythmus bestimmt, bemerkt man vor allem, wenn er aus der gewohnten Harmonie ausbricht. Rast unser Herz, so rast auch eine Flut von Emotionen und Eindrücken auf uns zu, und das Leben beschleunigt seinen Schritt. Stolpert das Herz, fühlt man sich sofort aus dem Rhythmus gebracht. Abgesehen von solchen Momenten ist der Herzrhythmus so vertraut und den jeweiligen Bedürfnissen von Körper und Seele so vollkommen angepaßt, daß er kaum wahrgenommen wird. Dieses selbstverständliche und unbewußte Gefühl für das Herz wird noch gesteigert durch die Autonomie seines Schlages, die es der willentlichen Beeinflussung weitestgehend entzieht. Nur durch intensives autogenes Training oder Biofeedback läßt sich eine gewisse Kontrolle über die Herzfrequenz erreichen. Aber auch dann noch bleibt sie wesentlich schwerer beeinflußbar als etwa der Atemrhythmus, den wir jederzeit willentlich aus seiner Autonomie herausreißen können. Der Rhythmus des Herzens ist folglich Ausdruck einer ebenso strengen wie eigenständigen Norm im Körper.

Das Herz bestimmt den Lebensrhythmus aber über jene akuten Situationen hinaus noch in einem viel tieferen Sinne. Kinderherzen schlagen schneller als die alter Menschen, und so ist auch der Lebensrhythmus von Kindern schneller. Parallel dazu erleben sie den Zeitfluß deutlich langsamer – oder anders ausgedrückt: Die ersten zehn

Jahre der Kindheit vergehen langsam, die nächsten zehn der Adoleszenz schon schneller und so fort bis in die späteren Lebensjahrzehnte, die geradezu vorbeifliegen. Je schneller also das Herz schlägt, um so intensiver wird das Leben erlebt. Damit wird das Herz zur inneren Uhr des Menschen, die seine Lebenszeit mißt.

Aber nicht nur dem Menschen schlägt das Herz die individuelle Stunde, im Tierreich erfüllt es dieselbe Aufgabe. Eine Fliege lebt nach objektiver Zeitmessung nur drei Wochen. Aber durch die unvergleichlich höhere Frequenz ihres Lebensrhythmus dürfte diese »kurze« Zeit subjektiv enorm gedehnt sein. Allein schon die unglaublich schnelle Reaktionszeit belegt, wieviel für die Fliege in »kurzer« Zeit möglich ist. Für sie leben wir in einer recht müden Zeitlupenwelt, weshalb die Fliegenjagd auch ein ziemlich anstrengendes Unternehmen ist. Werden die Lebewesen größer, wird ihr Lebensrhythmus langsamer. Das Herz des behäbigen Elefanten klopft nur fünfundzwanzigmal in der Minute, dafür aber wird er über sechzig Jahre alt.

Der Zusammenhang zwischen Herzfrequenz und Zeitfluß mag an einem Beispiel aus der modernen Welt der medizinischen Forschung noch deutlicher werden. Viele Patienten, die einen lebensbedrohlichen Unfall erlebt haben, berichten übereinstimmend, daß sich die Sekunden vor dem Ereignis zu einer wahren Ewigkeit dehnten und ihnen noch sehr vieles durch den Kopf ging. Manchmal lief sogar das ganze Leben wie ein Film vor ihnen ab. Was subjektiv sehr lange zu dauern schien, geschah objektiv in Sekundenbruchteilen. Auf der körperlichen Ebene herrscht in diesen Momenten eine Überschwemmung mit Adrenalin, dem Streßhormon, das das sympathische Nervensystem in Hochspannung versetzt und das Herz rasen läßt. In solch objektiv kurzen und doch subjektiv gedehnten Zeiträumen ist die Reaktionsfähigkeit enorm gesteigert, was dann auch zu bewunderungswürdigen Rettungsmaßnahmen führen kann. Eine ähnliche Situation dürften Raubtiere, die einen wesentlich höheren Adrenalinspiegel als Pflanzenfresser haben, bei jeder Jagd erleben.

Bleibt das Herz ganz stehen, verändert sich der Lebenszeitfluß nicht nur quantitativ, sondern qualitativ. Im Augenblick des Herzstillstandes geht objektiv die Lebenszeit zu Ende, subjektiv aber beginnt eine völlig neue Zeit mit Erfahrungen, die aus unserer Welt des linearen Zeitflusses kaum zu begreifen sind. Menschen, die die moderne Intensivmedizin von der Schwelle des Todes zurückgeholt hat, berichten etwa von der Erfahrung des Lebensfilms, der das ganze Leben noch einmal vor dem inneren Auge Revue passieren läßt. Auch tiefreligiöse Erfahrungen werden in diesem Zeitraum möglich, wie sie die heiligen Bücher der Völker beschreiben. Insbesondere Totenbücher wie das tibetanische und ägyptische geben beeindruckende Überblicke auf die Welt jenseits des Herzrhythmus.

Das Geheimnis des Herzschlages liegt in einer höchst raffinierten Kombination von normalen Herzmuskelzellen und solchen, die sich auf Reizleitung spezialisiert haben. Bildlich läßt sich das Herz mit einem Land der Zukunft vergleichen, das vollkommen verkabelt ist. Dann wäre der Sinusknoten im Vorhofbereich die Sendezentrale oder das Funkhaus. Hier wird der Ton angegeben fürs ganze Land, und zwar mit einer Ruhefrequenz von sechzig bis achtzig Schlägen pro Minute. Dieses Signal wird aber nicht direkt an alle einzelnen Haushalte bzw. Zellen ausgesandt, sondern über ein ausgeklügeltes System weiterverteilt. Lediglich die Muskelzellen der Vorhöfe erhalten das Signal direkt, da sie auch zuerst mit der Arbeit beginnen müssen. Über drei zentrale und wesentlich schnellere Leitungsbahnen wird der entsprechende Rhythmus auch an eine nachgeordnete zweite Sendestation, den AV-Knoten, weitergefunkt und erreicht ihn noch vor den Einzelzellen des Vorhofs. Hier wird die Information so lange zurückgehalten, daß die Vorhöfe ihre Arbeit vor den Kammern beenden können. Vom AV-Knoten verläuft der Impuls über schnelleitende Fasern zur Herzspitze, während er gleichzeitig über langsame Leitungen direkt vom AV-Knoten zu den umliegenden Zellen geht. So ist sichergestellt, daß alle Kammerzellen im richtigen Moment erregt werden und synchron mit der gemeinsamen Arbeit beginnen können.

Letztlich ist also jede Muskelzelle mit dem zentralen Funkhaus verbunden, allerdings in einer sorgfältig abgestimmten Hierarchie, die dafür sorgt, daß alle Beteiligten im richtigen Moment informiert werden. Die strenge Einhaltung dieser Hierarchie ist unabdingbare Voraussetzung für eine einwandfreie Herzfunktion. Die Herkunft des Wortes Hierarchie verrät dabei sehr eindeutig, was das für das Herz bedeutet. Zusammengesetzt aus den beiden griechischen Wörtern »hierós« = »mit göttlicher Kraft erfüllt, heilig« und »árchein« = »der erste sein, herrschen«, steht es für die Herrschaft des Heiligen bzw. dafür, daß das Heilige an den Anfang gehört. Die göttliche oder erste Kraft symbolisiert im Herzen der Sinusknoten, der im Normalfall unangefochten herrscht. Er ist der natürliche Schrittmacher und so mächtig, daß er mit jeder seiner Aktionen alle anderen Zellen im Herzen entmachtet. Das allerdings ist notwendig, denn der Sinusknoten ist Erster unter Gleichen und darf keinen Moment in seiner Führungsrolle nachlassen. Versäumt er es einmal, die anderen Zellen rechtzeitig zu entmachten, bekommt er sofort Konkurrenz. Eine in der Hierarchie tiefer rangierende Zelle übernimmt das Kommando, bis der Sinusknoten es sich mit einer neuerlichen Machtdemonstration zurückerobert. Nummer zwei der Hierarchie ist der AV-Knoten, der es auf eine Schlagfrequenz von vierzig bis fünfzig Schlägen pro Minute bringt, Nummer drei sind die sogenannten Purkinje-Fasern, die den Impuls vom AV-Knoten zur Herzspitze leiten. Sie erreichen noch eine Schlagrate von zwanzig bis vierzig Schlägen in der Minute, die kaum zum Leben ausreicht. Würde auch dieser Impulsgeber ausfallen, hätten die ganz gewöhnlichen Herzzellen die Möglichkeit, ihrerseits Impulse abzugeben, ohne allerdings mit ihrer noch niedrigeren Frequenz Wesentliches auszurichten.

Die hierarchisch nachgeordneten Zentren sind sozusagen immer auf dem Sprung. Nach jeder Herzaktion bereiten sie sich erneut auf ihren Einsatz vor. Nur die stärkere Aktion des Sinusknotens zwingt sie, sich immer wieder abzuregen und lediglich als Informationsträger zu dienen. Im Bild des verkabelten Landes würde das bedeuten, daß die verschiedenen nachgeordneten Sendeanstalten, die eigentlich zur Informationsweiterleitung gedacht sind, ständig selbst eigene Sendungen vorbereiten. Diese müssen von der Zentrale in jedem Moment wieder abgesetzt werden. Im gesunden Her-

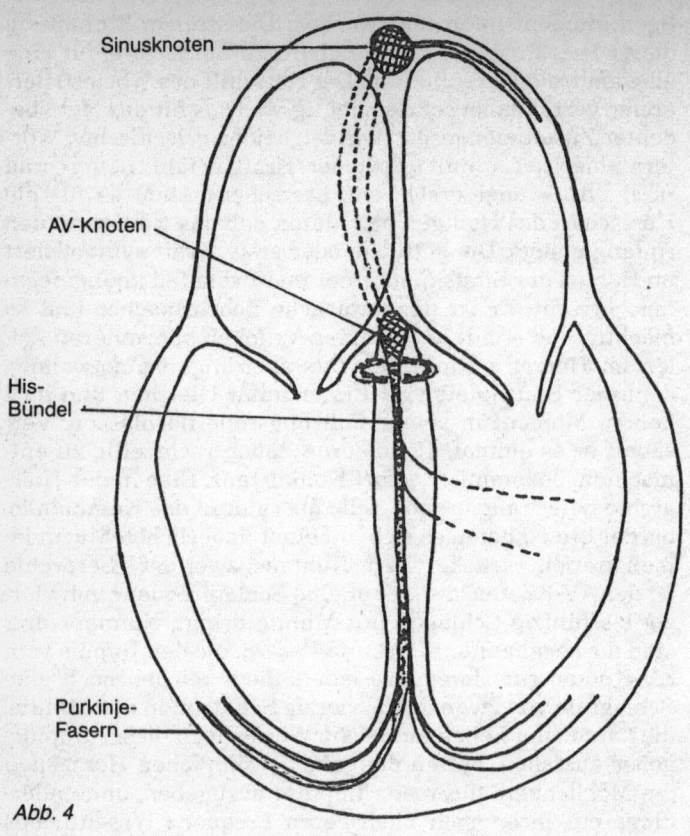

Sinusknoten

AV-Knoten

His-
Bündel

Purkinje-
Fasern

Abb. 4

zen herrscht also eine gesunde Konkurrenz, die sich aufgrund der gesunden Hierarchie im Normalfall nicht auswirkt. Sobald aber die Herrschaft des »Heiligen« (des Zentrums) Schwächen aufweist, bricht eine Revolution aus, und die nächsthohe Rangstufe in der Pyramide fordert ihr Recht. Mediziner sprechen dann vom Ersatzrhythmus.

Die Steuerung des Herzens beruht zwar im wesentlichen auf dem Sinusknoten, doch ist dieser und damit der Rhythmus sehr stark von seelischen und physischen Einflüssen abhängig. Sobald wir seelisch oder körperlich gefordert werden, erhöht sich die Herzfrequenz, beruhigen wir uns dagegen wieder, sinkt die Herzschlagrate entsprechend. Die Parallelität von Seelischem und Körperlichem wird am Herzen besonders deutlich. Fühlt man sich z. B. angriffslustig, klopft einem nicht selten das Herz bis zum Halse. Greift man dann tatsächlich an, kommt einem die zusätzliche Energie durch die vermehrte Herzarbeit zugute. Taucht man in einen Zustand geistig-seelischer Ruhe ein wie etwa beim Meditieren, sinkt die Herzfrequenz meßbar, und tatsächlich braucht der Körper jetzt auch weniger Energie.

Auf der physiologischen Ebene werden diese Wirkungen durch die beiden Pole des vegetativen Nervensystems und die entsprechenden Hormone vermittelt. Die Nerven des Sympathikus und die Katecholamine* steigern die Erregbarkeit des Sinusknotens durch Erleichterung seiner Entladung bzw. Depolarisation. Die gegenpoligen Vagusnerven mit dem Hormon Azetylcholin setzen umgekehrt die Erregbarkeit herab, indem sie die elektrische Depolarisation erschweren. So kommt es, daß Aufregungen neben dem Blutdruck auch die Herzfrequenz erhöhen und tiefe Entspannungszustände sowohl Blutdruck als auch Herzfrequenz senken.

»Herzrhythmusstörungen« gehören eigentlich zu den alltäglichsten Erfahrungen, und jedermann erlebt sie in Maßen ständig. Jede Emotion beeinflußt die Herzfrequenz, und jede größere Emotion bringt das Herz aus seinem maßvollen Rhythmus. Sei es ein Schreck, der das Herz im übertragenen Sinne stillstehen und im ganz konkreten manchmal tatsächlich einen Schlag aussetzen läßt, sei es Panik, die es zum Rasen bringt, oder Freude, die es höher schlagen läßt. Unser Herz und unser Gefühlsleben bilden eine untrennbare Einheit, jede Gemütsbewegung schlägt sich am Herzen nieder. Wie ein Geigerzähler auf Radioaktivität, so reagiert das Herz auf Emotionen und zeigt sie mit empfindlicher Genauigkeit an. Einen noch deutlicheren Vergleich liefern Seismographen, die Erschütterungen im Inneren der Erde registrieren, von der schwächsten Verschiebung

* Katecholamine = Bezeichnung für bestimmte Amine, z. B. Adrenalin, Noradrenalin, Dopamin.

bis zu Vulkanausbrüchen und Erdbeben. Auch das Herz registriert alles von der kleinsten seelischen Regung bis zu entsprechenden emotionalen Ausbrüchen und Herzbeben.

In gewissen Grenzen darf und soll das Herz also sehr wohl aus seinem gewohnten Gleichklang herausspringen, es darf uns vor Freude im Leibe hüpfen, und selbst eine Beklemmung ums Herz ist noch in Ordnung, wenn die entsprechende seelische Situation ebenfalls beklemmend erlebt wird. Bei jenen Situationen aber, die medizinisch als Herzrhythmusstörungen bezeichnet werden, handelt es sich um ein ganz entsprechendes Geschehen, nur erlebt der Betroffene die Emotionen nicht mehr. Er gesteht sie sich bzw. seinem bewußten Erleben nicht zu, und so sinken sie in den Körper und verschaffen sich hier die ihnen gebührende Aufmerksamkeit. Wer sich folglich häufig von Emotionen und Gefühlen aus der Ruhe bringen läßt und offen für irrationale Gefühlseinbrüche in seinem Alltag ist, braucht nicht mit Herzrhythmusstörungen zu rechnen. Wer sich allerdings ganz auf seinen Verstand verläßt, Normen über alles stellt und sich durch Emotionen nicht im geringsten stören läßt, den reißen Rhythmusstörungen leicht aus seinem Trott.

Wessen Herz also verrückt spielt, der sollte sich fragen, ob er es sich im Leben zuwenig gönnt, auch einmal »verrückt zu spielen«. Möglicherweise ist sein Leben in starre Bahnen gepreßt, und unverrückbare Grundsätze prägen ihm einen regelmäßigen Takt auf, Versicherungen sichern alle Eventualitäten ab, und es gibt einfach nichts mehr, was ihn noch aus dem Gleis werfen könnte, nichts, was seine strengen Maßstäbe verrücken könnte. In diesem Fall bleibt als letzter Schrei das Herz, das stellvertretend verrückt spielt oder sogar entgleist. Wer sein Leben gegen jeden emotionalen Überfall absichert, weil er sein Herz solchen Regungen verschließt, öffnet damit gleichzeitig unbewußt sein physisches Herz für entsprechende Anfälle. Über diesen Umweg ist der Betroffene dann doch wieder gezwungen, auf sein Herz zu horchen und langfristig sogar ihm zu gehorchen.

a) Probleme an der Spitze der Hierarchie

Rhythmusstörungen, die von der obersten Instanz, dem Sinusknoten selbst, ausgehen, sind sehr selten. Die sogenannten Tachykardien (Herzrasen) gehen meist mit Trainingsmangel einher. Das untrainierte Herz ist unverhältnismäßig klein und entsprechend schwach. Bei den geringsten Anforderungen in seelischer und körperlicher Hinsicht kann es zu rasen beginnen und damit zeigen, wie wenig es Herausforderungen gewachsen ist. So verkörpern sich die rasenden Ängste und die daraus folgende Tendenz zu rasender Flucht im Herzrasen. Wie gehetzt und gejagt das kleine Herz ist, verrät auch der Ausdruck »Herzjagen«. Das zu schwache und zu kleine Herz demaskiert sich als rechtes Hasenherz. Die Mitte, das Zentrum des Betroffenen, ist auf das Leben zuwenig vorbereitet oder eben untrainiert.

Wieder liegt die Lösung im Symptom selbst. Langfristig geht es natürlich darum, den Gegenpol bzw. einen ausgeglichenen harmonischen Herz- und Lebensrhythmus zu finden. Zuerst aber gilt es, auf das Symptom zu horchen und ihm zu gehorchen. Es trommelt eine ausgesprochene Hektik in der eigenen Mitte, eine rasende Bewegung. Die schulmedizinische Therapie macht hier die Aufgabe sehr deutlich. Sie empfiehlt aufbauendes Körpertraining, um das Herz schrittweise an mehr Leistung zu gewöhnen. Genau darum geht es auch, allerdings auf der seelischen Ebene. Das rasende Herz selbst will dem Betroffenen ja offensichtlich Beine machen, will Bewegung ins Leben bringen und eigentlich innere Bewegtheit. Es macht den Betroffenen rasend verrückt und will ihn doch nur dazu bringen, sich im Herzen von seinen Emotionen auf Trab bringen zu lassen, sich tatsächlich einmal verrücken zu lassen. Der zweite schulmedizinische Therapievorschlag beleuchtet diesen emotionalen Hintergrund, besteht er doch in der Gabe von Beta-Blockern. Die Blockade der Beta-Rezeptoren schneidet das Herz von allen erregenden (sympathikotonen) Reizen ab und verhindert damit, daß sich Emotionen im Körper ausdrücken (somatisieren). Ähnliches bewirken die Tranquilizer, die als dritte schulmedizinische Therapievariante in Frage kommen. In aller Offenheit spricht die Medizin hier von einer psychovegetativen Entkoppelung. Die Entkoppelung von Seele und Eingeweiden trennt den Betroffenen von seinem Körper und entzieht der Seele mit der Körperbühne eine weitere Ausdrucksmöglichkeit. Kurzfristig ist das ganz im Sinne des Patienten, der seine Ruhe vor all den ihn rasend machenden Emotionen will. Offensichtlich rutscht er langfristig damit aber noch ein Stück tiefer in sein Dilemma.

Wie alle Symptome macht Herzrasen ehrlich und zeigt, zu welcher Bewegtheit und Geschwindigkeit der Betreffende eigentlich aufgerufen ist. Die symbolische Bedeutung des kleinen schwachen Herzens wird vor allem am Gegenpol, dem großen, starken und damit auch mutigen Herzen deutlich.

Herzrasen bei Schilddrüsenüberfunktion hat eine ganz anders geartete Basis, und die Störung geht hier auch nicht vom Herzen selbst, sondern eben von der Schilddrüse aus. Es handelt sich um eine im ganzen aufgeputschte Situation. Nicht nur das Herz, sondern der ganze Organismus wird mit stoffwechselanregenden Hormonen überschwemmt, die wie Aufputschmittel wirken. Die Betreffenden fühlen sich getrieben, trotz großem Appetit verlieren sie Gewicht, sie frieren nicht mehr und zittern dafür nicht selten vor körperlicher Erregung. Manchmal treten auch noch ihre Augen eigenartig hervor und betonen die physische Überaktivität, die hier vorliegt. Der ganze Körper und in seiner Mitte das Herz sind aufgepeitscht. Statt der rasenden Flucht eines Hasenherzens handelt es sich hier eher um das Bild des rasenden Reporters, dem vor lauter Neugierde die Augen schon fast aus dem Kopf fallen, der sich selbst hochpeitscht und vielleicht sogar aufputscht, um das Pensum seiner eigenen Wichtigkeit zu bewältigen. Das Herz signalisiert ihm die rasende Hektik, die die Mitte seines Lebens erfaßt hat. Tatsächlich steht solch ein Mensch unter Drogen, wenn auch körpereigenen. War uns im vorigen Abschnitt ein Gejagter begegnet, haben wir hier eine Jagenden vor uns. Daß Hase und Jagdhund gleichermaßen Herzjagen haben, ist bei der Ähnlichkeit ihrer körperlichen Tätigkeit nicht verwunderlich, auch wenn ihre Absicht dabei konträr ist.

Der wirkliche rasende Reporter, der sich seiner Hektik bewußt ist und der sie als Tribut an seinen Beruf bewußt in Kauf nimmt, hat natürlich nicht unter Herzrasen zu leiden. Betroffen davon ist wieder nur derjenige, der sich seines rasenden Lebensrhythmus nicht bewußt ist. Die Lernaufgabe beginnt hier wie üblich damit, sich die im eigenen Leib hochgepeitschten Wellen einzugestehen. Für den nächsten Schritt gibt es dann zwei Möglichkeiten: Der Betreffende erkennt, daß er auch im äußeren Leben sich und seine Umwelt hochpeitscht. In dem Maße, wie er lernt, dazu zu stehen, wird es ihm auch gelingen, die unbewußten Extreme zu erkennen. Die bewußte Aktivität wird sich dann automatisch von der Hektik zur Schnelligkeit und von der wilden Jagd zur Zielstrebigkeit hin entwickeln. Die unbewußten und krankmachenden Exzesse bauen sich so wie von selbst ab. Im zweiten, schwierigeren Fall findet sich äußerlich gar keine Hektik, sondern eher ein langweiliges Leben, sozusagen mit gebremstem Schaum. In diesem Fall wird auf der wildbewegten Körperbühne ein Stück gegeben, das noch weiter vom Bewußtsein des Bühnenbesitzers entfernt ist. Hier sind das rasende Herz und der rotierende Körper die einzigen Belege für die Grundsituation, und fremde Betrachter mögen von dem Drama, das abläuft, nicht das geringste mitbekommen. Die Aufgabe, die in den Körper gesunkenen Symptome im Bewußtsein wiederzuentdecken, ist so natürlich schwerer, aber auch hier durch nichts zu ersetzen. Erst wenn der rasende Anspruch gefunden ist und eine Chance im Leben erhält, wird die Raserei des Herzens nachlassen.

Das Bild vom rasenden Reporter hat die Berufsebene ins Spiel gebracht, doch ist das Thema nicht darauf beschränkt. Natürlich kann auch die Herzensebene im engeren Sinne betroffen sein und damit jene Emotionen, die mit der Liebe verknüpft sind. Wem das Herz vor Liebe rast, dem ist entweder das Ausmaß seiner noch nicht gelebten Liebe unbewußt oder er gesteht sich diese Liebe überhaupt nicht zu. Aus seinem Bewußtsein verdrängt, registriert er sie gar nicht mehr. Natürlich geht es in beiden Fällen darum, sich der Stimme des eigenen Herzens zuzuwenden und seine Botschaft bewußt zu leben, anstatt sie zum physischen Herzen abzuschieben. Bezüglich der Liebe bieten sich zwei »rasende« Möglichkeiten. Wenn beide aufeinanderstoßen, ergibt sich ein geradezu klassisches Motiv: Eine, die sich vor der Stimme ihres Herzens fürchtet, flieht mit jagendem Herzen vor einem, der auf die Stimme seines Herzens wohl hört, aber das ganze Ausmaß seiner Liebe nicht verwirklichen kann. So macht er mit rasendem Herzen Jagd auf das Herzchen, das sein Herz nicht mehr ruhen läßt und deren eigenes natürlich auch keine Ruhe mehr findet.

b) Konkurrenzprobleme in der Hierarchie

Das Gros der Herzrhythmusstörungen geht auf Konkurrenzprobleme im Herzen zurück. Irgendeine Zelle eines an sich untergeordneten Zentrums sticht den Sinusknoten mit einer höheren Frequenz oder einer früher einsetzenden Erregung aus. Solange diese Form der Revolution auf Anhieb glückt und ein anderes Zentrum eine neue Oberhoheit etablieren kann, droht keine Lebensgefahr. Gibt es dagegen ein Gerangel um den Thron und versuchen verschiedene Zentren, sich den Rang abzulaufen, kann die Herzarbeit bis zum Herzversagen behindert werden.

Die glücklichste Situation ist immer die ursprüngliche, in der der Sinusknoten den Ton angibt. Insofern kann man das Herz als zu Recht konservativ bezeichnen. Spielt plötzlich ein anderes Zentrum die erste Geige, ergeben sich Probleme. Solange allerdings noch ein einigermaßen arbeitsfähiger Rhythmus herauskommt, halten sie sich im Rahmen. Das Herz läßt sich mit einem Ruderachter vergleichen. Ideal für das Fortkommen des ganzen Bootes ist es natürlich, wenn alle acht Mann dem Schlagmann bedingungslos folgen. Ist einer dazu nicht mehr bereit und übernimmt das Kommando mit höherer Schlagzahl, ist es noch am besten, alle anderen folgen ihm in den neuen Rhythmus. Aber natürlich sitzt der neue Schlagmann nicht an der günstigsten Stelle, um den Ton anzugeben. Das Heck des Bootes ist dafür prädestiniert, von hier erreicht das Kommando alle gleichzeitig und aus der richtigen Richtung. Beginnt irgendeiner der mittleren Ruderer, die erste Geige zu spielen, erreichen seine Kommandos die anderen von verschiedenen Seiten und sind auch nicht überall gleich gut zu sehen. Der ursprüngliche Schlagmann wird jetzt zum sinnlosen Ballast. Das Beste, was er tun kann, ist, sich herauszuhalten, um nicht noch mehr Verwirrung zu stiften.

Gelingt es dagegen keinem der Ruderer, den Thron zu erobern, und werden viele vom Ehrgeiz des Herrschens ergriffen, wird aus dem Rhythmus ein *heil*loses Chaos. Dann ist das Gegenteil der Hierarchie, der Herrschaft des Heiligen, erreicht. Das Heil(ig)e und das Ein(ig)e gehen gleichermaßen unter zugunsten von Chaos und Vielheit. Jetzt sind die einzelnen Ruderer an sich freier, und jeder kann nach besten Kräften weiterrudern. Nur scheinen sie vergessen zu haben, daß sie alle im selben Boot sitzen. Vielleicht wird insgesamt sogar mehr geleistet als vorher, wo die Kräftigsten durch den verbindlichen Rhythmus gebremst wurden. Betrachtet man das Boot aber vom Ufer, erkennt man einen wilden Rudersalat und keinerlei Vorankommen mehr, wenn das Boot nicht überhaupt sinkt.

Die gesunde Hierarchie im Herzen bietet als einzige die Chance, daß das Heil(ige) erreichbar bleibt. Bricht diese Hierarchie zusammen, muß sich der Betroffene eingestehen, daß sein Herz zwischen widerstrebenden Regungen hin und her gerissen ist. Unvereinbare Bestrebungen bringen es durcheinander und blockieren seine Arbeit. Die Herrschaft des Heiligen, der zentrale Sinn des Lebens, ist offensichtlich verlorengegangen. In wesentlichen Dingen im Zentrum des Lebens muß es zu einer Verzettelung gekommen sein, ohne daß der Betroffene es bemerkt hat. Erst das unrhythmisch klopfende Herz zeigt, wie innerlich zerrissen er ist. Die Lösung kann auch hier nicht darin liegen, sich nun sofort zusammenzureißen und auf eine »Sache« zu konzentrieren. Vielmehr gilt es vorher, sich die widerstreitenden Einzelinteressen einzugestehen und sie auch einmal bewußt zu leben. Nur so wird sich aus ihnen das eine wirklich zentrale Anliegen herausfiltern lassen.

c) Paroxysmale Tachykardien – die anfallsartige Raserei des Herzens

Neben den Tachykardien, die vom Sinusknoten ausgehen, gibt es auch solche, die von einem konkurrierenden Impulszentrum herrühren. Im Unterschied zu den vorher behandelten setzen sie schlagartig ein und treiben das Herz auf Frequenzen von 140 bis 200 Schlägen pro Minute. Mittels EKG lassen sich zwei Grundformen unterscheiden: eine gutartige Form, die ihren Usprung im Vorhof hat, und eine auf organische Herzmuskelschäden hinweisende Variante, die von der Kammer ausgeht.

Das plötzlich einsetzende Herzrasen führt häufig zu Beklemmungen in der Herzgegend wie bei Angina-pectoris-Anfällen, zu Atemnot und Schwindel bis zur Bewußtlosigkeit. Bei kaum noch tastbarem Puls ist der Patient blaß und getrieben. Häufig kommt es zur Lungen- und Leberstauung und im Anschluß an den Anfall zu einer sogenannten Harnflut wasserhellen Urins.

Die schulmedizinische Therapie wirft hier wieder Licht auf das zugrundeliegende Problem. Neben der bereits erwähnten Sedierung, der Verabreichung eines Sedativums, die das Übergreifen von Gemütsbewegungen auf das physische Herz blockiert, wird vor allem die Reizung des Vagus empfohlen. Mit der Aktivierung dieses Gegenspielers des Sympathikus wird das Herz ebenfalls beruhigt bzw. der für Erregung und Aktivierung am Herzen zuständige Sympathikus überspielt. Besonders deutlich wird die Situation bei nachts im Schlaf einsetzenden Anfällen von Herzraserei. Auch wenn man sich beim Erwachen an nichts erinnert, kann der aufwühlende Grund wohl nur in Träumen und damit im psychischen Bereich liegen. Die Betroffenen sind offenbar seelisch übererregt. Die Gemütsbewegungen kommen ihnen allerdings gar nicht mehr zu Bewußtsein. Statt seelischer Bewegtheit erleben sie die rasende Bewegung des Herzens und statt jagender Gefühle ihr jagendes Herz. Es ist ähnlich wie beim Erröten. Könnte man sich und den anderen den eigenen Bezug zu dem anzüglichen Witz eingestehen, müßte das Gesicht nicht zur roten Laterne werden und aller Welt die Wahrheit verkünden.

Wenn einen Herzrasen anfällt, sollte man sich klarmachen, daß es offenbar von innen kommt, und sich zusätzlich die Frage stellen, was einen da anfällt. In der Getriebenheit, die oft empfunden wird, könnte etwa der Bezug zur eigenen verdrängten Triebhaftigkeit körperlich nachfühlbar werden. Auch die Frage nach dem »Wann« kann wichtig sein. Aus der konkreten Auslösesituation läßt sich häufig direkt und fast immer symbolisch herauslesen, was einen da so auf die Palme bringt. Die beklemmenden Gefühle in der Brustmitte weisen in schöner Einfachheit darauf hin, daß genau hier etwas klemmt und nicht weitergeht.

Die Psychosomatik von Schwindel und Bewußtlosigkeit ist schon sprachlich unübersehbar. Hier schwindelt sich jemand erst etwas vor, und weil das offenbar noch nicht reicht, flieht er dann ganz in jene andere Welt, wo er nicht auf sein unangenehm ehrliches Bewußtsein angewiesen ist. Natürlich gilt vieles, was für das vom Sinusknoten ausgehende Herzrasen gesagt wurde, auch bei anfallsartigen Tachykardien und braucht hier nicht wiederholt zu werden.

d) Extrasystolen – Stolpersteine auf dem Herzensweg

Bei den Extrasystolen handelt es sich um vorzeitige Herzschläge. Ein irreguläres Impulszentrum im Vorhof- oder Kammerbereich läuft dem Sinusknoten den Rang ab und entmachtet ihn durch seinen voreiligen Impuls. Die Machtverhältnisse kehren sich also kurzfristig um. Über diesen unerwarteten Schlag gerät das Herz ins Stolpern. Häufig dauert es danach etwas länger, bis der Sinusknoten wieder alles im Griff hat und sein nächster regulärer Impuls das Herz wieder auf den rechten Weg bringt. Der Betroffene erlebt die verlängerte Pause als Aussetzen des Herzens und den nächsten Schlag als besonders heftig. Beides löst vielfach die Angst aus, das Herz könnte ganz stehenbleiben oder der Schlag könnte einen wirklich treffen. Tatsächlich können Extrasystolen Vorboten für andere, weit schlimmere Rhythmusstörungen sein, z. B. Herzflattern und -flimmern. Allerdings kommen sie auch bei klinisch völlig herzgesunden Menschen ab und zu vor.

Sie zeigen an, daß die eigene Mitte aus dem Tritt ist. Der

Grund hierfür liegt in bestimmten Extrawürsten einzelner Herzbereiche, die sich demonstrativ weigern, dem gemeinsamen Zentrum den fälligen Tribut zu zollen. Wer sich Extrawürste braten läßt, ist ja offenbar nicht bereit, sich der höheren Idee unterzuordnen, sondern besteht auf seinem Minderheitsvotum. Er will absichtlich gegen den Strom schwimmen und so Aufmerksamkeit auf sich lenken. All das ist natürlich wieder unbewußt und kommt nur durch die Ehrlichkeit des Herzens ans Licht. Die Gründe für ein Aus-dem-Tritt-Kommen sind naturgemäß zahlreich und von der Medizin weitgehend erforscht. Sie reichen von zentralen Ursachen wie Hirnoperationen bis zu jeder Form von »Nervosität«. Überdosierungen von Digitalispräparaten oder von Weckmitteln wie Adrenalin und Koffein kommen ebenso in Frage wie Schlafmangel und übermäßiger Nikotin- und Kaffeegenuß. Ein zu voller Magen kann der *Stein des Anstoßes* sein, ebenso sind es auch Blähungen und so ernste Erkrankungen wie Myokarditis und Koronarsklerose bis zum Infarkt. Es gibt wenig, worüber das Herz und sein Besitzer nicht stolpern könnten. Erlebt der Betroffene sein Stolpern und Aus-dem-Tritt-Kommen bewußt, hat sein Herz nichts zu befürchten. Erst wieder das Verdrängen solcher Erfahrungen zwingt sie dem physischen Herzen auf.

Wer unter Extrasystolen leidet, ist also aus dem Rhythmus, ohne es sich einzugestehen. Er könnte es lediglich am Herzen erleben, das stellvertretend aus der Rolle fällt. Die vorrangige Lernaufgabe wäre also, bewußt aus der vorgegebenen Rolle zu fallen. Denn würde der Betroffene sich seinen zentralen Ansprüchen an Besonderheit und Originalität bewußt stellen, müßte nicht das Herz an seiner Stelle aus der Norm springen. Es gilt also, die eigene Individualität leben zu lernen, sich auf den Pfad der Individuation zu machen; was nichts anderes bedeutet, als seinen ureigenen Weg zu gehen. Zu diesem Weg mag es gehören, auch über die (gesellschaftlichen) Stränge zu schlagen. Solange der Betreffende das bewußt durchlebt, kann sein Herz in den vorgezeichneten Bahnen bleiben.

Das bewußte Beschreiten des Individuationsweges ist sicherlich die höchste Ebene dieses Themas, aber noch jedes »Aus-der-Reihe-Tanzen«, jede »Extrawurst« und demonstrative Clownerie ist im Übertragenen gesünder als auf der Ebene des physischen Herzens. Selbst wer Unsinn im Herzen trägt, sollte ihn nicht mit dem Herzen ausdrücken; auf allen anderen Ebenen haben er selbst und die Umwelt mehr davon. Wenn man schließlich vor lauter Extrawürsten zum Hanswurst zu werden droht, wird es allerdings Zeit, zur Individualität und Originalität auf höherer Ebene überzuspringen. Das allopathische Konzept, sich in solcher Lage besonders angepaßt und normenkonform zu verhalten, zwingt nur das Herz zu den absonderlichsten Saltos und Seitensprüngen.

Die schulmedizinische Therapie schließt vieles ein und weniges aus. Vom Cortisonstoß (bei Myokarditis) über Digitalis bis zu den einschlägig bekannten Beta-Blockern, aber auch Psychopharmaka und sogar Antiepileptika sind schon einige Mittel »mit Erfolg« eingesetzt worden. Professor Klepzig*, Chefarzt einer Klinik für Herz-Kreislauf-Krankheiten, schreibt in seinem Standardwerk zum Thema sehr ehrlich: »Es darf aber nicht verschwiegen werden, daß einzelne Kranke allen Behandlungsversuchen trotzen und immer wieder über Beschwerden klagen. Man muß dann raten, sich an die Störung zu gewöhnen und sie nicht besonders zu beachten.« Diese für die Schulmedizin typische Haltung ist natürlich voll im Einklang mit der Verdrängungstendenz des Patienten und wird bei der (Er-)Lösung der Probleme nicht helfen. Der tiefere Sinn des Symptoms erfordert das genaue Gegenteil: Der Patient müßte sich stören lassen und ein Bewußtsein seines Stolperns entwickeln. Er sollte sich von jedem neuerlichen Stolpern seelisch aus seinem Trott bringen lassen anstatt physisch. Jeder Herzentgleisung liegt eine seelische Entgleisung in einem zentralen, die Lebensmitte berührenden Bereich zugrunde. Diese Entgleisungen wieder bewußtzumachen ist das eigentliche Anliegen des Symptoms und die Chance auf dem Weg zurück zu einer gesunden Hierarchie im Herzen und damit zur Herrschaft des Heiligen in der eigenen Mitte.

* H. Klepzig: *Herz- und Gefäßkrankheiten*, Stuttgart 1972.

e) Flattern und Flimmern

Von Vorhofflattern spricht man bei regelmäßigen gleichförmigen Flatterwellen mit Frequenzen (Schlägen pro Minute) zwischen 220 und 370. Bei der sehr seltenen 1:1-Übertragung kommt es zum Kammerflattern mit der gleichen Frequenz. Meist tritt aber eine Blockierung der Weiterleitung solch schneller Rhythmen im Verhältnis 1:2 oder 1:3 auf. Dann wird nur jeder zweite oder dritte Impuls vom Vorhof auf die Kammern übertragen, und der Herzrhythmus bleibt regelmäßig. Bei wechselnder Blockierung entsteht eine Arhythmie. Treten keine regelmäßigen Kontraktionen mehr auf, sondern nur noch ungeordnete Flimmerwellen mit Frequenzen von 400 bis 700 Aktionen pro Minute, spricht man von Vorhofflimmern. Wenn die Erregungsimpulse aus dem Vorhof die Herzkammern zu oft treffen, finden diese in der Kürze der zur Verfügung stehenden Zeit nicht mehr die Möglichkeit, genügend Blut genügend kräftig zu befördern. So ist die häufig auftretende Blockierung der Übertragungsleitung ein Vorteil für das Herz und erhält seine Leistungsfähigkeit.

In diesem Fall geraten die Kammern auf jeden Fall in eine absolute Arhythmie. Übergänge zwischen Flattern und Flimmern kommen vor, und beide können Vorstufen der entsprechenden, aber ungleich gefährlicheren Zustände der Kammern sein. Flattern und Flimmern haben auch die gleichen medizinischen Ursachen, und diese entsprechen in ihrer Vielfalt weitgehend denen der Extrasystolen. Hinzu kommen kreisende Impulse im Vorhofbereich, die, an ihren Ausgangsort zurückgekehrt, schon wieder erregbare Zellen vorfinden.

In diesem Fall muß sich der Betroffene eingestehen, daß sich seine Impulse, was das Zentrum seines Lebens anbelangt, im Kreise drehen. Bei der absoluten Arhythmie kann er sich eingestehen, daß in seiner Mitte ein absolutes Chaos bezüglich der Informationen herrscht. Konkret heißt das, der Betroffene lebt in einer Situation, in der er alle notwendigen Informationen hat, jedoch weder Ordnung noch Hierarchie hineinbringt. Er dreht sich in der Fülle der Anregungen im Kreise, ohne einen Ausweg zu finden. Und vor allem:

Ihm ist diese Situation nicht bewußt, weshalb sie sich im Herzen verkörpert.

Ein typisches Beispiel liefert ein Patient, der noch immer an einer über ein Jahrzehnt zurückliegenden Scheidung knabbert bzw. an ihrer finanziellen »Ungerechtigkeit«. Ohne sich bewußt einzugestehen, daß sich sein ganzes Leben um dieses Thema dreht und er zu gar nichts anderem kommt, landet er bei allen Gesprächen immer wieder an diesem Punkt. Der Umwelt ist das Muster bis zum Überdruß bekannt, der Patient sieht es trotzdem nicht, sondern dreht sich unbewußt weiter im Kreis und läßt die Erregungsimpulse im Herzen kreisen.

Die Symptome entsprechen denen gehäufter Extrasystolen und reichen von Schwindel, Leere im Kopf über ein undefinierbares Druckgefühl in der Brust bis zu Angina-pectoris-ähnlichen Beschwerden. In schweren Fällen kann es auch zur Bewußtlosigkeit und sogar zu epilepsieähnlichen Krämpfen kommen, selbst ein Infarkt ist möglich. Die meisten Patienten klagen aber lediglich über Herzrasen.

Die Deutung dieser Symptome entspricht der bei früherer Gelegenheit gegebenen. Hinzu kommt sicherlich noch die Angstsymptomatik, die schon im Wort »Flattern« anklingt. Bekommt jemand den »Flattermann«, hat er offensichtlich Angst. So wie das Herz können auch die Nerven und die Knie flattern. Das Zittern vor Angst liegt hier nahe und betrifft die Mitte des Menschen mit ihren zentralen Themen. Wem vor Angst die Knie schlottern bzw. flattern, der hat offenbar Angst, sich zu stellen. Wem die Nerven flattern, der hat Angst durchzudrehen. Wem aber der Herzvorhof flattert, dem sitzt die Angst bereits im Vorhof seines Herzenstempels. Noch einen Schritt weiter, und sein Lebenszentrum ist bedroht. Daß auch »Herzflimmern« mit Angst und lebensentscheidenden Themen, die um die Liebe kreisen, zu tun hat, kann man sehr schön in dem gleichnamigen Spielfilm des französischen Regisseurs Louis Malle miterleben. Die Leere im Kopf aufgrund von Mangeldurchblutung mag als Hinweis gelten, daß die Lebensenergie gerade noch für die zentralsten Gebiete ausreicht, aber nicht mehr für die Peripherie. Die Bewußtlosigkeit betont diesen Sachverhalt zusätzlich. So verweisen beide Symptome den Kopf ins zweite Glied. Das Blut wird jetzt offenbar für Wichtigeres gebraucht als für vernünftige Gedankenspiele. Die heftige Unruhe im Herzbereich verdeutlicht, wo jetzt die Musik spielt, wo der Lebenskampf tobt und wo er sich entscheidet. Als häufige Komplikationen treten Embolien auf, die je nach fälligem nachgeordneten Problemthema mit den Lungen den Kommunikations-, mit dem Hirn den Steuerungs-, mit den Extremitäten den Bewegungsbereich treffen können.

Als schulmedizinische Therapie kommt neben den vielen bei den Extrasystolen beschriebenen Möglichkeiten und der Embolienprophylaxe mittels Blutverflüssigung vor allem die elektrische Defibrillierung in Frage. Dieser bei den Herzinfarktkomplikationen ebenfalls schon beschriebene Elektroschock fürs Herz hat hier fast etwas Homöopathisches, behandelt er doch Übererregung mit Übererregung. Durch den alles andere weit in den Schatten stellenden übermächtigen Impuls werden alle aufmüpfigen Impulszentren im Herzen schlagartig in die Schranken gewiesen – in der Hoffnung, daß danach das richtige oder wenigstens ein einigermaßen verantwortungsbewußtes Zentrum die Herrschaft übernimmt.

Im Prinzip ähnlich, wenn auch wesentlich brisanter, ist die Lage, wenn die Kammern ins Flattern oder Flimmern kommen. Beim Flattern, das dem Flimmern häufig vorausgeht, ist die Blutzirkulation stark vermindert, beim Flimmern ist sie ganz unterbrochen, und der Tod tritt innerhalb von Sekunden ein. Die häufigste körperliche Ursache ist der Infarkt. Allerdings ist auch die Medizin durch Herzkatheterisierung und Herzoperationen unter den unmittelbaren Auslösern vertreten, ebenso wie Stromunfälle, Myokarditis und schwere Herzinsuffizienzen. Am eröffneten Herzen erscheint das Flimmern als ein Wogen und Wühlen des Herzens ähnlich einem tobenden Orkan, und tatsächlich handelt es sich ja um den Todeskampf eines ohne fremde Hilfe todgeweihten Herzens.

Die schulmedizinischen Akutmaßnahmen bringen in ihrer brutalen Direktheit wieder viel Ehrlichkeit ins Spiel. Beim Flimmern, das einem akuten Herzstillstand entspricht, wird empfohlen, dem Patienten mehrere Male kräftig auf die

Herzgegend zu boxen. Solche Schläge sollen nach Aussagen von Klepzig schon häufig lebensrettend gewesen sein. Die heftigen Boxhiebe bezeichnen sehr direkt den Ort, um den sich alles dreht. Und sie teilen auch eine eindeutige Botschaft aus: Es geht darum, aufzuwachen fürs Leben, sich noch einmal zusammenzureißen und auf *ein* Impulszentrum und *ein* Ziel zu einigen, nämlich zu leben. Alle anderen Maßnahmen mit der Defibrillierung an der Spitze folgen diesem handgreiflichen Weg. Die Injektion von Lokalanästhetika mitten ins Herz ist nichts anderes als ein Stich ins Herz mit anschließender Betäubung der durchdrehenden Impulszentren.

Schließlich sind natürlich auch Herzmassage und Mund-zu-Mund-Beatmung dringend angezeigt. Sie sind allerdings gar nicht mehr eigentlich therapeutische Maßnahmen, sondern zielen vielmehr drauf, Zeit zu gewinnen, indem sie dem Organismus abnehmen, was der freiwillig nicht mehr zu leisten bereit ist. Die massierenden Hände ignorieren einfach das elektrische Chaos im Herzen und imitieren seine Pumpbewegungen von außen und mit relativer Gewalt. Bei alten Menschen ist es dabei sogar manchmal notwendig, die unelastisch gewordenen Rippen zu brechen. Die Beatmung von außen geht in dieselbe Richtung, zwingt sie dem Betroffenen doch eine Kommunikation auf, die dieser schon abgebrochen hatte.

Bei der Deutung dieses wie auch anderer Endzustände ist Vorsicht geboten. Natürlich kann man jede Form deuten. So ließe sich ableiten, daß hinter einem Herzversagen ein zentrales übergeordnetes Versagen steht, das nicht bewußt geworden ist. Demnach wäre Herzversagen ein sehr unbewußter Tod und der Sterbende gleichsam ein »Versager« bezüglich seines zentralen Lebensthemas. Andererseits muß der Mensch aber sterben und dazu auch einen Weg finden. Letztlich ist es irgendwann an der Zeit, zu versagen bezüglich der Welt und sich damit dem Leben zu versagen. Dem Leben entsagen kann aber auch ein sehr bewußter Schritt sein, ein Schritt, mit dem man sich seinem eigentlichen Seelenzentrum nicht nur zuwendet, sondern sogar eins mit ihm wird. Möglicherweise geht es in der überdrehten Situation des Herzflimmerns auch gerade darum, den

Absprung aus dem Chaos zu finden. Dieses Aus-der-letzten-Rolle-Fallen und Überschreiten des Abgrunds zwischen Leben und Tod könnte die Aufforderung des Augenblicks sein. Auf der anderen Seite wartet dann wirkliche Seelenruhe, die sprichwörtliche letzte Ruhe. Die Deutung solch einer Situation erübrigt sich, denn nur der Betroffene könnte entscheiden, was bei ihm und seinem Abschied im Vordergrund steht; er aber hat zumeist ganz andere Aufgaben, als sich diesbezüglich mitzuteilen.

f) Maschinelle Blockadebrecher

Es gibt eine ganze Reihe von Blockaden der Erregungsleitung im Herzen. Die mit Abstand wichtigsten betreffen die Verbindung vom Sinusknoten zum AV-Knoten, die sogenannten atrioventrikulären Überleitungsstörungen oder AV-Blocks. Bei einem Block ersten Grades ist lediglich die Überleitungszeit zwischen Vorhof und Kammer verlängert. Diese Störung macht noch keine Symptome. Sie kann sowohl Vorbote einer schwerwiegenden Herzstörung sein als auch bei klinisch unauffälligem Herzen auftreten. Wenn ihm die Diagnose nach einer EKG-Untersuchung mitgeteilt wird, könnte der Patient sich allerdings schon einmal fragen, ob er nicht eine etwas lange Leitung hat, was Herzensangelegenheiten betrifft. Offensichtlich dauert es ein bißchen länger als vorgesehen, bis sich die wichtigsten Botschaften in seiner Mitte ausbreiten können.
Die häufigste Leistungsstörung ist der AV-Block zweiten Grades, auch Wenckebach-Periodik genannt. Dabei verlängert sich die Überleitung von Schlag zu Schlag, bis schließlich eine Kammerkontraktion vollständig ausfällt. Sie geht meist in einen Block dritten Grades über, bei dem Vorhöfe und Kammern völlig unabhängig voneinander schlagen. Muß sich der Blockierte zweiten Grades eingestehen, daß er ganz erheblich »auf der Leitung steht«, hilft dem drittgradig Blockierten nur noch die Erkenntnis, daß die Verbindung in seinem Herzen vollständig unterbrochen ist. Zwei Herren herrschen über seine Mitte. Beide sind unabhängig voneinander, wobei die Arbeit des schwächeren Herrschers der Vorhöfe völlig sinnlos geworden ist. Das physische Herz be-

legt die biblische Weisheit, daß ein Herz auf die Dauer nicht zwei Herrschern dienen kann. Die Frequenz der Vorhöfe, die meist um achtzig schwankt, nützt dem Herzen nichts mehr. Die Kammerfrequenz ist mit um die vierzig Schläge pro Minute zu gering, um den Kreislauf ausreichend aufrechtzuerhalten. Solch ein Ersatzrhythmus, der manchmal sogar bis auf zwanzig Schläge in der Minute sinken kann, erlaubt letztlich auch nur noch ein Ersatzleben. Infolge der extremen Kammerverlangsamung sinkt das Herzminutenvolumen (Herzzeitvolumen) unter kritische Werte, und neben schon beschriebenen Erscheinungen wie Herzdruck und Bewußtlosigkeit kommt es unter zwanzig Schlägen pro Minute zu Krampfanfällen.

Diese epilepsieähnlichen Krampfzustände, auch Adams-Stokes-Anfälle genannt, beruhen auf der Minderversorgung des Gehirns mit Sauerstoff. Krämpfe zeigen generell einen frustranen Kampf eines Körperbereichs in einer für ihn aussichtslosen Situation an. Der Wadenkrampf nach einem langen Fußballspiel beispielsweise macht deutlich, daß die Schmerzgrenze für die Muskulatur erreicht ist. Alle weiteren Anstrengungen unter den gegebenen Bedingungen bringen nur noch sinnlose Verkrampfungen, aber keine verwertbare Leistung mehr. Im Krampf machen sich die betroffenen Bereiche eng. Sie machen zu, als wollten sie sagen: So nicht mehr – und nicht mit mir. Krampf ist Ausdruck von Kampf und in diesem Falle eines echten Arbeitskampfes. Hier wird gestreikt. Werden die Bedingungen des Körpers nach besserer Versorgung mit Sauerstoff und Nährstoffen nicht erfüllt, geht bald nichts mehr. Streiks im Körper werden praktisch immer von den streikenden Bereichen gewonnen. Allerdings streiken diese sehr verantwortungsbewußt nur im äußersten Notfall. Ähnlich konsequent setzt sich das Gehirn mit seinen Streikforderungen durch. Notfalls muß der Patient ständig in der Horizontale bleiben, um eine ausreichende Gehirndurchblutung zu gewährleisten.

Die ungenügende Förderleistung führt sehr schnell zu einer Herzvergrößerung und einem Schlagvolumenhochdruck. Beides kann die häufig bestehende Neigung zur Herzinsuffizienz vergrößern. Ein Herz mit totalem Block und vollständiger Arhythmie ist immer massiv vorgeschädigt, meist durch Verengung und Verhärtung der Herzkranzgefäße, seltener durch eine schwere Herzmuskelschädigung im Verlauf einer Myokarditis.

Der Betroffene kann aus dem Krankheitsbild herauslesen, daß er es mit den Themen des Herzens zu weit getrieben hat bzw. zu weit hat kommen lassen. Jede Ordnung und Organisation ist in seinem Herzen an Blockaden gescheitert. Er ist nicht mehr in der Lage, seiner Mitte und seinem Leben Rhythmus zu geben. Die absolute Arhythmie ist Ausdruck des absoluten Chaos im Zentrum seines Lebens. Es gibt keine gültige Norm und kein verbindliches Zeitmaß mehr, was bleibt, ist Anarchie. Wie nahe dieser Zustand dem Ende kommt, verdeutlicht Rudolf Steiners Auffassung, daß alles Leben Rhythmus sei. In diesem Fall ist nicht mehr viel Leben übrig.

Die Therapie der Schulmedizin ist ein weiteres Mal sehr erhellend. Da jeder folgende Anfall der letzte sein kann, zögert sie nicht, massiv einzugreifen und den Patienten mit einem Schrittmacher auszurüsten. Was so routiniert klingt, ist auch bereits zur Routine geworden. Tausenden von Patienten werden jedes Jahr maschinelle Herzschrittmacher *eingebaut.* Schon die Sprache verrät uns, daß es sich hier um eine zumindest sehr eigenartige Therapie handelt. Ansonsten baut man ja nur Ersatzteile in Autos oder andere Maschinen ein. Die Medizin hilft sich in dieser sprachlichen Verlegenheit wie üblich mit dem Lateinischen und »implantiert«, was »einpflanzen« bedeutet. Was ist das nun für ein Pflänzchen, das da so routiniert unter die Haut gepflanzt wird?

Technisch gesehen, ist es ein elektrischer Impulsgeber, ein kleiner Sender von der Größe eines Zigarettenetuis, der, unter den Brustmuskel genäht, einen bis ins Herz vorgeschobenen Katheter mit Impulsen versorgt. Mit diesen kleinen Maschinen gelingt es der Medizin, erstens das Chaos im Herzen zu beenden und zweitens einen stabilen und allzeit verläßlichen »Rhythmus« zu verordnen. Während der erste Punkt ohne alle Abstriche gelingt und der von außen eingeführte Impulsgeber mit der organischen Konkurrenz im Herzen spielend fertig wird, weil er ganz anderen Gesetzen gehorcht, bringt der zweite Punkt Probleme mit sich. Genaugenommen kann der Schrittmacher nämlich keinen Rhythmus liefern, sondern lediglich einen maschinellen Takt.

An dieser Stelle wird die ganze Austauschaktion wieder sehr ehrlich, denn so, wie dem Leben Rhythmus zukommt, gehört der Takt zur toten Welt der Maschinen. Wo bisher Anpassungsfähigkeit an die Wechselfälle des Lebens und seiner Gefühle regierte, herrscht nun eine Maschine, die selbstverständlich völlig unabhängig von Emotionen und Gefühlen ihren regelmäßigen Takt funkt. Die Flexibilität des Lebens ist durch die strenge und verläßliche Norm einer Maschine ersetzt worden. Der Betreffende ist nun sicher vor der Unberechenbarkeit des Herzens mit seinen Sprüngen und Aussetzern, aber damit auch vor dem eigentlichen Leben. Denn alles Leben hat Rhythmus, Takt aber hat nur die tote Welt der Maschinen. Mit dem kleinen Roboter, der dem Herzen auf die Sprünge hilft bzw. zu seiner monotonen Überlebensaktivität verhilft, ist es der Medizin gelungen, einen wirklichen Streikbrecher ins Rennen zu schicken. Alle etwaigen Krampfanfälle von seiten des Gehirns lassen sich damit genauso verhindern wie Freudensprünge des Herzens. Statt lebendiger Harmonie herrscht nun berechenbare und vom Chirurgen einstellbare Verläßlichkeit. In einer Welt, die diese Werte beinahe über alles andere stellt, mag den Betroffenen nicht einmal auffallen, daß Leben etwas mehr ist als Überleben.

In solch einer Situation wäre es ehrlich, sich mit dem Tod anhand des toten Taktgebers in der eigenen Brust auseinanderzusetzen. Und so zu erkennen, wieviel Totes und Maschinenhaftes bereits vom eigenen Leben Besitz ergriffen hat. Die enorme Angst vor den unberechenbaren Bewegungen der lebendigen Mitte hat offensichtlich triumphiert. Mit der Machtübernahme der Maschine im Herzen ist aber nicht nur diese Angst verschwunden, sondern auch eine der vorrangigsten Qualitäten des Lebens. Gerade aus dieser Erkenntnis kann es gelingen, all das Tote und dem Leben Abgewandte, das sich im Herzen eingenistet hat, zu durchschauen und zugleich anzuerkennen. Wenn wir, ausgehend von der Musik, Rhythmus und Takt als zwei notwendige Gegenpole betrachten, ergibt sich ein auch für das Herz stimmiges Bild. Rhythmus ist das Individuelle, Lebendige, manchmal Überschießende, das dem Musikstück wie dem Leben seine Einzigartigkeit verleiht. Der Takt bringt dagegen die ebenso notwendige Ordnung, das Maß, ins Spiel. Takt ohne Rhythmus bekommt etwas lebensfeindlich Starres und letztlich Totes, Rhythmus ohne Takt ist aber auch lebensfeindlich, weil chaotisch und maßlos.

Wer folglich aufgrund massiver Rhythmusstörungen einen Schrittmacher eingepflanzt bekommt, kann sich eingestehen, daß er ursprünglich zuwenig von seiner Eigenart und Individualität verwirklicht hat. Hier mußte sein Herz einspringen. Wenn diese Überforderung des Herzens in seinem Versagen zu enden droht, ist der Schrittmacher die ehrliche Rettung, zeigt er doch, wie sehr das rechte Maß und die maschinenhafte Anpassung und Verläßlichkeit über eigene Lebendigkeit gestellt wird. Ganz konkret regiert jetzt die Maschine das lebendige Rhythmusorgan Herz.

Häufiger wird der Schrittmacher aber noch implantiert, wenn das Herz die notwendige Frequenz nicht mehr schafft. Moderne Schrittmacher springen nur im Bedarfsfall ein, falls die Frequenz unter bedrohliche Grenzen sinkt. Ihre Besitzer sind folglich weniger von der Maschine geprägt. Hier bekommt der Schrittmacher die Rolle eines Auffangnetzes oder einer Sicherungsleine, die verhindern, daß ihr Träger sich bei der nächstbesten Gelegenheit ins Jenseits flüchtet bzw. zur letzten Ruhe zurückzieht.

7. Herzinsuffizienz – das versagende Herz

Ist das Herz nicht mehr in der Lage, das venöse Blutangebot vollständig in die Arterien zu befördern, kommt es zum Rückstau, und klinisch liegt eine Herzinsuffizienz vor. Einfacher ausgedrückt: Das Herz schafft seine Arbeit nicht mehr. Meist entwickelt sich diese Situation langsam und wird erst bei besonderen Belastungen wie Operationen, Fieberschüben oder körperlichen Anstrengungen akut. In diesem Fall spricht man von einer Belastungsinsuffizienz. Diese geht unbehandelt allmählich in die sogenannte Ruheinsuffizienz über, bei der schon unter Ruhebedingungen Zeichen des Herzversagens auftreten. Die klinischen Ursachen reichen von Mangeldurchblutung wie bei koronarsklerotischen Prozessen über Vergiftungen bis zur Druck- und Volumenbelastung. Herzklappenfehler können ebenso zugrunde liegen wie Herzbeutelergüsse und Rhythmusstörungen vom totalen AV-Block bis zu Kammerflattern und -flimmern.

Die direkte Folge des Herzversagens ist ein Absinken der geförderten Blutmenge unter den Bedarf und damit Mangelversorgung der Gewebe. Diese entziehen dem Blut über das normale Maß hinaus allen verfügbaren Sauerstoff, was die Tendenz zum Blauwerden (Zyanose) verstärkt. Besonders wenn eine Atembehinderung durch Stauungslunge hinzukommt – wie bei Linksherzinsuffizienz –, wird dieser Effekt deutlich. Der vor dem Herzen entstehende Blutrückstau läßt den Druck in den Venen steigen. Der Organismus versucht in dieser lebensgefährlichen Situation, mit allen ihm zur Verfügung stehenden Mitteln gegenzusteuern. Nachdem Druckrezeptoren den Blutdruckabfall registriert haben, wird das sympathische Nervensystem in Alarm versetzt. Über nervöse und hormonelle Wege werden so Herzkraft und -frequenz gesteigert. Im Kreislaufsystem kommt es zur Gefäßverengung, um den Blutdruck anzuheben. Durch die Verengung der Venen und den dadurch steigenden Venendruck wird das Herz besser gefüllt, was normalerweise die Herzkraft reflektorisch vergrößert. Zusätzlich wird über die Verengung der Nierengefäße Flüssigkeit zurückbehalten, wodurch das Blutvolumen wächst und der Druck nochmals gesteigert wird. Um bei den schlechten Strömungsverhältnissen mehr Sauerstoff transportieren zu können, wird auch noch die Zahl der roten Blutkörperchen erhöht, was zur sogenannten Polyglobulie führt.

All diese sich zum Teil gegenseitig verstärkenden Effekte haben aber nur Sinn, wenn das Herz noch in der Lage ist, auf die Reize positiv zu reagieren, d. h., sich noch einmal *zusammenzureißen* und die Herausforderung anzunehmen. Andernfalls schlagen sie ins Gegenteil um. Die Sympathikusstimulation und die Flüssigkeitseinbehaltung steigern mit dem Venendruck natürlich auch den Druck aufs Herz.

Kann es dieser Anforderung nicht mehr entsprechen, verschlechtert sich seine Situation zusätzlich. Ähnlich erhöht die Zunahme der roten Blutkörperchen zwar die Sauerstofftransportkapazität, andererseits macht sie aber das Blut auch dickflüssiger und damit noch schwerer beweglich. Versagt die Herzkraft vor gewachsener Blutmenge und gestiegenem Druck, kommt es zur Herzerweiterung (Dilatation) und Überdehnung der Muskelfasern. Eine weitere Abnahme der Kontraktionskraft ist die Folge. Faserrisse und der Untergang von Muskelzellen verschärfen das Krankheitsbild weiter. Mediziner sprechen vom »ausgelatschten Herz«.

Sie unterscheiden in dieser verzweifelten Situation zwischen Links- und Rechtsherzversagen. Ersteres geht meist auf Hochdruck, Aortenklappenfehler oder eine Mitralinsuffizienz zurück und führt durch den Rückstau in den Lungenkreislauf über Atembeschwerden bis zum Lungenödem. Auf dem Boden von Flüssigkeitsaustritt in die Lungen kann es auch zum sogenannten Asthma cardiale, einem »Stauungskatarrh« oder durch die leichte Infizierbarkeit des ausgetretenen Herzwassers zur Stauungspneumonie kommen. Die Rechtsherzinsuffizienz ist meist die Folge der linksseitigen und führt weiter zur sogenannten Globalinsuffizienz. Allerdings kann sie auch bei Klappenfehlern des rechten Herzens und Mitralstenose vorkommen. Im Vordergrund steht der Rückstau in das venöse System mit Vergrößerung und Verhärtung der Leber, Ödemen in den Beinen und Ergüssen in Brust- und Bauchraum. Neben der leichten Blaufärbung kann das Gesicht des Patienten aufgrund der Leberbeteiligung einen gelblichen Farbton annehmen.

Die häufigste Insuffizienzform ist die globale, wobei hier meist das linke Herz zuerst versagt und das rechte anschließend mit in den Strudel reißt. Die rechte Kammer versagt aufgrund ihres geringen Trainings sehr schnell. Der Patient merkt es am Nachlassen seiner Leistungsfähigkeit, wobei er sich paradoxerweise subjektiv besser fühlt, weil zugleich die Lungenstauung und damit die Atemnot nachläßt.

Die Be-Deutung der Herzinsuffizienz ergibt sich schon aus der Diagnose; »diá« bedeutet im Griechischen »durch, hindurch«, und »gnósis« »Erkenntnis«, »diagnostizieren« heißt folglich »durchschauen« oder »durch den Vordergrund hindurchschauen«. Im Vordergrund steht das Versagen des physischen Herzens, dahinter steht das Versagen des Herzens im übertragenen Sinne. Das körperliche Herz genügt den Anforderungen nicht mehr und wirft ein entsprechendes Licht auf die seelischen Herzensgefilde. Die Note für die Herzarbeit ist »ungenügend«. Welche psychische Grundsituation in diese Sackgasse geführt hat, ergibt sich aus den bereits abgehandelten Vorschäden. Ob es jahrzehntelange Sisyphusarbeit auf dem Boden eines Herzventilschadens war oder der lange Kampf gegen den inneren Widerstand eines zu engen Flußbettes der Lebensenergie wie beim Hochdruck, jetzt zur Zeit des Zusammenbruchs läuft es auf dasselbe hinaus: Die Mitte des Lebens gibt auf. Das physische Herz zeigt in seinem Aufgeben das Scheitern an den Herzensthemen und -aufgaben. Der Betroffene schafft seine Herzensaufgaben nicht und hat kapituliert, allerdings ohne es sich einzugestehen. Erst das physische Herz schafft hier Ehrlichkeit und demonstriert, daß sich alles um die Mitte dreht.

Desgleichen verkörpert es auch wieder die eigentliche Aufgabe. Es erweitert sich und dehnt sich in seinen einzelnen Fasern und als Ganzes. Was aber physisch lebensgefährlich ist, bietet auf der erlösten seelischen Ebene die einzige Chance: Ausweitung und statt im Konkreten im Übertragenen über sich hinauszuwachsen, weiter zu werden für den breiten Strom der Lebensenergie und des Lebens. Erst wenn diese innere Weite verwirklicht wird, kann das physische Herz von der *drama*tischen Darstellung dieses Themas entlastet werden und allmählich in seine angemessenen engeren Grenzen zurückfinden. Offenheit, Weite und Grenzenlosigkeit sind im Seelischen allgemeinmenschliche Ziele. Werden diese auf die Körperebene verschoben, muß der Körper diese Schiebung auf seine Art ausbaden, solange er dazu in der Lage ist. Das Herzversagen ist solch ein Punkt, wo körperliche Grenzen erreicht sind und auf ihre seelische Erlösung warten. Tatsächlich zeigen Erfahrung z. B. mit der Fastentherapie, daß selbst »ausgelatschte Herzen« wieder *in Form* kommen, wenn sich innere Weite im Herzen ausbreitet.

Andererseits gilt auch hier die bereits beim Herzflimmern erwähnte Vorsicht. Herzversagen ist natürlich auch und zugleich die häufigste Art, das Leben zu beenden. Das Stehenbleiben des Herzens ohne näher ersichtlichen physiologischen Grund im hohen Alter wird medizinisch ebenfalls als Herzversagen bezeichnet. Irgendein Ende braucht aber das Leben und jeder Totenschein eine Diagnose, und tatsächlich ist letztendlich immer ein Herzstillstand zu finden. Hier erübrigen und verbieten sich Deutungen bezüglich der Herzproblematik. Höchstens ließe sich anführen, daß das Versagen des physischen Herzens anzeigt, daß es an der Zeit ist, sich der Welt zu versagen und dem Leben in ihr zu entsagen. Das Symptom zwingt zur Ruhe. Es legt nahe, sich niederzulegen und auf den Übergang zu jenem anderen Leben vorzubereiten. In der brechenden Herzkraft ist der Umbruch angedeutet, der jetzt stattfinden muß. Das Bett wird zur letzten Ruhestätte und die Ruhe zur letzten und offenbar verdienten Ruhe.

In der Krisensituation des auf krankhaften Prozessen beruhenden Herzversagens brechen auch die dem Herzen nachgeordneten nächstwichtigen Krisenherde auf und enthüllen ihre Botschaften. In der verbreitetsten Situation, die von der versagenden linken Kammer ausgeht, staut sich das Blut in die Lunge zurück und kann schließlich durch Austritt von Blutwasser ein Lungenödem auslösen. Früher sind auf diese Weise tatsächlich viele Patienten innerlich erstickt bzw. in ihrem eigenen »Seelenwasser« ertrunken. Wasser als klassisches Seelenelement macht das Dilemma sehr deutlich. Der Körper enthüllt hier ein wesentliches Muster. In einem Notfall wie diesem wird Seelisches zurückgehalten. Es wird nicht gelebt, sondern zurückgestaut, und der Körper zeigt es in seiner naiven bildlich-symbolischen Art. Der Kommunikationsbereich Lunge kann nicht länger belüftet werden, sondern füllt sich mit gestauter »Seelenflüssigkeit«, die keinen anderen Ausweg mehr findet.

Die Folge ist ein Versagen auch des rechten Herzens, das nun nicht mehr in der Lage ist, das Blut durch die in einen Stausee verwandelte Lunge zu pumpen. Auch das dadurch vor dem rechten Herzen zurückgestaute Blut wird nun zum

Problem. Dieses ausgeschöpfte verbrauchte Blut kommt auf die eigene Mitte zurück und setzt sie unter Druck. Die Mitte wird mit dem, was da auf sie zurückkommt an verlebter Energie, nicht mehr fertig. Die Wiederbelebung der verbrauchten Energieträger klappt nicht mehr reibungslos.

Nun kann es passieren, daß sich die Leber unter der zurückstauenden Seelenflut vergrößert und verhärtet. Da die Leber den Lebenssinn, die »religio«, symbolisiert, werden diese Themen zusätzlich in Erinnerung gebracht. Der ganze Bereich der Lebensphilosophie gerät physisch unter Druck und verrät damit, daß er auch seelisch unter*drückt* ist. Wieder zeigen sich Problem und Lösung in einem Bild. Was körperlich so gefährlich ist, könnte seelisch alles lösen. Es würde genügen, den Körper als genaues Vorbild für das Seelische zu nehmen und den breiten Strom der Seelenenergie auf das Thema »religio« und die Frage nach dem Lebenssinn zu lenken. Würde sich nämlich die Lebensenergie am Thema des Lebenssinnes stauen, wäre Hoffnung in Sicht.

Bei anderen Patienten können sich auf derselben Basis andere Dramen verkörpern. Das »Seelenwasser« kann etwa auch in den Beinen und Füßen Ödeme bilden und anzeigen, daß Bewegung und Fortschritt in Frage gestellt sind. Das Thema Beweglichkeit ist sehr direkt angesprochen, sind doch die Füße geradezu aufgeschwollen vor Wichtigkeit. Das Seelenelement Wasser setzt sich hier unten fest und zeigt an, wie sehr es den Fortschritt behindern kann, wenn es nämlich nicht hochkommen und dahin fließen kann, wo es hingehört: zum Herzen.

Die betroffenen Patienten sind gezwungen, ihre Beine möglichst viel hochzulegen. Physischer Fortschritt ist damit unmöglich gemacht, handelt es sich doch auch um eine typische Haltung des Ausruhens. Die Behinderung des körperlichen Vorwärtsschreitens deutet an, daß es diesbezüglich im Übertragenen hapert. Gleichzeitig liegt im Symptom auch wieder eine Chance, wird der Patient doch in eine Haltung der Besinnlichkeit gezwungen, die es ihm ermöglichen kann, sein eigentliches Aufgabenfeld zu entdecken.

Was für Menschen hinter diesem Bild stehen, wissen wir von einer archetypischen Gestalt der antiken Mythologie:

Ödipus ist, wörtlich übersetzt, der »Ödemfuß«, der »Schwell-fuß«. Als kleines Kind wurden ihm die Füße durchstochen, bevor er ausgesetzt wurde. So sollte er an jedem Fortschritt gehindert, dem Tod ausgeliefert werden. Ödipus aber hatte Glück und Pech in einem, er wurde gerettet und mußte sein Schicksal erfüllen. Obwohl er der klügste der Menschen wurde und als einziger sogar das Geheimnis der Sphinx lösen konnte, war er doch nicht in der Lage, dieses Wissen auf sich selbst anzuwenden. Er erlebte am eigenen Leib und Leben, wie wenig der Geist ausrichtet, wenn er nicht auf das eigene Leben bezogen eigenen Fortschritt vermittelt. Es ist, als wollte der Mythos die Schwellfüße benutzen, um Ödipus' Fortschrittsbehinderung anzuzeigen.

Je nach individueller Lernaufgabe kann sich die Seelenflut auch in die Körperhöhlen des Bauches ergießen oder zu einem Erguß zwischen den Lungenhäuten führen. Letztlich kann fast jeder Bereich anschwellen und damit die Aufmerksamkeit auf sich ziehen.

Im schwersten Fall, der Ruheinsuffizienz, kann der Betroffene gar nichts mehr tun als flach liegen, sich auf sein Herz konzentrieren und auf dessen Zeichen zu horchen. Nun wird auch dem Betroffenen klar, daß kein Weg am Herzen vorbeiführt. Wenn es in der Mitte nicht stimmt, stimmt gar nichts. Alle eroberten und erworbenen Schätze werden nun belanglos, wo die Schätze des Herzens offensichtlich vernachlässigt wurden. Jetzt wäre plötzlich jeder bereit, (s)ein Königreich für ein gesundes Herz zu geben. Und nun wird auch am eigenen Herzen erlebt, daß ein gesundes Herz nicht käuflich ist, auch nicht für ein Königreich.

Jedenfalls galt das bis vor kurzem. Inzwischen hat die Medizin dem Schicksal scheinbar ein Schnippchen geschlagen. Sie hat gelernt, nicht nur Schrittmacher zu implantieren, sondern lebendige Herzen zu transplantieren. Tatsächlich wird diese vor einigen Jahren noch so spektakuläre Operation inzwischen in einigen Zentren geradezu routinemäßig durchgeführt. Und nach dem Willen einiger besonders eifriger Organhändler sollen die Herzen genau wie andere Organe sogar käuflich werden. Auch wenn die bisher verpflanzten Herzen nicht gekauft oder sonstwie erworben waren, geliehen sind sie auch nicht, am ehesten noch ausgetauscht. Und so wie das alte Auto quasi wieder wie neu funktioniert mit dem Austauschmotor, sollte nach moderner mechanistischer Auffassung auch das Opfer einer Herzverpflanzung danach wieder wie neugeboren sein.

Doch irgendwie scheint doch ein Unterschied zwischen Auto und Mensch zu bestehen. Während nämlich das alte Auto widerstandlos den neuen Motor annimmt und damit seine Runden dreht, will der undankbare Körper des todgeweihten Herzpatienten von dem guten Austauschherz partout nichts wissen. Er tut im Gegenteil alles in seiner Macht Stehende, um das lebensrettende Ersatzteil so schnell wie möglich wieder loszuwerden. Nur mit raffiniertesten Unterdrückungsstrategien gelingt es mehr schlecht als recht, den Widerstand gegen das gute Stück niederzuhalten. Und dieser Widerstand hält zeitlebens an. Selbst wenn der Patient mit dem geborgten Herzen noch Jahre leben sollte, muß die ganze Zeit über sein Abwehrsystem mit sogenannten Immunsuppressiva unterdrückt werden. Dadurch bleibt dieses geschenkte Leben immer sehr bedroht und jede kleine Infektion letztlich lebensgefährlich.

Bisher gibt es leider trotz einer Unzahl technisch gelungener Herztransplantationen keine verläßlichen Untersuchungen darüber, wie das verpflanzte Herz in der fremden Brust wächst und was seelisch aus ihm wird. Ist die physische Abstoßung Ausdruck einer nicht eingestandenen psychischen Abwehr? Nachdem ich noch keinen Patienten nach einer Herztransplantation in Psychotherapie hatte, kann ich die Frage nur offenlassen. Man könnte aus dem Obengesagten allerdings herauslesen, daß es offensichtlich jedem Menschen bestimmt ist, mit seinem eigenen Herzen fertig zu werden und darauf zu achten, daß es am rechten Fleck bleibt. Physisch betrachtet, gehört es nun einmal an diese Stelle und paßt niemandem so gut wie einem selbst. Im übertragenen Sinne kann man es dagegen nicht oft genug verschenken an andere Menschen, an Tiere und die Natur, an alle Welt und Gott.

Möglicherweise ist das Spenden des Herzens für den Fall des eigenen Todes Kompensation für intensives Zurückhalten des Herzens zu Lebzeiten. Vielleicht hatte man sein Herz niemandem versprochen und es auch nicht wirklich verschenkt. Lieber verspricht man es für eine Zeit, an die man nicht so recht glaubt, einem unbekannten Bedürftigen. So geschieht nach dem Tode des physischen Körpers vielleicht doch noch, wozu einem zu Lebzeiten der Mut und die Großherzigkeit fehlten. Genausogut aber kann die Herzspende natürlich Ausdruck und Weiterführung einer schon zu Lebzeiten verkörperten Weitherzigkeit und Hingabefähigkeit sein. Was für ein Geschenk, ein solches Herz für ein zweites Leben übertragen zu bekommen.

Letztlich kann immer nur der einzelne für sich selbst entscheiden, ob er mehr in der Kompensationsebene lebt oder ob bei ihm Körper und Seele in Einklang sind und sich ineinander spiegeln. Wer den starken Wunsch spürt, sein Herz nach dem Tode zu verschenken, kann keinen großen Fehler machen, wenn er sich auch schon einmal vor dem Tode fragt, ob es nicht angezeigt wäre, sein Herz im übertragenen Sinne zu verschenken. Wundervollerweise schließt das eine das andere auch gar nicht aus.

8. Weitere zu Herzen gehende Probleme

a) Myodegeneratio cordis – Herzentartung

Diese bei chronischer Abzehrung (Dystrophie), chronischen entzündlichen Allgemeinerkrankungen und im hohen Alter vorkommende Erkrankung des Herzens ist vor allem als Begleiterscheinung zu verstehen. Anatomisch geht sie meist mit einer sogenannten braunen Atrophie der Herzmuskelzellen einher, d. h., die Herzzellen bilden sich unter bräunlicher Verfärbung zurück. Manchmal kommt es auch zu einer Vermehrung des zwischen den Muskelzellen gelegenen Bindegewebes (interstitielle Fibrose). In beiden Fällen handelt es sich um eine Schwächung der Herzkraft, die allein auf der Funktion der spezifischen Herzmuskelzellen beruht. Wenn diese degenerieren oder sich ihr Gefüge durch vermehrt zwischengelagertes Bindegewebe lockert, läßt die Funktion der Mitte nach. Das Herz droht zu versagen bei seiner Aufgabe, die Lebensenergie in Form des Blutes kreisen zu lassen.

Die Lebensmitte gibt auf bzw. entartet zusammen mit ihren Einzelzellen, ohne daß sich der betroffene Mensch dessen bewußt wird. So muß das Herz das Drama auf der körperlichen Ebene darstellen. Der Strukturwandel von den Kontraktionsarbeit verrichtenden Muskelzellen zu Bindegewebezellen, die lediglich als Platzhalter fungieren und sonst ja auch für die Bildung von Narben zuständig sind, macht es deutlich. Es wird wohl auch auf seelischer Ebene nicht mehr wirklich gearbeitet, sondern nur noch der Platz im Leben festgehalten, ohne ihn länger auszufüllen. Selbst den Farbwechsel der Zellen vom vitalen Rot, der Farbe der Lebensenergie, zu Braun, einer Erdfarbe, die wesentlich weniger Energie ausstrahlt, könnte man in dieser Richtung interpretieren. Die anderen Verfallserscheinungen im Körper unterstützen diese Be-Deutung. Die extreme Abzehrung bildet dasselbe Thema äußerlich sichtbar ab. Chronische, d. h. vom Körper nicht mehr beherrschbare Entzündungen stehen für ebensolche Konflikte und zehren die körperlichen und seelischen Widerstandskräfte auf. Das hohe Alter schließlich kann ebenfalls darauf hinweisen, daß die Lebensmitte verloren gegeben wurde, ein innerliches Aufgeben stattgefunden hat, ohne daß der Betroffene sich dem Vorgang des Abtretens wirklich bewußt gestellt hat. Die Umwandlung der Herzzellen vom energetischen Rot der Lebenskraft und Liebe zum naturverbundenen Braun der Erde zeichnet den Weg allen körperlichen Lebens nach, der ein Kreislauf ist. Sich der auf der seelischen Ebene fälligen Metamorphose bewußt zu werden wäre jetzt die Aufgabe: das bewußte Loslassen von der Materie und die Öffnung und Rückkehr in die Unendlichkeit, die Heimat der Seele.

b) Lipomatosis cordis – Herzverfettung

Bei hochgradiger Adipositas (Fettsucht) werden sehr viele Organe in Mitleidenschaft gezogen wie etwa die Leber, die sich zur berüchtigten Fettleber umwandelt. Auch das Herz kann zum sogenannten Fettherz verkommen. Durch die sich besonders um die rechte Kammer und zwischen die Muskelschichten einlagernden Fettmassen wird es in seiner Funktion behindert. Erschwerend kommt hinzu, daß durch die fettbedingte Verkleinerung der Brusthöhle auch die Atembewegungen der Lungenflügel eingeschränkt werden, was bis zur respiratorischen Insuffizienz gehen kann. Im Extremfall kommt es zum Pickwick-Syndrom, das seinen Namen von einer typischen Figur, Pickwick, im Roman *Die Pickwickier* von Charles Dickens herleitet. Hierbei führt die enorme Verfettung zu einer regelrechten Hypoventilation (Minderatmung). Infolge der Sauerstoffmangelversorgung und des Kohlensäureüberschusses im Blut treten kurze Ohnmachten und Anfälle von Blausucht (Zyanose) auf. Da es auch zum Druckanstieg in der Arteria pulmonalis kommt, ist das Herz zusätzlich belastet.

Ganz offensichtlich steht das Problem der Fettsucht im Vordergrund. Es geht um Gewicht, das auf einer weniger günstigen Ebene gelandet ist. Fast jeder Mensch hat ein Gewichtsproblem, wobei es da nicht nur um körperliche Pfunde, sondern auch um seelische, geistige und gesellschaftliche Gewichtigkeit gehen kann. Die Gründe, die zu Übergewicht auf der Körperebene beitragen, können sehr vielfältig sein und folglich auch die Bedeutung der überzähligen Pfunde. In dieser Reihe ist bereits ein Buch[*] erschienen, das sich ausschließlich diesem Thema widmet, und so mögen an dieser Stelle wenige Anmerkungen genügen.

Bei der Herzverfettung wird offenbar das Gewicht, das der Mitte zukommt, auf recht ungeschickte Weise verdeutlicht. Sicherlich gesteht sich der Betreffende das Gewicht seiner Mitte und ihrer zentralen Lebensthemen nicht ein. Wohl ist er sich auch nicht bewußt, daß es sich in seinem Zentrum gar nicht um echtes Gewicht handelt, sondern um recht funktionsloses und eigentlich überflüssiges Fett. Es mag rein äußerlich einiges hermachen, in Wirklichkeit behindert es das Leben aber nur.

Aufgrund der Unbewußtheit muß die ganze Geschichte wiederum im Körper dargestellt werden. Das verfettete Herz ist aber nicht nur größer und gewichtiger, es ist auch ausgezeichnet isoliert. Fett ist ja ein hervorragendes Isoliermaterial, und das Herz ist in diesem Fall weich darin gebettet. So dürfte es dem Betreffenden auf der körperlichen Ebene

---

[*] R. Dahlke: *Gewichtsprobleme*, a.a.O.

schön warm ums Herz sein. Auf der seelischen wird er sich den entsprechenden Anspruch wohl weniger eingestehen. Andererseits isoliert die Fettschicht natürlich in beide Richtungen. Von außen wird den Patienten weniger treffen und von innen weniger hinausdringen. So ist sein Herz wie eine Burg in der Mitte des Körperreiches gegen alles gut geschützt: gegen Angriffe und andere Berührungen, aber auch gegen Entwicklung und jede Form von Herausforderungen. Gleichzeitig ist die Umgebung geschützt vor Emotionen, denn die können ihrem Namen nun keine Ehre mehr machen und sich nicht mehr hinausbewegen. Es wird dem *in Watte gepackten* Herzen nichts mehr geschehen, weder im Guten noch im Bösen. Daß das Leben der Mitte und des ganzen Organismus durch soviel Schutz- und Abschirmmaßnahmen behindert wird, macht das beengte physische Herz deutlich. Natürlich laufen Abschirmaktionen auch den Kommunikationsmöglichkeiten zuwider, was in der Behinderung der Lungenfunktion verkörpert ist. Letztlich ist den Opfern solcher Politik auch immer *schwer ums Herz*, was bei dessen Gewicht nicht sehr verwunderlich ist.

Bevor es bei den Betroffenen aber darum gehen kann, die Isolierung des Herzens zu überwinden, gilt es auch hier, die im Symptom verkörperten Prinzipien einzulösen. Das Herz muß im Übertragenen mehr Gewicht bekommen, und dabei sollte es gut geschützt sein. Eine gewisse Abschirmung und weiche Behandlung des Herzens sind ebenso angezeigt wie auch ein Rückzug in die eigene sichere Geborgenheit. Auf der seelischen Ebene könnte das mollige Herz durch eine gemütliche Lebenseinstellung überflüssig gemacht werden, die sich nicht dauernd aus der Mitte zwingen und verunsichern, sich nicht wegen jeder Kleinigkeit verrückt machen läßt.

c) Das Roemheld-Syndrom oder Blähungen, die zu Herzen gehen

Zum sogenannten Roemheld-Syndrom können die verschiedensten Herzbeschwerden gehören. Von Angina-pectoris-ähnlichen Bildern bis zu dauerndem dumpfen Druck ist alles mögliche anzutreffen. Das Herz gerät unter Druck, aber nicht wie üblich durch das Blut, sondern von außen durch nach oben drückende Darmschlingen. So entwickelt sich ein Zwerchfellhochstand, der die Herzaktionen empfindlich stören kann. Das Grundproblem liegt natürlich nicht im Herzen, es liegt in der gestörten Verdauung. Offensichtlich stimmt hier etwas nicht, denn es entwickeln sich unvorhergesehene Dämpfe und Gase. Statt friedlicher und geregelter Geschäftigkeit geht es im Darm wie in einem Hexenkessel zu. Es brodelt und zischt, kocht und stinkt manchmal auch, wenn die unangenehmen Dämpfe einmal nicht nach oben gegen das Herz vorgehen, sondern sich nach hinten Luft machen.

Die Sprache ist wieder einmal taktlos ehrlich und verrät, daß dem Betroffenen etwas ziemlich stinkt. Statt zu verdauen, stänkert er herum oder, noch schlimmer, drangsaliert sein eigenes Herz. Die giftigen Gase gehen im wahrsten Sinne des Wortes zu Herzen und belagern seine Lebensmitte. Nach hinten ablassen darf er sie nicht, weil das zu ehrlich wäre und jeder gleich merken würde, was mit ihm los ist. Statt sie also hintenherum gegen die anderen zu richten, erlaubt er ihnen notgedrungen, ans eigene Herz zu greifen. Tatsächlich hat die Qual solch eines Opfers der guten Sitten und der schlechten Verdauung etwas Herzergreifendes, ist es doch bei lebendigem Leibe eingeklemmt zwischen den engen Grenzwänden seiner Umgebung und den übelsten Dampfblasen, die man sich vorstellen kann. Dieses Herz steht wie sein Besitzer mit dem Rücken zur Wand.

Die seelische Grundsituation ist recht deutlich. Die Dinge, die der Patient sich zu Gemüte führt, kann er nicht verdauen. Da er sich das nicht bewußtmacht, tut es der Körper für ihn und führt ihm das Drama mit seinen Mitteln vor. Dabei wird natürlich auch klar, wie sehr das Ganze dem Patienten stinkt. Anstatt sich nun einzugestehen, daß er dem Thema doch nicht entkommen kann, schiebt er es noch weiter von sich weg. Niemand, auch nicht er selbst, soll von den üblen Abgasen belästigt werden, die er sich nicht einmal mehr hintenherum abzulassen getraut. So versucht er, sie in sich zu verstecken. Wie aber bei Gift- und Sondermüll nicht selten, sind gerade die entlegensten

Deponien oft nicht harmlos. Was niemand hören und riechen sollte, muß er nun fühlen, und zwar mitten in seinem Zentrum.

Das Symptom zeigt wiederum sehr schön, wie der Befreiungsweg verlaufen müßte. Der Patient hat offensichtlich etwas auf dem Herzen. Das müßte er sich eingestehen. Würde er sich nur ein wenig entspannen, könnte er an dem hinten entweichenden Gas bemerken, daß er unter Überdruck steht und zum Platzen gespannt ist. Der gespannte harte Leib, der seine Weichteile birgt, spricht dieselbe Sprache. Wie ihm das Ganze stinkt, könnte er in unbeobachteten Momenten riechen. Allein die Entlastung, die das Dampfablassen dem bedrückten Herzen bringt, zeigt, worum es geht. Der Betreffende sollte ruhig einmal stänkern und seinen Dampf ablassen – getreu der alten bayerischen Volksweisheit »Wenn's Arscherl brummt, ist's Herzerl g'sund«. Solcher *Ausdruck* ist zuerst einmal im konkreten, langfristig aber vor allem im übertragenen Sinne vonnöten, denn nur das bringt langfristige Entlastung. Auch sollte sich der Patient seine Neigung eingestehen, so etwas vor allem hintenherum zu machen. Auf die Dauer wären natürlich Kon*front*ationen, die von Angesicht zu Angesicht ablaufen, entspannender. Dann bräuchte er nämlich gar nicht mehr alles zu schlucken, was er nachher nicht verdauen kann. Statt auf seinen (Stink-)Bomben sitzenzubleiben, käme es seiner Gesundheit eher zugute, sie zu werfen. Möglicherweise nicht seiner Karriere, aber die interessiert das Körper-Seelen-Gespann weniger. Andererseits werden auch keine wirklichen Karrieren gemacht, wenn man auf seinen Problemen »hocken bleibt«. Hintenherum geht letztlich wenig, weder durch *Stänkern* noch durch *Arschkriecherei*. Der obere vordere Eingang ist für die geistig-seelische Auseinandersetzung weit besser geeignet – so wie der hintere für die physischen Verdauungsvorgänge.

9. Herzneurose – Angst um die Mitte

Während bei den organischen Herzleiden das Bewußtsein für die Probleme fehlt, ist es bei der Herzneurose sogar überstark entwickelt. Der klassische Herzinfarktpatient neigt dazu, seine Symptome herunterzuspielen. Für den Herzneurotiker sind es dagegen Beschwerden in des Wortes ursprünglichem Sinn. Bei jeder passenden und unpassenden Gelegenheit beschwert er sich über die Leiden, die sein Leben so beschwerlich machen. Zwar wird das Thema klar erkannt, allein das Problem ist, daß es ganz einseitig auf den Körper übertragen wird. Im Körper aber entsteht kein Problem, und dieses spezielle verkörpert sich hier nicht einmal, sondern wird nur auf den Körper projiziert. Die Herzneurose benutzt den Körper gar nicht als Bühne wie andere Symptome, sondern lediglich als Projektionsfläche im Sinne einer Leinwand. Auf der Leinwand wird der Film zwar sichtbar, aber trotzdem kann man die Filmthemen dort durch Analyse der Leinwandstrukturen nicht finden. Bei einem Problemfilm sieht man die Probleme natürlich auf der Leinwand, obwohl sie dort nicht wirklich sind. Der Herzneurotiker findet sich in der verzweifelten Situation eines Kinobesuchers, der nach der Vorstellung einer Tragödie glaubt, die Leinwand mache schreckliche Qualen durch. So viele Spezialisten er auch dazu gewinnen kann, die Leinwand zu untersuchen, sie werden keine Spuren des durchgemachten Leidens finden. Trotzdem wäre es grundfalsch, dem Kinobesucher zu unterstellen, er hätte sich alles nur eingebildet. Tatsächlich hat er ja sogar recht, da waren schreckliche Leiden auf der Leinwand. Er hat sie genauso sicher gesehen, wie der Herzneurotiker sie durchmacht. Es handelt sich um eine Verwechslung der Ebenen.
Das Kreuz aller medizinischen Therapieversuche wird hier besonders deutlich. Letztlich handelt es sich dabei fast immer um Ebenenverwechslungen. Kein Symptom entsteht primär im Körper, genausowenig wie ein Theaterstück primär auf der Bühne entsteht, sondern im Kopf des Autors oder Regisseurs. Körperliche Symptome sind gut mit einem Theaterstück vergleichbar, denn tatsächlich geschieht hier konkret etwas auf der Körperbühne. Man kann also auch di-

rekt auf dieser Bühne eingreifen und die Schauspieler um-
dirigieren, behindern oder irgendwie beeinflussen. Bei der
Herzneurose, die in der Analogie einem Film entspricht, ist
der Versuch, auf der Leinwand aktiv zu werden, noch weit
unsinniger und völlig wirkungslos. Der Versuch, auf der
Leinwand konkret mit Farben ins Geschehen einzugreifen,
kann den Film nicht im geringsten beeinflussen.
Der Schulmediziner wird denn auch nach zahlreichen ergebnislosen Untersuchungen die medikamentöse Behandlung des Herzens verantwortungsvoll ablehnen. Schlimmstenfalls läßt sich der mit dem klagenden Patienten kon-
frontierte Arzt hinreißen, Psychopharmaka und Tranquilizer zu verordnen statt der angezeigten Psychotherapie. In
diesem Fall wird dem Patienten der Blick verschleiert, damit er den immer gleichen dramatischen Film seines Leidens nicht so klar vor Augen hat. Es versteht sich von selbst,
daß es sich dabei nicht um wirkliche Therapie, sondern lediglich um Augenwischerei handelt.
Wie hilflos die Medizin in dieser Situation ist, beleuchtet die
Tatsache, daß es zwar viele klingende Bezeichnungen für
ein und dasselbe Krankheitsbild der Herzneurose gibt, aber
kaum eine wirklich greifende Therapie für all die vielen
Diagnosen. Reimann bemerkt dazu: »Die variierenden Bezeichnungen für diese Störung belegen, wie wenig man von
ihr begriffen hat.« Schon Freud hat 1895 das Krankheitsbild,
an dem er wohl selbst litt, sehr detailliert abgehandelt und
es als Angstneurose bezeichnet. Bräutigam sprach 1956 von
einer Herzhypochondrie, Kulenkampff 1960 von einer Kar-
diophobie (Herzphobie). Im amerikanischen Sprachraum
geistert es als »functional cardiovascular disease« (die
Funktion betreffende Herz-Gefäß-Krankheit) durch die Literatur. Im 19. Jahrhundert wurde von »funktionaler Angina
pectoris«, »Reizherz«, »Hyperkinesis cordis« (Überbeweg-
lichkeit des Herzens) oder schlicht von »nervösem Herzklopfen« gesprochen. Die entsprechenden Symptombeschreibungen belegen anschaulich, daß es sich jeweils um
das Bild der Herzneurose handelt.
Zum Glück für die Patienten ist es der Medizin bis heute
nicht gelungen, die Symptome wirksam und dauerhaft zu
unterdrücken. Denn der auf den Körper projizierte Film sei-

ner Symptome ist be*deut*sam und wichtig für den Patienten. Hilft man ihm, seinen Projektionscharakter zu durchschauen, kann sich sein Leben wandeln. Die Symptome sind wie alle Symptome ehrlich und lehrreich. Im Vordergrund steht die Angst des Patienten um sein Herz und damit um sein Leben. Sein ganzes Leben dreht sich um diese Angst und so auch um sein Herz.

Weiterhin stehen Anfälle von Herzklopfen im Vordergrund, die mit Frequenzen zwischen 100 und 140 Schlägen pro Minute jedoch meist weniger heftig ausfallen als die paroxysmalen Tachykardien. Allerdings werden sie trotzdem leidvoller empfunden. Die Patienten fühlen sich von den als ungewöhnlich heftig empfundenen Schlägen geradezu geprügelt. In Worten wie Herzrumpeln, -poltern und -flackern wird die empfundene Bedrohung spürbar. Angesichts solch nachdrücklicher *Beschwerden* in der Sprechstunde und des Fehlens objektiver Befunde bei der Untersuchung sprachen Mediziner auch schon von »hysterischem Herzklopfen«. Verbunden mit dem zu schnellen und zu heftigen Klopfen, aber auch unabhängig davon empfinden viele Patienten ihr Herz als schmerzhaft. Messerstichartige durchbohrende Schmerzen werden ebenso beklagt wie brennende Dauerschmerzen, Wundheitsgefühle und dumpfer belastender Druck. Nicht selten kommt es zur Überempfindlichkeit der ganzen linken Brustseite (Hyperalgesie). Hinzu kommen häufige Extrasystolen, begleitet von der Angst, das Herz könnte bei jeder Pause für immer stillstehen. Da Extrasystolen erlernbar sind, geht Richter[*] davon aus, daß ihre Entstehung durch die stets das Schlimmste befürchtende Erwartungshaltung des Herzneurotikers gefördert wird. Engegefühle auf der Brust und Atembeklemmungen kommen häufig dazu und erinnern manchmal an pektanginöse Beschwerden. Die Stimmung ist gedrückt und geht bis ins Depressive.

Soviel man den Patienten und sein Herz auch untersucht, zwischen den »Anfällen« lassen sich gar keine krankheitswertigen Befunde erheben und während des Geschehens nur die für einen sympathikotonen Erregungszustand typi-

---

[*] H.-E. Richter u. D. Beckmann: *Herzneurose*, Stuttgart 1969.

schen. Für diese gewöhnlich nur bei starker Aufregung auftretenden Symptome lassen sich keine Auslöser finden – jedenfalls bei oberflächlicher Betrachtung nicht. Der Grund liegt dagegen offensichtlich in der Aufregung des Patienten um sein Herz und der damit verbundenen Todesangst. Während es oft schwierig ist, die Auslöser herzneurotischer Anfälle sogleich zu entdecken, gelingt es für den allerersten meist recht leicht. Vier Hauptthemen kommen nach Richter in Frage:

1. die Begegnung mit (herzbedingter) Krankheit, Tod oder Unfällen;

2. beunruhigende Beobachtungen am eigenen Leibe;

3. ärztliche Diagnosen, die fälschlicherweise einen Verdacht auf das Herz lenken (die Medizin spricht dann dezenterweise von »iatrogener Herzkrankheit«);

4. psychische Konflikte.

Mit diesem Raster und symbolischem Verständnis ausgerüstet, gelingt es dann doch, auch bei späteren herzneurotischen Anfällen auslösende Symbole und Situationen zu erkennen.
Die seelische Grundsituation der Herzneurotiker unterscheidet sich ziemlich eindeutig von der anderer Herzkranker. Während es etwa den als A-Typ klassifizierten Infarkt- und Angina-pectoris-Patienten äußerst schwerfällt, sich zu schonen, und sie am liebsten ihre Beschwerden überspielen, neigt der Herzneurotiker von sich aus zu einer übertriebenen Schonhaltung. Erscheint es dem A-typischen Manager oft unmöglich, sein Arbeitspensum einzuschränken, reduziert der gar nicht überlastete Herzneurotiker seine Arbeitsleistung nicht selten radikal – aus Angst vor dem »Managersyndrom«. Oft fühlen sich die Patienten überhaupt nicht mehr arbeitsfähig und handeln sich den Verdacht der Drückebergerei ein. Dabei nehmen sie auch in anderen Bereichen drastische Einbußen der Lebensqualität in Kauf. In zum Teil groteskem Bemühen, alles zu unterlassen, was das

Herz belasten und sie aufregen könnte, meiden sie jede körperliche Anstrengung bis hin zum Geschlechtsverkehr. »Weil beim Orgasmus immer solch ein Herzklopfen auftritt.« Manche trauen sich aus Angst vor einem Herzanfall nicht mehr, Auto zu fahren, andere meiden Aufzüge oder Schwimmen in tiefem Wasser. In Zeitungen werden die spannendsten Seiten überschlagen, weil sie aufregen und das Herz belasten könnten. Sportübertragungen werden nicht mehr live angeschaut und Kriminalfilme gar nicht.

Neben der Schonhaltung fällt ein übertriebenes Anklammerungsbedürfnis auf, das sich auf Eltern, Partner und Ärzte richten kann. Trennungsängste spielen eine große Rolle, und die Patienten vermeiden es unter allen Umständen, allein zu sein, wobei sie oft einen kindlich abhängigen Eindruck machen. Sie sind unfähig, Spannungen zu ihren Kontaktpersonen zu ertragen, und unterwerfen sich oft lieber bedingungslos. So kommt es häufig zu symbiotisch engen Partnerbeziehungen mit der Weigerung, auch nur einen Moment ohne den Betreffenden zu bleiben. Insofern ist es weniger erstaunlich, daß Herzneurotiker statistisch gesehen häufiger heiraten und seltener ledig sind als Durchschnittsbürger. Offensichtlich suchen sie eine schützende Mutterfigur, die ihr bedrohtes Leben bewahren hilft.

Die Abhängigkeit von dieser Mutterfigur wird aber so stark, daß die Patienten ihr voller Haßliebe begegnen müssen. Einerseits können sie nicht ohne die »Mutter« sein, andererseits fühlen sie sich von ihr extrem beengt. Dieser Zwiespalt kommt auch in ihren Symptomen zum Ausdruck. Die sympathikotone Kreislauflage mit Herzrasen, -stechen und -schmerzen, Blutdruckanstieg, Schweißausbrüchen und hochrotem Kopf paßt sowohl zu Angriffs- als auch zu Fluchtverhalten. Insofern ist es nicht erstaunlich, daß entsprechende Psychotherapien sehr häufig Mordtendenzen gegen die übermächtige Mutterfigur aufdecken. Die Angst vor dem Tod ist zugleich die Angst vor dem Töten. Beides verstärkt noch die Fluchttendenzen vor einem Leben, das solche unheimlichen Möglichkeiten bereithält. Zugleich gerät der Patient mit der Bewußtwerdung seiner aggressiven Tötungs- und damit auch Befreiungssehnsüchte in eine typische Double-bind-Situation. Tötet er die Mutterfigur, muß er befürchten, selbst zu sterben, da er ja nicht allein sein kann. Eine Abnabelung wie nach der Geburt ist fällig. Die gleichermaßen versorgende und fesselnde seelische Nabelschnur muß durchtrennt werden.

Neben seiner Schwierigkeit enthüllen die Symptome wiederum auch den Lösungsweg. Anstatt sich in die Passivität zu verkriechen, ist der Betroffene durch die aggressive Kraft der Symptomatik aufgefordert, seinen Kampf auszufechten. Er muß die Mutterfigur tatsächlich, allerdings im übertragenen Sinne, töten und sich so aus der Abhängigkeit befreien. Eigen- und Selbständigkeit sind nur zu erreichen, wenn er die Anklammerungstendenzen in sich in heldenhaftem Kampf besiegt. Die Entscheidungsschlacht muß innerlich ausgefochten werden, der eigentliche Drache wohnt immer in der eigenen Brust. Erst wenn er ihn und mit ihm all die regressiven Tendenzen *erschlägt* bzw. *erstickt*, ist der Patient frei, seinen eigenen Weg zu gehen. Er muß auf Parzivals Spuren wandeln, der ja auch lange vor seiner Gralssuche die hinderlichen Anklammerungstendenzen an seine Mutter *Herzeloide* zu besiegen hat.

Da es sich bei diesem Geschehen um einen relativ frühen Entwicklungsschritt handelt, verwundert es nicht, daß auch die Symptome der Herzneurose in frühe Lebensphasen fallen. Im zweiten und spätestens dritten Lebensjahrzehnt sollte dieser Drachenkampf bewältigt werden. Geschieht es nicht auf der seelischen Ebene, landet das Stechen und Schlagen im Herzen.

Der Herzneurotiker hat im Unterschied zum Infarktpatienten noch alles vor sich. Er muß sich überhaupt erst auf den Weg machen, sein Ich zu finden und zu leben. Erst wenn er das geschafft hat, kann die Auseinandersetzung mit den Ich-Kräften beginnen. Bis dahin ist er vor der physischen Erkrankung seines Herzens bestens geschützt.

In die Rolle der Mutterfigur kann auch der Hausarzt gedrängt werden, der immer wieder mit ergebnislosen Untersuchungen die hypochondrischen Ängste abwehren muß. Aus diesem Grund und auch weil sie die Hilflosigkeit der Schulmedizin so augenfällig machen, sind Herzneurotiker oft weniger beliebt als andere Patienten. Hinzu kommt, daß Hypochondrie zum Schatten der meisten Mediziner gehört und niemand gerne mit seinem eigenen Schatten konfrontiert wird. Die Hypochondrie ist notgedrungen eine Art Berufskrankheit der Ärzte. Durchs Studium auf den Körper fixiert, dreht sich auch später alles um körperliche Krankheitssymptome. Man macht sozusagen Krankheit zu seinem Lebensthema und geht freiwillig den größten Teil des Lebens ins Krankenhaus oder in eine Praxis. Dahinter steckt natürlich jene eigenartige Haßliebe, die man zu allen eigenen Problemen hat. Die Sorge um Krankheit und Leben läßt sich schließlich im Beruf sehr sinnvoll in der Projektion auf die Patienten ausleben, und man findet selbst Erleichterung. Tatsächlich läßt die Hypochondrie, die während des Studiums noch die seltsamsten Triumphe feiert, anschließend in der Arbeit meist deutlich nach. Arzt und hypochondrischer Patient könnten, anstatt sich gegenseitig zu nerven, im Annehmen der Sorge um die körperlichen Funktionen deren symbolischen Charakter erkennen. So ließe sich die Sorge von der körperlichen Unversehrtheit auf das seelische Heil übertragen.

Aus der hypochondrischen Grundstimmung erklärt sich auch die charakteristische Neigung, das Herz ständig zu überwachen. Das kann bis zu regelrechten Kontrollzwängen gehen. Die Patienten lauschen auf die feinsten Regungen ihres Herzens und nehmen jede kleine Unregelmäßigkeit mit großer Bestürzung auf. Nach dem Motto »Wer viel sucht, findet viel« sind sie meistens in Sorge und sich ständig ihres Herzens bewußt. Allerdings nur auf diese sehr unerlöste körperfixierte Weise.

Die gängige schulmedizinische Therapie besteht in immer wiederholten körperlichen Untersuchungen und der folgenden Versicherung, daß das Herz völlig gesund sei. Schlechterenfalls finden sich mit den heutigen raffinierten Diagnosemethoden doch irgendwelche an sich belanglosen Abweichungen. Kann der Arzt nicht widerstehen, diese dem Patienten nahezubringen, kommt es zu den schon erwähnten Verschlimmerungen der Symptomatik durch ärztliche Intervention. Im allgemeinen wird der Praktiker den Patienten aber davon zu überzeugen suchen, daß er schon nicht sterben muß, weil sein Herz nämlich äußerst gesund ist. Der Patient ist dadurch jedesmal beruhigt, was aber nur bedingt lange vorhält. Der Versuch allerdings, den Herzneurotiker von der generellen Grundlosigkeit seiner Sorgen zu überzeugen, muß fehlschlagen. Im körperlichen Sinne ist dieser Versuch dabei durchaus berechtigt. Der meist junge Herzneurotiker (Erkrankungsschwerpunkt im zweiten und dritten Lebensjahrzehnt) wird, statistisch gesichert, sogar weniger wahrscheinlich an einer organischen Herzkrankheit erkranken als der gesunde Durchschnittsbürger. Das aber kann der Patient nicht annehmen, weil er sich ja krank fühlt, und zwar mit Recht, wie sich noch zeigen wird.

Ihn andererseits davon zu überzeugen, daß er auf einer anderen Ebene, nämlich seelisch, erkrankt sei, ist enorm schwer, denn der Patient spürt seine Symptome ja im Körper. Er ist sozusagen gefangen in seinem Film und lehnt die ärztlichen Kommentare, daß es ja »nur« ein Film bzw. »nur« psychisch sei, als seiner Erfahrung widersprechend ab.

Wie schon bei der Hypochondrie verbindet die Patienten hier eine verblüffende Ähnlichkeit mit den Ärzten selbst, die ja bei organischen Symptomen ganz ähnlich argumentieren. Dort lehnen die meisten den seelischen Hintergrund ab, weil sie ganz deutlich sehen, daß die Symptome wirklich im Körper sind. Und weil sie die seelische Ebene nicht messen können. In beiden Fällen geht es um die Weigerung, jene Ebene zu betrachten, auf der der Filmprojektor steht. Lieber klammert man sich ängstlich an die Projektionsfläche als das einzig Sichere. Zugunsten der bunten Lichtreflexe auf der Leinwand weigert man sich so, Einblick ins Drehbuch zu nehmen.

Statt ihn von seinen »nur psychischen« bzw. »eingebildeten« Symptomen abzubringen, wäre es sinnvoller und auf die Dauer sogar erlösend, den Patienten anzuleiten, sich die Symptome wirklich zu Herzen zu nehmen. Sich von ihnen nicht nur treffen zu lassen, sondern auch betroffen zu werden angesichts ihrer symbolischen Tiefe. Bei der Herzneurose sind sie in ihrer Direktheit einfach zu deuten und leicht auf ihr eigentliches Ziel, die Seele, zu beziehen. Die Angst, am Herztod zu sterben, ist ja durchaus berechtigt. Auch die typische Haltung der Erwartung des Schlimmsten ist an sich gerechtfertigt. Tatsächlich wird das Herz eines Tages für immer stillstehen. Es ist nicht die Frage, ob es geschieht, sondern lediglich wann. Insofern lenkt das Symptom die Aufmerksamkeit des Patienten auf das Thema Tod. Statt ihm in ebenso sinnlosen wie falschen Beteuerungen zu versichern, daß er nicht sterben müsse, wäre es angezeigt, die Auseinandersetzung mit diesem für jeden Menschen zentralen Thema zu ermutigen. Offensichtlich hat der Patient diese Auseinandersetzung bisher vernachlässigt oder den ganzen Bereich des Todes und Tötens verdrängt. Die Angst um das eigene Leben und das des Symbiosepartners ist in Ordnung. Es wäre nur sinnvoll, sie von der Fixierung auf das physische Leben zu lösen und auf das seelische zu übertragen. Dahinter öffnet sich dann noch die spirituelle Dimension, denn die Angst vor dem Tod ist ja auch die Angst vor der Auslöschung, dem unwiderruflichen Ende. Religion und Spiritualität können diese Angst am ehesten als Irrtum entlarven. Werden seelische und spirituelle Dimension des Themas dagegen konsequent übergangen, verschafft es sich auf der körperlichen Projektionsfläche Beachtung. Solange das Thema bewußtseinsmäßig nicht aufgenommen wird, muß die Botschaft im Körper immer wieder von neuem dargestellt werden. Erst wenn sie aufgenommen und verarbeitet ist, wird der Druck dahinter nachlassen. Ist der Inhalt des Films begriffen, wird der Film selbst überflüssig. Weiterhin zwingen seine Symptome den Patienten, ständig auf sein Herz zu achten. Wie unter einem Zwang muß er auf sein Herz horchen und seinen leisesten Regungen ge*horchen*. Sein ganzes Leben stellt der Patient für diese Aufgabe um, reduziert seine Aktivitäten bis zur extremen Schonhaltung. Alles dreht sich ums Herz, es steht im wahrsten Sinne des Wortes in der Mitte des Lebens. Der Herzneurotiker nimmt sich wie kein anderer die Dinge zu Herzen, er bezieht fast ausnahmslos alles auf sein Herz.

In diesen Schilderungen ist schon sprachlich unüberhörbar, daß die Reaktionen ganz in Ordnung sind und nur auf die seelische Ebene übertragen zu werden bräuchten. Offenbar hat der Patient seelisch seine Mitte vernachlässigt, ohne sich dessen bewußt zu sein, und nun zwingt ihn das Symptom, das Versäumte nachzuholen. Er muß sozusagen nachsitzen, und je eher er das Versäumte begreift, um so eher ist er aus der peinlichen Pflicht entlassen. Beharrt er darauf, die Aufgaben ohne Bewußtsein gänzlich mechanisch und auf die Körperebene beschränkt zu absolvieren, wird es lange dauern, bis er von der Last befreit ist. Entschließt er sich dagegen, das geforderte Prinzip zu verstehen und wirklich mit Leib und Seele zu lernen, kann er entsprechend schneller durchgehen. Würde er sein Herz im übertragenen Sinne in den Mittelpunkt seines Lebens stellen, der Stimme seines Herzens gehorchen, könnte er ruhig aus vollem Herzen leben und bräuchte sich gar nicht so übertrieben zu schonen. Sein Leben könnte herzhafter und erfüllter sein.

Der ständige Zwang zur Beobachtung seiner Mitte und Kontrolle des Herzens zwingt ihn darüber hinaus zu einer Bewußtheit, die der Traum aller spirituell suchenden Menschen ist. Sich ständig der eigenen Mitte, des Herzens, bewußt zu sein ist deren Lebensziel. Nur das Vorzeichen müßte sich ändern: vom ängstlichen Zwang und der Fessel an die Körperlichkeit des Herzens zur freiwilligen Ausrichtung auf das Herz als Mittelpunkt des seelischen Lebens. Des weiteren ist der Herzneurotiker gezwungen, ganz bewußt und wach zu sein, in jedem Moment ist er ganz in seinem Herzen und bewußt bei dessen momentanem Schmerz. Er ist im Hier und Jetzt – auch das eine Forderung des spirituellen Weges, die vom Zwang in die Freiwilligkeit gewandelt werden möchte.

In den Anklammerungstendenzen der Herzneurotiker wird ihre Angst deutlich, für sich allein nicht vollständig zu sein. Das aber ist eine sehr berechtigte Befürchtung. Der Mensch ist nicht vollständig und heil, bis er seinen Schatten integriert hat. Der Schatten aber ist all das, was er im Bewußtsein ablehnt. Auf alle Fälle sind Symptome Schattenbestandteile, und solange sie nicht zurückgeholt und ins Bewußtsein integriert werden, bleibt der Betroffene unheil. Menschen versuchen vor allem über Partnerschaft, ihren Schatten zu integrieren und wieder heil zu werden. Deshalb bezeichnet man den Ehepartner ja auch als seine »bessere Hälfte«, und deshalb ist echte Partnerschaft auch so immens herausfordernd und aufreibend. Insofern sind die Herzneurotiker durchaus auf dem richtigen Weg, wenn sie überdurchschnittlich häufig auf die Ehe setzen und an ihren Beziehungen festhalten. Allerdings liegt ihr Fehler auch hier im Verwechseln der Ebenen. Es geht nicht darum, sich im körperlichen Sinn am Partner festzuhalten, sondern sich im seelischen Sinn an ihn zu halten, nicht darum, Konfrontationen zu meiden, sondern sie zu suchen. Nur so läßt sich aus den Fehlern des Partners und den eigenen das zur Ganzheit, zum Heil Fehlende erlernen.

Die Herzphobiker fürchten nicht nur die Zerstörung ihrer körperlichen Integrität, sondern auch den Zerfall ihres Ich. Und auch das ist eine sehr berechtigte Angst. Wenn sie nämlich den Fingerzeigen ihrer Symptome nachgeben und ihr Leben statt auf der physischen auf der seelischen Ebene aufs Herz konzentrieren, steht ihrer spirituellen Entwicklung nichts mehr im Wege. Deren Ziel wird aber dereinst die Auflösung des kleinen persönlichen Ich im großen Meer der kosmischen Bewußtheit sein. Vorher allerdings muß dieses Ich gefunden und gelebt werden. So wird die Botschaft dieses Symptoms in vieler Hinsicht zu einem Wegweiser auf den Weg des Herzens, der in allen Religionen und besonders deren esoterischen Strömungen eine zentrale Rolle spielt.

Die körperlich faßbaren Symptome des Herzneurotikers runden das Bild ab. Warum sollte ein Mensch angesichts dieser gewaltigen auf ihn zukommenden Aufgabe nicht aufgeregt sein. Das rasende oder jagende Herz zeigt an, daß es Zeit ist, sich in Bewegung zu setzen. Die polternden Schläge, die ihn fürchten lassen, erschlagen zu werden, könnten dem Patienten auch verkünden, daß seine Stunde geschlagen hat, daß es Zeit ist zuzuschlagen. Und ist es verwunderlich, wenn die Schläge ihm rumpelnd und laut vorkommen, wo er ihre Botschaft schon so lange ignoriert? Muß er nicht eigentlich seinem Körper dankbar sein, daß er immer empfindlicher für diese Hinweise aus dem Innersten wird?

All die als Auslöser identifizierten Situationen erinnern symbolisch an die anstehenden und drängenden Themen. Begegnungen mit Krankheit, Unfällen und Tod verweisen auf die Endlichkeit unseres Aufenthaltes auf Erden und auf die Aufgaben, die es vor dem sicheren Ende zu bewältigen gilt. Beunruhigende Beobachtungen am eigenen Körper rücken ebenfalls dessen feststehende Sterblichkeit ins Bewußtsein. Auch ärztliche Diagnosen, selbst wenn sie danebenliegen, beleben diese Angst, steht doch im übrigen die letzte Diagnose fest: Tod durch Herzstillstand. Psychische Konflikte schließlich können in ihrer Vielfalt alle möglichen seelischen Themen beleben, immer aber zeigen sie auch, daß uns noch etwas fehlt zur Ganzheit. Trennungserlebnisse schließlich erinnern noch direkter daran, daß wir nur halb sind in dieser Welt, in der auch unser Herz geteilt ist. Solche Situationen mögen das Herz in jagendem Galopp sprengen oder ihm einen Stich versetzen, es mag sich wund oder überempfindlich fühlen angesichts der unbewältigten Themen.

Daß die Herzneurose geradezu ein Schutz vor organischen Herzsymptomen ist und auch nach jahrelanger Herzphobie mit allen Symptomen der Angina pectoris sich kaum eine wirkliche Angina pectoris entwickeln wird, ist nur auf den ersten Blick erstaunlich. Tatsächlich ist sich der Patient ja seiner Herzprobleme die ganze Zeit über bewußt und beachtet sie, wenn auch auf der weniger entwicklungsträchtigen Körperebene. Das aber unterscheidet ihn ganz wesentlich von den anderen Herzpatienten, die ihre Herzensprobleme lange Zeit aus dem Bewußtsein verdrängen und, selbst wenn sie dann im Körper manifest werden, noch alles tun, um nicht daran erinnert zu werden. Der Herzneurotiker ist wesentlich offener für sie und versucht – meist allerdings vergeblich –, auch seine Umgebung einschließlich der Ärzte von ihrer Wichtigkeit zu überzeugen. Oft kämpfen diese Patienten jahrelang um die Anerkennung ihre Symptome durch ihre Mitmenschen. Diese jahrelange Beachtung aber muß dem Herzen offenbar guttun, und so neigt es weniger zu organischen Symptomen als bei jenen Menschen, die es ignorieren, weil sie es gar nicht spüren.

Diese Tatsache ist auch ein guter Beleg, daß Krankheit wirklich ein Weg ist. Allerdings ein recht mühsamer, wenn er ausschließlich körperlich verstanden wird. So verdankt der Patient seiner Herzneurose eigentlich alle Hinweise, die notwendig sind, um sein Leben wieder in Bewegung zu bringen und ihn selbst auf den Entwicklungsweg. Alles, wozu das Symptom ihn zwingt, ist ganz in Ordnung. Er müßte »nur« das, was er gezwungenermaßen körperlich erlebt, freiwillig seelisch umsetzen.

10. Schlußbetrachtung der Herzprobleme

Besonders deutlich wird am Beispiel der Herzneurose noch einmal, was generell für alle Herzprobleme gilt: Sie zwingen die Betroffenen, wieder auf ihr Herz zu hören. Man darf also davon ausgehen, daß sie es vorher und freiwillig nicht getan haben. Der Verdacht liegt nahe, daß sie statt aufs Herz auf jenes andere Zentrum, ihren Kopf, vertraut und dabei das Herz vernachlässigt haben.

Nun hat der Mensch ja nicht umsonst mehrere Zentren. Die Inder gehen z. B. von sieben Hauptenergiezentren aus, den sogenannten Chakren. Das Herzchakra, Anahata, ist das vierte und steht damit auch in diesem System in der Mitte. Die westliche Tradition kennt dagegen nur drei Zentren, die zudem weniger gut erforscht sind. In Volksweisheit und Mythologie sind die drei – Kopf, Herz und Bauch – aber fest verankert. Verschiedene Kulturkreise legen den Lebensschwerpunkt in unterschiedliche Zentren. In den nordischen Ländern ist er überwiegend im Kopf, weshalb wir es hier eher mit kühlen Verstandesmenschen zu tun haben. Bei mediterranen Völkern tendiert er mehr zum Herzen, was sich an heißblütigen Auseinandersetzungen, blutigen Rachefehden, bewegten Eifersuchtsszenen, aber auch einer ausgesprochenen Kinderliebe ablesen läßt. Eine Kultur wie die indianische lebt dagegen vor allem aus dem Bauchgefühl heraus, was sich in gut entwickelter Intuition und Naturverbundenheit zeigt.

Die drei Traditionen enthüllen aber zugleich, daß es offensichtlich nicht ausreicht, ein Zentrum zu entwickeln. Denn während uns am einseitig verstandesorientierten Menschen Herz fehlt und uns seine Kälte abstößt, fehlt dem nur dem Gefühl Verpflichteten oft die klare Vernunftfunktion, und er erscheint leicht verschwommen und unklar. Allen beiden geht aber zumeist die Intuition ab, die richtige Ahnung im richtigen Moment für den richtigen Weg. Die wiederum hat der Indianer, dem vor allem der Intellekt fremd ist, was ihn in der Auseinandersetzung sowohl mit den mediterranen als auch mit den nordischen Menschen unterliegen ließ.

Erst wenn die drei Zentren Kopf, Herz und Bauch in Harmonie miteinander stehen und ihre Funktionen Verstand, Gefühl und Intuition sich ergänzen, ist ein Mensch wirklich rund. Das erreichte Ausmaß der Herzprobleme wird so für den Menschen der westlichen Industriegesellschaften vor allem zur Aufforderung, von der Höhe des Kopfes herabzusteigen. Der Kopf ist nur eines der drei wesentlichen Zentren, so wie der Intellekt nur eine, wenn auch wichtige, Funktion ist. Offensichtlich haben wir im Westen beides überbetont und die Gefühlswelt des Herzens und das Reich der Intuition, unser Bauchgefühl, vernachlässigt. Wo uns der Mangel an Intuition hingebracht hat, können wir an unserer Umwelt ablesen, die Vernachlässigung der Herzensgefühle spiegelt sich in den Krankheits- und Sterbestatistiken wider. Die Lösung liegt in der Harmonisierung der drei Bereiche. Diese kann nun nicht in einer Vernachlässigung des Kopfes liegen, bedarf aber eines mutigen Schrittes von der Arroganz des hocherhobenen Hauptes in Richtung Mit(te)gefühl des Herzens. Aus der Verbindung von Verstand und Herzensgefühl kann dann am ehesten Intuition nachwachsen.

B. Organsprache des Kreislaufs

1. Aufbau und Steuerung

Um sich eine Vorstellung von Aufbau und Arbeitsweise des Kreislaufs machen zu können, ist das Bild eines städtischen Wasserleitungssystems mit dem Herzen als Wasserwerk in der Mitte hilfreich, letztlich aber ist es viel zu eng. Zum einen ist beim Kreislauf jede »Leitung« ein eigenes Lebewesen, zum anderen gibt es eine Fülle von Querverbindungen und hierarchisch gegliederten Überwachungsebenen, die den Vergleich sehr schnell an seine Grenzen bringen. Das System der Kreislaufregulierung ist so kompliziert, daß es sehr lange gedauert hat, bis die Wissenschaft es in seinen Grundzügen verstand. Wahrscheinlich gibt es noch eine ganze Reihe bis heute unerforscht gebliebener Faktoren. All das ist zu bedenken bei dem Versuch, sich von diesem raffinierten Gefüge ein Bild zu machen. Wir sind notgedrungen auf Modellvorstellungen angewiesen und dadurch zu Vereinfachungen gezwungen.

Einen ersten Eindruck von dem Wunder Kreislauf mag das Ausmaß seines Streckennetzes geben. Es umfaßt 90 000 Kilometer »Leitungen« und reicht damit mehr als zweimal um den Äquator herum. Das Herz, als Zentrum des Körperreiches, ist mit allen wesentlichen Strukturen in seinem Herrschaftsbereich verbunden. Genaugenommen sorgt das Herz für die Ernährung jeder einzelnen Zelle. Bei den Gefäßen handelt es sich durchaus nicht um einfache Rohre, sondern um verschiedenste, auf alle Bedürfnisse des Körpers einstellbare und kompliziert aufgebaute Strukturen. Die Medizin spricht nicht umsonst von eigenständigen Organen.

Die Arterienwand etwa bildet eine lebendige dreigliedrige Schicht. Innen wird sie von der feinen, aus flachen Endothelzellen bestehenden Intima gebildet. Diese »intimste« Schicht der Arterie kann man sich wie ein raffiniertes Sieb vorstellen, das nur sehr wenige zur eigenen Ernährung nötige Stoffe des Blutes hindurchläßt. Auf die zarte Intima folgt die robuste Mittelschicht, Media genannt, die im wesentlichen aus Muskelzellen besteht und dem Gefäß die Kraft und das Bewegungsvermögen gibt, seinen Durchmesser zu erweitern oder zu verengen. Doch die Muskelzellen allein wären dem wechselnden Druck des Blutes auf die Dauer nicht gewachsen, und so werden sie von einem Heer von elastischen Fasern unterstützt. Diese verhindern, daß die Wand während der unterschiedlichen Arbeitsbedingungen reißt oder platzt, und garantieren so den enorm hohen Grad an Flexibilität. Außen herum legt sich schließlich noch die sogenannte Adventitia, die aus festem faserigen Gewebe besteht, das die Muskelschicht abpolstert und das ganze Gefäß schützt. Außen aufgelagert auf diese äußerste Schicht, finden sich schon wieder Gefäße, eine ganze Nummer kleiner und für die Versorgung der Arterie verantwortlich.

So gibt es kaum einen Bereich des Körpers, der frei von Blutgefäßen ist, denn alles Lebendige muß schließlich ernährt werden. Wenn ein Gewebe sich wirklich einmal keine Gefäße leisten kann, wie die Hornhaut des Auges wegen ihrer Durchsichtigkeit, so bleibt es trotzdem von den Gefäßen abhängig, die ganz in seiner Nähe verlaufen. Um all die unzähligen verschiedenen Organe, Gewebe und Zellen zu versorgen, verfügt der Organismus über Leitungen der verschiedensten Stärken – von der fingerdicken Hauptschlagader bis zu den haarfeinen Kapillaren. Bei ihnen ist allerdings noch der Ausdruck »haarfein« eine ungemeine Vergröberung, denn sie sind in Wirklichkeit sogar zehnmal feiner als ein Haar. Und sie sind so zahlreich, daß sie trotz dieser unvorstellbaren Zartheit, in eine Ebene ausgebreitet, die Fläche eines Fußballfeldes bedecken würden. Über diese auch Haargefäße genannten feinsten lebendigen Röhren ist das Herz schlußendlich wirklich in der Lage, jeden beliebigen Punkt im Körper zu versorgen.

Man kann sich den Aufbau des Kreislaufs wie einen Baum vorstellen, der aus dem Herzen herauswächst. Dieser Vergleich liegt so nahe, daß auch Mediziner vom Gefäßbaum sprechen. Den Hauptstamm bildet die Hauptschlagader.

Von ihr gehen auf allen Körperetagen starke Äste ab, die sich ihrerseits wieder weiterverzweigen. Schließlich werden die Verästelungen so fein, daß man sie mit bloßem Auge kaum erkennen kann. Diese feinsten Endigungen, die Haargefäße, besorgen den Austausch und wären hierin den Blättern des Baumes oder bildlich noch treffender seinen Haarwurzeln vergleichbar. Es handelt sich wirklich um einen in sich geschlossenen Kreislauf, denn die feinsten Gefäße fließen, nachdem sie Sauerstoff und Nährstoffe an die Zellen abgegeben und Schlacken aufgenommen haben, wieder mit anderen zusammen. So bildet sich der spiegelbildliche Gefäßbaum des venösen Systems, dessen Aufgabe der Rücktransport des verbrauchten Blutes zum Herzen ist. Die beiden Bäume stehen dicht beieinander, gleichsam aneinandergelehnt. Meist verläuft noch ein in der Größe entsprechender Nervenstamm parallel dazu. Die Signatur des Baumes ist damit dem Menschen tiefinnerlich eingeprägt. Auch beim Bronchialbaum der Lunge taucht sie wieder auf. Die Funktion des Gefäßbaumes unterscheidet sich in ihrer Raffinesse jedoch von der des grünen Baumes in der Natur. Auf jeder Ebene wird sie sehr fein den jeweiligen Bedürfnissen angepaßt, wobei das Steuerungssystem gleichzeitig wieder von der nächsthöheren Ebene mit überwacht wird. Das Prinzip der Hierarchie ist sehr streng, aber in keiner Weise starr. Meldungen gehen in beide Richtungen. Durch das vollkommen vernetzte Kommunikationssystem ist die Zentrale immer über alle Ereignisse vor Ort informiert und kann sie in ihre Entscheidungen mit einbeziehen.

Die feinste, gut erforschte Regulationsebene ist die der »präkapillaren Sphinkter«, kleiner, den Kapillaren vorgelagerter Schließmuskeln. Diese kann man sich wie Düsen am Ende eines Gartenschlauches vorstellen. Sind die Düsen weit geöffnet, ergibt das einen starken Strahl, sind sie eng gestellt, kann nur ein schwacher Strahl hindurch. Die Sphinkter (zu deutsch: »Schnürer«) reagieren direkt auf den Bedarf der Gewebe. Sinkt die Sauerstoffsättigung des Gewebes, öffnen sich die Düsen, und es kann reichlich Blut ins Gebiet fließen. Steigt dann der Sauerstoffgehalt an, werden die Sphinkter allmählich enger und drosseln das Blutangebot.

Neben dieser kurzfristigen Anpassung an die aktuelle Situation kann sich das Gewebe auch langfristig auf veränderte Bedarfslagen einstellen. Ergibt sich ein dauerhaft erhöhter Nährstoffbedarf (z. B. durch regelmäßiges körperliches Training), der mit den bestehenden Gefäßverbindungen gar nicht ausreichend zu befriedigen ist, werden neue Gefäßstraßen angelegt. Die Kapillarisierung paßt sich ständig dem jeweiligen Bedarf an, wie Mediziner es ausdrücken. Mit anderen Worten, der Körper bleibt ständig in Bewegung wie eine große lebendige Baustelle. Ein Leben lang baut er um und paßt sich jeder veränderten Lage sogleich an. Das ist auch der Grund, warum trainierte Menschen im Notfall bessere Reserven und Kompensationsmöglichkeiten haben als ungeübte. Wenn von drei Wegen einer durch einen Stau ausfällt, ist das natürlich nicht so gefährlich wie der Ausfall der einzigen Versorgungslinie. Am Herzen kann das über Leben und Tod entscheiden.

Eine besondere Regulierung des Kreislaufs findet vor Ort in den Nieren statt. Für das Funktionieren des Kreislaufs ist eine ausreichende Blutmenge zentrale Voraussetzung. Wenn nun die Blutmenge sinkt, etwa durch ein Versacken in den Beinen oder Blutverlust aus einer offenen Wunde, sinkt auch die Auswurfleistung des Herzens, wodurch wiederum der Blutdruck sinkt. Bei geringerem Blutdruck wird automatisch weniger Blut durch die Nierenfilter gepreßt und dadurch auch weniger Wasser bzw. Urin ausgeschieden. Wenn dem Organismus mehr Flüssigkeit erhalten bleibt, kann das Blutvolumen wieder ansteigen. Umgekehrt wird bei Volumenzunahme, etwa durch starkes Trinken, das Herzzeitvolumen gesteigert und dadurch auch der Blutdruck. So wird in den Nieren mehr Blut filtriert und mehr Urin gebildet. Der Überfluß kann ausgeschieden werden.

Der direkten Regulation vor Ort ist das System der Presso- oder Barorezeptoren übergeordnet, die kleinen in die Gefäßwände eingelassenen Barometern für den Blutdruck entsprechen. Ebenso wie die ihnen nebengeordneten Chemorezeptoren leiten sie ihre Meßwerte an ein sogenanntes Vasomotorenzentrum im Gehirn weiter. Die Chemorezeptoren messen statt des Drucks die Sauerstoffkonzentration im Blut. Das Vasomotorenzentrum untersteht seinerseits höheren Gehirnzentren, die z. B. auch für emotionale Einflüsse auf den Blutdruck verantwortlich sind.

Die Befehle von oben werden über die beiden zentralen Abteilungen des vegetativen Nervensystems, den Sympathikus und den Parasympathikus oder Vagus, vermittelt. Diese beiden Gegenspieler regeln die nervöse Steuerung aller Organe. An Herz und Kreislauf hat der Sympathikus anregende Wirkung. Er steigert den Blutdruck durch Verengung der Gefäße, erhöht am Herzen die Frequenz und die Auswurfleistung und bringt den Organismus *auf Trab* für Angriffs- oder Fluchtreaktionen. Die ihm entsprechenden Hormone sind das Adrenalin, auch Streßhormon genannt, und das Noradrenalin. Der Gegenspieler Vagus stellt den Organismus dagegen auf Ruhe und Regeneration ein, er hemmt das Herz, beruhigt die äußeren Aktivitäten und sorgt für innere Entspannung. Sein entsprechendes Hormon ist das Azetylcholin.

Dieser Überblick über die Kreislaufregulation ist stark vereinfacht. Es wirken z. B. noch eine Reihe anderer Faktoren mit wie die Hormone Aldosteron und Angiotensin. Außerdem sind die Verbindungen der einzelnen Regelkomponenten untereinander sehr verzweigt. Die nervösen Maßnahmen werden auf den verschiedenen Ebenen jeweils wieder koordiniert, z. B. schon auf Rückenmarksebene, bevor sie nach oben ins Vasomotorenzentrum und noch zentralere Bereiche geleitet werden. Zugleich bestehen stets enge Rückkoppelungen zwischen Gehirn und Herz.

Bei einer Erregungssituation arbeiten alle Mechanismen gleichzeitig an dem einen Ziel, den Körper schnell *auf Hochtouren* zu bringen bzw. in Alarmbereitschaft zu versetzen. Durch das Zusammenspiel der Hormone und Nerven und über die lokalen Sphinkter kann das Blut in jene Bereiche gelenkt werden, in denen es jetzt besonders gebraucht wird, wie etwa die Muskulatur der Extremitäten. Gleichzeitig wird die Durchblutung in Organen wie Niere, Darm und Leber gedrosselt. Das Herz steigert seine Leistung, und der Blutdruck steigt. In der Hierarchie rangiert das Herz über dem Kreislauf. Das bedeutet, daß zur Sicherstellung eines ausreichenden Herzminutenvolumens z. B. auch ein ständig erhöhter Blutdruck in Kauf genommen wird.

2. Grundlagen des Blutdrucks

a) Das Blut – Symbol des Lebens

Der Blutdruck, das entscheidende Kriterium des Kreislaufs, entsteht aus dem Zusammenspiel von Blut und Gefäßwänden. Blut symbolisiert das Leben und seine Kraft. Daß es »ein ganz besonderer Saft« ist, weiß instinktiv schon jedes Kind. Fließt bei einer an sich noch so harmlosen Verletzung Blut, ist das Kind zutiefst entsetzt. Dazu bedarf es keiner physiologischen Kenntnisse, die Symbolik teilt sich auf einer tiefen Ebene unmittelbar mit. Der archaische Mensch spürte, daß in jedem Tropfen Blut er selbst und seine Lebenskraft enthalten ist. Seit Genetiker in jeder einzelnen Zelle die Information für den ganzen Menschen entdeckt haben, muß dem sogar die Wissenschaft zustimmen. Die meisten archaischen Kulturen gingen ganz selbstverständlich davon aus und verwendeten für ihre magischen Rituale Blut in dieser Bedeutung.

Auch heute dienen in der Erfahrungsmedizin Blutstropfen als Grundlage zur Stellung von Diagnosen etwa beim Pendeln und in der Radionic, einer in England sehr verbreiteten Schwingungstherapie. In diesem Licht erscheint auch die holistische Blutstropfendiagnose nach Auras-Blank weit weniger obskur. Sie geht davon aus, daß sich alle wesentlichen Symptome in einem Blutstropfen des Patienten *deutlich* abbilden. Somit ist das Blut auch Träger unserer Individualität. Aus dem Blut läßt sich die Einzigartigkeit jedes Menschen nachweisen. Die Medizin macht sich das bei erbbiologischen Gutachten zunutze, wo sie mit Hilfe einiger Blutstropfen etwa eine fragliche Vaterschaft zweifelsfrei belegen kann. Die Sprache weiß schon immer, daß Verwandtschaft im Blute begründet liegt, und betont die besonderen Bande zwischen Blutsverwandten. Unter solchen Gesichtspunkten ist es auch zu sehen, wenn Religionen wie das Judentum den Verzehr von Blut strikt ablehnen und sich andere wie die Zeugen Jehovas gegen Blutübertragungen verwahren.

Die Sprache weiß auch um die tiefere Bedeutung des Blutes für Charakter und Fähigkeiten eines Menschen und spricht davon, daß jemand etwas im Blut hat oder eine bestimmte Eigenschaft einem im Blut liegt. Gerät das Blut in Wallung oder fängt gar zu kochen an, ist die seelische Aufregung groß. Heißblütige Menschen leben sogar ständig in solch einer Seelenverfassung, während die kaltblütigen mehr ihrer kühlen Vernunft gehorchen. Wenn das Blut ins Spiel kommt, geht es auch in der Sprache meist um Entscheidendes. Blutige Rache bezeichnet die extremste Form dieser Emotion, und ein blutrünstiger Mensch schreckt vor nichts zurück.

Schließlich ist das Blut einer der Grundpfeiler religiöser Mysterien. Schamanische Religionen kennen die Blutsbrüderschaft durch den Austausch von Blut. Hier liegt die Vorstellung zugrunde, daß zwei Menschen nach dem Ineinanderfließen ihres Blutes auf immer verbunden und blutsverwandt sind. Auf der negativen Ebene ist die Wirkung dieses Rituals von uns Modernen längst bewiesen. Was die beiden an Krankheitserregern im Blut haben, ist danach geteilt. Wenn sie schon das Leid teilen, warum nicht auch die Freude? Vielleicht sind die Indianer uns auch diesbezüglich ein wenig voraus.

Der magischen Variante des Buddhismus, dem Vajrayana, ist die Bedeutung des Blutes im übertragenen Sinn eine Selbstverständlichkeit. Es wird mit größter Sorgfalt behandelt, weiß man doch, daß alle dämonischen Wesen hinter ihm her sind wie der Teufel hinter der Seele. In unserem Kulturkreis ist den Religionen solches Wissen weitgehend verlorengegangen und in den Aberglauben abgerutscht. Der weiß aber immerhin noch, daß der Teufel den Pakt, der ihm die arme Seele verspricht, mit Blut unterschreiben läßt. Auch ist bekannt, daß die Vampire und Hexen hinter dem edlen Saft her sind, der allein ihr Scheinleben verlängern kann. Das Blut ist hier wie auch in Mythologien und Märchen Ausdruck der Seelenkräfte. Eine Vorstellung, die in der westlichen Esoterik vor allem von der Alchemie getragen wird und in der Parzivallegende Nahrung bekommt, wo drei Blutstropfen im Schnee den Heimweg der Seele zur Gralsburg zeigen.

Selbst in den etablierten christlichen Religionen kommt die zentrale Bedeutung des Blutes im Sakrament des Abendmahls noch zum Ausdruck. Der Katholizismus legt größten Wert darauf, daß bei der Eucharistie der Wein tatsächlich in das Blut Christi gewandelt wird. Der Priester trinkt also das Blut des Heilands. Dieser Akt religiösen Kannibalismus beruht auf der magischen Vorstellung, daß im Blut die Seele liegt. Protestanten, die den Zugang zur magischen Welt der Mysterien noch weitgehender verloren haben, sprechen nur noch vom Wein als Symbol des Blutes Christi. Aber sogar sie legen größten Wert darauf, sich dieses Symbol regelmäßig einzuverleiben, um so wenigstens symbolisch ihren Heiland in sich zu tragen.

Selbst ein Mensch, der keinerlei religiöse Bindungen mehr zu haben glaubt und allen Aberglauben weit von sich weist, erkennt im Blut immer noch dessen symbolische Bedeutung. Die Filmindustrie benutzt diesen Effekt bei der Darstellung von Schreckensszenen. Ein blutverschmiertes Gesicht löst eine viel tiefere Betroffenheit aus als ein gebrochenes und unnatürlich abgeknicktes Bein. Daß das Blut aus einer harmlosen Platzwunde stammen mag, das Bein aber in jedem Fall schwerstgeschädigt ist, spielt dabei gar keine Rolle.

b) Gefäßwände – Symbole für Begrenzungen und Widerstände

Der Blutdruck als Ausdruck unserer Dynamik entsteht in der Auseinandersetzung des Fließenden mit dem Festen, des Blutes mit den grenzsetzenden Gefäßwänden. Der Widerstand, den diese allgegenwärtigen Wände dem Fluß der Lebenskraft entgegensetzen, bestimmt seinen Nachdruck und seine Geschwindigkeit.

So wie das Blut unser Wesen, unsere Individualität, repräsentiert, stehen die Gefäßwände für die Widerstände, die sich uns entgegenstellen, für die Grenzen, an die wir auf unserem Lebensweg ständig stoßen. Als Grenzen engen sie unseren Lebensfluß einerseits ein, andererseits geben sie ihm aber auch Richtung und Führung und werden so zu lebenswichtigen Kanälen für den Strom unserer Energie. Sowohl zu enge Grenzen als auch zu weite können den Fluß behindern. Übermäßige Enge kann ihn abwürgen, während ihn übertriebene Weite druck- und führungslos werden läßt.

Die Parallelen zur seelischen Ebene sind offensichtlich. Ein Leben, das nur heftigsten Widerständen begegnet, wird eng und leblos. Ein Leben, das aber überhaupt nicht durch Grenzen eingeengt und durch Widerstände herausgefordert wird, kann sich nicht beweisen und bleibt unbestimmt und ohne roten Faden.

3. Hypotonie – Leben ohne Spannung

Das Leid mit dem niedrigen Blutdruck kennen die allermeisten Menschen, tritt es doch nach Erkrankungen mit längerer Bettruhe fast regelmäßig auf. Versucht man nach einigen durchfieberten Tagen, das Bett zu verlassen, spürt man die rasche Ermüdbarkeit in körperlicher und geistiger Hinsicht. Bei dem Versuch, zu schnell auf die Beine zu kommen, können diese sogar den Dienst versagen, während es einem schwarz vor Augen wird. Kalter Schweiß bricht aus, und Schwindelneigung und Druckgefühl im Kopf kommen hinzu. Diese nach überstandenem Fieber normale Situation ist das tägliche Brot der Hypotoniker. Bei Blutdruckwerten unter 100 mm Hg führen sie ein Leben, in dem es gleichsam ständig darum geht, sich vom Krankenbett zu erheben. Jede Erkrankung, die einen ins Bett wirft, ist ja letztlich eine Regression, ein Rückschritt auf eine frühere Ebene, wo noch weniger Last und Verantwortung drückten. Der Schritt zurück in der Entwicklung auf jene aus der Kleinkindzeit vertraute Rolle, wo man umsorgt und gepflegt wurde, alle Wünsche von den Augen abgelesen bekam, in der Krankheit läßt er sich noch einmal für kurze Zeit verwirklichen. Danach aber heißt es, sich wieder zu stellen, dem Leben die Stirn zu bieten, anstatt sich ins Bett zu verkriechen. Nach wenigen Tagen ist der Organismus im allgemeinen wieder so weit, daß er seine Pflichten erfüllt und einem gehorcht. Das wird genau dann der Fall sein, wenn man innerlich wieder bereit ist, sich zu stellen.

An diesem Punkt bleibt der Hypotoniker hängen und kämpft oft ein Leben lang jeden Morgen aufs neue mit dem neuen Tag. Es geht darum, sich diesem Tag und mit ihm symbolisch diesem Leben zu stellen. Macht sich der Betreffende nicht klar, daß es immer noch um die Entscheidung geht, ob er den Lebenskampf aufnehmen will, sinkt das Problem wie immer in den Schatten und wird auf der Körperebene inszeniert. Erst gegen Abend geht es dem Hypotoniker wieder besser, wenn der Tag über*stand*en und diese kleine Lebensaufgabe, die aber symbolisch die große darstellt, be*stand*en ist. Alle Begleitsymptome illustrieren diesen unbewußten Kampf und die uneingestandene Angst davor. Der Körper ist durch seine Symptome auch in dieser Situation ausgesprochen ehrlich: Die einzige Situation, in der sich der Patient wohl fühlt, ist die Horizontale, die ruhende Position. Dann kann genug Blut ins Gehirn fließen, und alle Symptome sind verschwunden. Jede Anstrengung aber, die in eine aufrechte Haltung führt, bekommt schlecht. Der Schwindel zeigt, daß man sich etwas vormacht und mehr oder weniger schwindelt, wenn man sich stellt. Dem physischen Aufstehen entspricht kein inneres Sichstellen, und diese Diskrepanz macht das Symptom deutlich. Hier schwindelt sich einer im Bewußtsein etwas vor. Der eigene Kopf wird nicht richtig in Betrieb genommen, der eigene Wille kommt nicht zum Zuge, und so drückt der Schuh in Form von Kopfdruck auch genau an der richtigen Stelle.

Am deutlichsten wird die Flucht aus der Verantwortung des Sichstellens bei Ohn*macht*en. Die einzige Macht, auf die solch ein Mensch pocht, ist die, jederzeit ohnmächtig werden zu können und sich so aus dem Staub zu machen. Dann ist er komplett entlastet, und die anderen haben das Problem. Diese Situation hat schon Filmgeschichte gemacht: Von ihrem Ehemann in einer eindeutigen Situation ertappt, versucht die überführte Dame gar nicht erst, sich zu verteidigen, sondern sinkt in eine dekorative Ohnmacht. Damit ist sie fürs erste aller Probleme enthoben. Der eben noch erboste Ehemann hat plötzlich das ganze Problem auf seiner Seite. Nun muß er dafür sorgen, daß die Ohnmächtige wieder zu sich kommt und wieder genug Blut in ihr Machtzentrum fließen läßt. Also wird er sie mit erhöhten Beinen und möglichst tief gelagertem Kopf hinbetten, auf daß alles Blut zum Gehirn streben möge. Mit Riechfläschchen, Parfüm und kaltem Wasser wird er unter reichlicher Frischluftzufuhr dafür Sorge tragen, daß sie sich bald wieder stellen kann. Denn was nutzen ihm die schönste Wut und der heißeste Konflikt, wenn sich die Verantwortliche derart kühl und vornehm zurückzieht und sich medizinisch abgesichert aus der Verantwortung stiehlt. Da Krankheit und ihre Bedeutung in dieser Gesellschaft Tabuthemen sind, liegt hier ein eleganter Ausweg.

Genauso eindeutig wie die soziale Situation bebildert die physiologische das Thema. Eine Auseinandersetzung zwischen dem Blut als Lebensenergie und dem grenzsetzenden Widerstand der Gefäßwände findet überhaupt nicht statt. Die Gefäßwände stellen sich gar nicht erst, sondern weichen zurück, so daß das Blut weder Widerstand noch Führung findet. Rückzug heißt das Schauspiel, das hier bilderreich aufgeführt wird. Nachgiebigkeit bis hin zur Flucht werden jeder Herausforderung vorgezogen. Das Blut findet den Weg nicht zurück zum Herzen und bleibt in den Beinen hängen, ähnlich wie der Strom der seelischen Lebensenergie das Zentrum des Lebens nicht findet und irgendwo in der Peripherie hängenbleibt. Erst in der Auseinandersetzung mit den widerstandgebenden Gefäßwänden könnte das Blut die Kraft mobilisieren, um bergauf zum Herzen und von dort noch weiter hinauf ins Gehirn zu fließen. Um einen Berg zu erklimmen, müssen Herausforderungen und Widerstände angenommen werden, wozu der Patient unbewußt nicht gewillt ist.

Was als Ohnmächtigwerden einen so eindrucksvollen medizinischen Ruf erlangt hat, ist die ebenso erfolgreiche wie harmlose Selbsthilfe des Organismus. Er sorgt wieder für Ehrlichkeit und zeigt, daß hier jemand überhaupt nicht bereit ist, sich zu stellen. Den geschwindelten Versuch beendet er und läßt statt dessen lieber wieder genug Blut in die Schaltzentrale strömen. Relativ schnell kann dann der Betroffene das Kommando auf der ehrlicheren Ebene des Fußbodens wieder übernehmen. Jemanden auf den Teppich bzw. den Boden der Tatsachen zu bringen ist eine verdienstvolle Angelegenheit, wenn auch für den Betroffenen in ihrer Ehrlichkeit etwas Schmerzhaftes liegt. Dieser Schmerz trifft hauptsächlich die sowieso zuständige seelische Ebene.

Physisch ist das Hinsinken meist harmlos, spürt der Betroffene doch sein Versagen rechtzeitig und kann sich im allgemeinen abstützend vor körperlichen Verletzungen schützen. Daß die ganze Angelegenheit durch die Deutung doch wieder so unangenehm wird, ist gerade die Chance.

Entwicklungsgeschichtlich betrachtet, hat der Betroffene Schwierigkeiten mit einem der wichtigsten Schritte in der individuellen und der stammesgeschichtlichen Entwicklung: aufzustehen und sich auf die eigenen Hinterbeine zu stellen. Wer je ein kleines Kind bei seinem Kampf um selbständiges Stehen beobachtet hat, kann nachfühlen, was die Menschheit mit diesem Schritt in grauer Vorzeit geleistet hat. Schließlich ist die Aufrichtung auch die Voraussetzung für unsere Aufrichtigkeit. Daß hier bei Hypotonikern gewisse Probleme liegen, zeigt schon ihr häufiges *Schwindeln*, das Gegenteil von Aufrichtigkeit. Wer noch im Erwachsenenalter damit kämpft, sich auf die Hinterbeine zu stellen, wird natürlich auch ein entsprechendes Problem mit der Selbständigkeit haben. Schließlich ist die Fähigkeit, eigenständig zu sein, sich zu stellen und gegebenenfalls auch Standfestigkeit zu zeigen, die Voraussetzung für jeden persönlichen Fortschritt. Wer nicht auf eigenen Füßen stehen kann, sondern sich bei jeder Gelegenheit niederlegt, kommt im Leben nicht voran. Nicht die Welt liegt ihm zu Füßen, sondern er der Welt. Und auch das meist nicht in einer entwicklungsträchtigen Haltung der Demut, sondern im Hader mit dem Schicksal.

Wie empfindlich die *Stellung* mancher Menschen ist, zeigt das Krankheitsbild des »hyperreaktiven Karotissinus«. Das ist eine Stelle im seitlichen Halsbereich, von der aus der Vagus aktiviert und so das Herz und mit ihm der Kreislauf beruhigt wird. Bei diesbezüglich überempfindlichen Menschen kann bereits das Drehen oder Neigen des Kopfes zu einem Kollaps führen. Eine kleine Kopfbewegung ist also schon mehr, als sie vertragen. Wird sie körperlich abrupt vollzogen, muß bereits die Seele einschreiten und zeigen, daß sie nicht mehr mitkommt.

All die anderen Begleitsymptome bebildern und bereichern dasselbe zentrale Thema. Die auffällige Hautblässe zeigt einmal mehr, daß der Betreffende mit seiner Lebenskraft nicht bis an seine Grenzen geht. Die Haut als äußere Körpergrenze ist nicht belebt. Der etwas antiquierte Ausdruck »vornehme Blässe« zeigt, daß solches von Frauen der besseren Kreise früher auch durchaus nicht erwartet wurde. Sie hatten zurückgezogen auf sich selbst ein Leben fernab vom eigentlichen Leben zu pflegen.

Auf einen Staat übertragen, wäre das die Situation, wo weder die Grenzposten besetzt sind noch überhaupt das Grenzland bewohnt wird. Es kommt auf dieser Ebene einer Einladung an die Mächte jenseits der Grenzen gleich, ins eigene Territorium einzudringen und in dem Machtvakuum eine Fremdherrschaft zu errichten. Von dieser Gefahr sind Hypotoniker ständig bedroht, sind sie doch kaum in der Lage, sich vor Übergriffen aktiv zu schützen. Lediglich passiver Widerstand in Form zivilen Ungehorsams oder innerer Emigration, im krassesten Fall in die Ohnmacht, bleiben als Gegenmaßnahmen. Das Bild einer Schnecke drängt sich hier auf, die sich angesichts einer als feindlich empfundenen Umwelt in die Tiefe ihres Hauses verkrochen hat. In dieser freiwilligen Isolation denkt sie gar nicht daran, noch einmal die Fühler herauszustrecken. Sie tut vielmehr so, als wäre sie überhaupt nicht zu Hause. So ist es wenig verwunderlich, daß Menschen, die sich dieses Lebensmuster erwählt haben, häufig »zur Schnecke gemacht« werden. Dabei wird von ihnen oft nur zu gerne übersehen, daß sie es selbst waren, die sich von Anfang an zur Schnecke machten.

Der Grund für die Nichtbesiedlung der Grenzländer dürfte bei einer Nation in der Angst vor den außerhalb des eigenen Landes lauernden Gefahren liegen. Beim Hypotoniker ist das nicht anders, wie weitere Symptome demonstrieren. Die Mangelversorgung der Grenzen betrifft nämlich nicht nur die Gesichtshaut mit ihrer vornehmen Blässe, sondern z. B. auch die Haut der Füße. Wo aber die warme Lebensenergie nicht hindarf, herrscht leblose Kühle. Dieses an sich schon sehr unangenehme Symptom enthüllt auch noch einen nicht weniger unangenehmen tieferen Sinn. Wer kalte Füße bekommt, dem läuft es auch nicht selten eiskalt über den Rücken – beides gleichzeitig Hinweise auf Angst und schlechte Hautdurchblutung. Hat man immer kalte Füße, lebt man in ständiger, nicht eingestandener Lebensangst. Wenn zusätzlich noch kalter Schweiß ausbricht, wird alles noch drastischer, sprachlich, körperlich und seelisch.

Die kalten, minderdurchbluteten Füße zeigen darüber hinaus, wie leblos und mangelhaft der Kontakt zur Erde ist. Das Verhältnis zum eigenen Lebensgrund ist gestört. So ist es nicht leicht, gesunde *Stand*punkte und festen Halt zu finden. Be*ständ*igkeit und *Stand*haftigkeit werden vom Symptom als problematisch entlarvt. Eine ehrliche Be*stands*aufnahme wäre angezeigt und würde wohl enthüllen, daß hier jemand am Boden liegt, wenn nicht sogar am Boden zerstört ist. Das Bild einer Niederlage zeichnet sich ab, bevor der Lebenskampf noch überhaupt begonnen hat. Wer sich vor lauter Schwindel nicht aufrichtig stellen kann, wird auch kalte Füße bekommen, bevor er zum Kampf antreten könnte.

Nicht minder ehrlich sind die kalten Hände. Auch hier zeigt die Mangeldurchblutung an, daß Leben fehlt. Die Engstellung der Gefäße verrät zudem wieder die Angst, den Zwillingsbruder der Enge. Bekommt man zur Begrüßung eine kalte Hand entgegengestreckt, wird schnell fühlbar, daß es sich hier keinesfalls um ein warmes Willkommen handelt. Die Hand ist leblos und schlaff. Daß die Betreffenden mit Worten das Gegenteil beweisen wollen und sich oft sogar für ihre kalten Hände entschuldigen, zeigt nur, wie peinlich ihnen die Ehrlichkeit der eigenen Hände ist. Sie sind tief in ihrem Inneren gar nicht bereit, Kontakt aufzunehmen. Noch deutlicher wird es, wenn sich als zweites Angstzeichen auch noch kalter Schweiß hinzugesellt. Wer solch eine Hand gereicht bekommt, fühlt sich nicht angenommen, sondern abgestoßen. Er rutscht und glitscht geradezu ab. Solch ein Händedruck kommt nicht von Herzen und kann naturgemäß auch keine Herzlichkeit vermitteln. Besitzer von kalten Schwitzhänden verraten in ihrem Symptom ihre beständige Angst vor Kontakten. Ihre Lebensenergie hat sich nach innen zurückgezogen.

Häufig fehlt solchem Händedruck zusätzlich jeder Nachdruck. Wer eine schlaffe, feuchtkühle Hand gereicht bekommt, spürt sehr deutlich, wie wenig ihr Besitzer hinter der Begrüßungsgeste *steht.* Diese zaghaft dargebotenen Hände des Modells »Bananenstaude« sprechen für sich und überlassen es vollkommen dem Gegenüber, was er mit ihnen anfangen will. Wer seine Hand so widerstandslos leicht anderen überläßt, muß sich nicht wundern, wenn er sich häufig ausgeliefert fühlt. Ein Hypertoniker wird die Hand natürlich ordentlich *drück*en. Besonders deutlich und witzig wird es aber, wenn sich zwei Bananenstaudenhände begrüßen müssen, weil irgendeine Konvention es verlangt. Sie tun es, verraten dabei aber deutlich, wie wenig sie sich und ihr Leben in der Hand haben. So deuten kalte, leblose Hände auch an, daß es mit der *Hand*habung des eigenen Lebens und der *Hand*lungsfähigkeit nicht sehr weit her ist. Um sein Leben in die eigenen Hände nehmen zu können, müßten diese lebendig sein.

In ihrer Funktion ebenfalls stark auf den Blutdruck angewiesen sind die Geschlechtsorgane beiderlei Couleur. Beim männlichen Glied wird der Zusammenhang allerdings besonders augenfällig. Der Volksmund kennt nicht zufällig den Schlappschwanz. Die chronische Schlappheit des Hypotonikers mag hier Pate gestanden haben, wird der Ausdruck doch in allen Bereichen verwendet, wo es jemand versäumt, seinen Mann zu stehen oder sich zu stellen. Generell lebt Sexualität mit all ihren lustvollen Anschwellungen und Sekretionen von Durchblutung, und der Verdacht liegt nahe: Wer in Durchblutungsangelegenheiten sehr sparsam und eigentlich eher ein Versager denn ein Draufgänger ist, wird auch auf diesem Feld wenig Ehre einlegen können.

Ein Symptom, das häufig zusammen mit niedrigem Blutdruck vorkommt und von seiner Symbolik auch ausgezeichnet dazu paßt, ist die Anämie, der Mangel an roten Blutkörperchen. Das Blut enthält hier zuwenig dieser kleinen runden Transportzellen mit der Form fliegender Untertassen. Ihre Aufgabe ist die Vermittlung der äußeren Energie, die uns in Form von Luft, Prana, Lebenskraft oder wissenschaftlich schlicht von Sauerstoff begegnet, in die Körperzellen. Mit zu wenigen dieser Transporter ist der Blutstrom nicht in der Lage, ausreichend Lebenskraft zu befördern. Die Betroffenen fühlen sich entsprechend saft- und kraftlos. Ihr Lebenssaft ist zu dünn, enthält zuwenig Substanz, und so fehlt die Fähigkeit, die notwendige Energie aufzunehmen und in Tatkraft umzusetzen. Die zugrundeliegende seelische Unfähigkeit, sich der Lebensenergie zu öffnen und sie auszunutzen, ist nicht bewußt und wird in der körperlichen und meist auch psychischen Trägheit deutlich.

Die häufigste medizinische Grundlage einer Anämie ist Eisenmangel. An zentraler Stelle in den roten Blutkörperchen für die Bindung von Sauerstoff verantwortlich, ermöglicht Eisen erst die Sauerstoffaufnahme aus der Luft. Von seiner Symbolik ordnet man das Eisen dem Kriegsgott Mars und seinem Urprinzip zu. Dessen Krieger sind eisenharte Gesellen, die vor nichts zurückschrecken und mit ihren stählernen Fäusten und eisernen Panzern und Waffen die Welt mit Energie und Gewalt erobern. Ihre wie auch die Farbe des Eisenerzes ist Rot. Rot wie Blut, Feuer und Energie. Dieses Prinzip, dem auch der Angriff und jeder Anfang im allgemeinen untersteht, fehlt den von Anämie geschwächten Patienten vor allem. Wo das nicht bewußt erlebt wird, muß es sich im Schatten ausdrücken, z. B. in einer Eisenmangelanämie. Die gängige schulmedizinische Therapie, das im Blut fehlende Eisen per Spritze zu verabreichen, zeigt das Problem mehr, als daß sie es behebt. Das Eisen zu spritzen ist gar kein Problem mehr, es aufzunehmen aber ein zentrales. Der Patient ist ja gerade nicht bereit, sich diesem Prinzip zu öffnen, und so führt die Eisengabe eher zu Durchfall, der den »Schiß« des Patienten noch einmal betont, oder Übelkeit als zu einer Auffüllung der Eisenspeicher. Das symbolisch Stimmigste ist noch die Art der Verabreichung: Mit äußerer Gewalt wird die Stahlnadel durch die Haut gestoßen. Ein durch und durch marsischer Akt, der den Patienten zu mehr marsischem Einsatz »vergewaltigen« will.

Häufig versuchen Ärzte, die Betroffenen mit Hinweisen auf Konstitution und Vererbung zu trösten – das alles gehöre nun einmal zu ihrer Konstitution und da sei wenig zu machen. Das erste ist natürlich richtig, das zweite aber die übliche Ablenkung von der Eigenverantwortung. Natürlich ist es bequemer, seine ständige Schlappheit auf Konstitution, Vererbung oder ein ungerechtes Schicksal zu schieben. Ändern wird sich mit der Delegation der Verantwortung, oft in Form von Schuld (»Mein Vater hat mir das vererbt . . .«), wenig. Lediglich die Chance, doch noch auf die eigenen Beine zu kommen, wird ein wenig schlechter. Auch eine Konstitution ist Aufgabe und ganz besonders, wenn sie Symptome mit sich bringt.

4. Bindegewebsschwächen – Krampfadern – Thrombosen

Zur typischen Konstitution des Hypotonikers gehört häufig Bindegewebsschwäche mit der Neigung zu Krampfadern, Gefäßbrüchen und als deren Folgen Thrombosen und offene Beine. Bindegewebe ist jenes im Körper am meisten verbreitete Material, das alle spezifischen Organzellen verbindet und den Organen und Körperteilen ihre äußere Form gibt. Neben der Verbindungs- und Gestaltgebungsfunktion erfüllt es die Aufgabe des Haltgebens. Ohne Bindegewebszellen wären z. B. die Leberzellen, die die speziellen Aufgaben wie Eiweißsynthese und Entgiftung verrichten, noch längst keine Leber. Auch unserem Gesicht gibt erst das Fettgewebe, eine Unterart des Bindegewebes, seine individuelle Ausprägung.

Mangelnde Festigkeit dieses zentralen Gewebes spiegelt einen seelisch nicht eingestandenen Mangel an Bindungs- und Verbindungsfähigkeit. Unverbindlichkeit und geringe Verläßlichkeit liegen nahe. Meist handelt es sich um Menschen, die über wenig eigene Verbindungen verfügen und von sich aus auch kaum Verbindung zu anderen aufnehmen. Gerade deshalb klammern sie sich häufig an die eine Beziehung, die sie haben. Dort suchen Sie den Halt, den Sie in sich selbst nicht finden können.

Der mangelnde Halt wird im Mangel an Festigkeit des Körpers spürbar. An ihnen hängen die Gewebe wie Kleider an einer Garderobe herunter. Besonders deutlich wird es an den weiblichen Brüsten, den Pobacken und manchmal auch im Gesicht. Wer sich hängenläßt, ohne es sich einzugestehen, kann es dann im Spiegel kaum noch übersehen. Das mag wiederum hart klingen, und doch liegt hier die einzige Chance zur Ehrlichkeit. Einzelne Körperregionen betonen noch jeweils ein spezielles Problem, das aus der Gesamtsituation herausragt. Wenn jemand sein Sitzfleisch hängen läßt, weist das auf Probleme mit seiner Durch*setz*ungsfähigkeit hin, während hängende Brüste ab einer bestimmten Größe etwas Natürliches sind und keiner Deutung bedürfen. Etwas Schweres, frei in den Raum Hinausgebautes muß nun einmal hängen. Wenn allerdings nicht das Gewicht, sondern die Schlaffheit im Vordergrund steht, wäre auch hier an ein Sichhängenlassen im Bereich des Weiblichen und Nährenden zu denken.

Im Gesicht spricht das hängende Gewebe deutlicher als der Mund aus, daß hier jemand resigniert hat, sich *im Angesicht des Lebens* hängenläßt. Hängende Mundwinkel haben zusätzlich die besondere Bedeutung tief eingegrabener Griesgrämigkeit. Aber auch hängende Backen geben ein deutliches Bild eines abgeschlafften, etwas hündisch dreinblickenden Menschen. Tränensäcke zeigen die resignierte Trauer und zugleich das Ausmaß der angestauten und nichtgeweinten Tränen, die solch ein Mensch mit sich herumschleppt. Die innere Haltlosigkeit wird in den Gesichtszügen häufig so offensichtlich, daß die Bloßgestellten soviel Ehrlichkeit nicht ertragen mögen. In aller Heimlichkeit und Peinlichkeit werden dann Chirurgen beauftragt, anzuheben bzw. zu liften, was man selbst nicht mehr hochkriegt.

Da also auch der formgebende Aspekt des Bindegewebes in Mitleidenschaft gezogen ist, die Betroffenen deutlich sichtbar nicht in Form sind, muß im Seelischen ein entsprechendes Problem liegen. Tatsächlich können sie ihren geistig-seelischen Aufgaben keine Gestalt geben. Sie formen ihre Umgebung kaum, neigen eher dazu, nachzugeben und sich selbst formen zu lassen. Meist treten Mangel an Druck und Handlungsfähigkeit erschwerend hinzu. So werden die Bindegewebsschwächlinge zu typischen Opfern und zu Wachs in den Händen jener durchsetzungsfähigeren Zeitgenossen, an die sie sich schutzsuchend halten, lehnen oder klammern.

Daß ihnen die Opferrolle andererseits nicht gerade leichtfällt, offenbart wiederum das Gewebe der Betroffenen. Es enthüllt eine ausgeprägte Empfindlichkeit und Verletzlichkeit, die bewußt gerne verleugnet wird. Tatsächlich achten Bindegewebsschwächlinge sorgfältig darauf, nirgends Anstoß zu erregen und am besten gar nicht aufzufallen. Jeder kleine Anstoß wird nämlich im ehrlichen Körper sogleich durch einen blauen Fleck dokumentiert. Daß auch im übertragenen Sinne bereits leicht Anstößiges tief verletzen kann, liegt auf der Hand. Zur hohen Beeindruckbarkeit kommt eine gewisse Neigung, nachtragend und sogar beleidigt zu reagieren. Es dauert eben seine Zeit, bis so ein blauer Fleck in Körper und Seele abheilt. Manchmal bedarf es noch nicht einmal äußerer Einwirkung, und kleinste Gefäße platzen wie von selbst. Mit ihren Mustern, auch Besenreiser genannt, zeichnen sie mit Vorliebe die Beine jener, die sich darüber ganz besonders ärgern. Mit makellosen Beinen würden die Betreffenden lieber elegante Beweglichkeit, ästhetisch schöne Standhaftigkeit und charakterliche Festigkeit vortäuschen, von eigenem Standpunkt und Fortschrittsbereitschaft ganz zu schweigen. Verständlich, daß der ehrliche Malstift des eigenen Schattens hier gänzlich ungelegen kommt. Besonders ärgerlich, daß selbst die Schönheitschirurgen diese Botschaften aus dem Inneren nicht wegradieren können.

Noch schlimmer kann es kommen, wenn die größeren Gefäße das Thema auf die eigenen Beine zeichnen. Entzündungen der tiefen Beinvenen, allgemeine Wandschwäche der Venen und geringe Festigkeit des einbettenden Bindegewebes verleiten das Blut, anstatt zielstrebig zum Herzen zurückzukehren, in gemächlichen Schleifen träge vor sich hin zu mäandern. Es kommt zur Überlastung der Venenklappen, Ventile, die in ihrer Funktion denen am Herzen entsprechen. Im Normalfall sorgen sie dafür, daß das Blut zwar vorwärts Richtung Herz, aber nie zurückfließen kann. Sind die Venen jedoch überdehnt, wendet sich der Lebensstrom phasenweise wieder vom Herzen ab. Es entsteht eine ähnliche Sisyphussituation wie bei Herzklappeninsuffizienzen, allerdings jetzt in einer ausgesprochen drucklosen Situation. Ärzte sprechen von Varizen oder Krampfadern, Patienten klagen über schwere Beine und nächtliche Krämpfe.

Normalerweise wird das Blut durch die Bewegung der Beinmuskeln und das Pulsieren der benachbarten Arterien in den Venen langsam, aber sicher Richtung Herz befördert. Beim meistens auch mit Hypotonie geschlagenen »Bindegewebsschwächling« findet in den Arterien wie in den Muskeln der Beine offenbar zuwenig Bewegung statt. Konkret und im Übertragenen gibt es zuviel Stillstand und zuwenig Bewegung. Die nur träge ausgesandte Lebensenergie kommt noch träger bzw. nicht mehr ausreichend zu einem zurück. Die Orte des Blutstaus, hauptsächlich Unterschenkel, in geringerem Maße auch Füße und Oberschenkel, zeigen, wo das Problem sitzt. Besonders betont ist mit den Unterschenkeln der Sprung- und Fortbewegungsbereich und damit die entsprechenden Themen: Einmal mehr geht es um Bewegung und letztlich um innere, was sich an den symbolischen äußeren Orten ab*zeichnet.* Träge und sich fast im Kreise drehend – statt zielstrebig nach vorne –, entwickelt sich der Lebensstrom dieser Menschen und damit ihr ganzes Leben. Zeitweilig geht es sogar rückwärts.

Die körperlichen Folgen reichen von Ödemen über Krämpfe bis zu Venenentzündungen und offenen Beinen. Aufgrund des Staus in den Venen und der Umkehr der Strömungsrichtung kommt es zu Flüssigkeitsaustritten im Bereich der Unterschenkel und Füße, das Blut versumpft im wahrsten Sinne des Wortes im Gewebe. Das seelische Element, symbolisiert im Wasser, ist nicht mehr in Bewegung, sondern im Stau. So bildet sich ein starkes Kreislaufübergewicht in der unteren Körperhälfte und damit eine Betonung dieses Poles. Das Gefühl der schweren Beine, die einen kaum noch tragen, hat hier sein physisches Pendant. Schwerfälligkeit und Erdgebundenheit spiegeln die seelische Situation in den Körper. Statt Elastizität und Flexibilität haben sich Trägheit und Brüchigkeit *breit*gemacht. Daß es sich nicht um eine Entspannung im besten Sinne handelt, sondern um einen ziemlichen Krampf, verdeutlichen die zum Namenspatron gewordenen Krämpfe. Besonders nachts versuchen sie, den Betroffenen *auf die Sprünge* zu helfen. Schon die Tageszeit verrät, daß es wohl weniger um physische als um seelische Sprünge geht. Auch in den Träumen äußert sich ja wie in den Symptomen des Körpers der tagsüber im Bewußtsein nicht geduldete Schatten.

Das Ödem macht die sowieso schlecht durchbluteten Grenzen allmählich atrophisch, d. h., die Haut verliert ihrerseits an Elastizität und Anpassungsfähigkeit und wird buchstäblich dünner. Eine geringe Verletzung oder Entzündung reicht nun schon, um ein Unterschenkelgeschwür entstehen zu lassen. Die sogenannten offenen Beine sind zwar nicht direkt gefährlich, jedoch äußerst lästig und heute schon ein weitverbreitetes chronisches Alterssymptom. Die über lange Zeiten vernachlässigte und minderdurchblutete Haut ist zusammengebrochen.

Im Beispiel von der Nation, die ihre Grenzländer aus Angst nicht besiedelte, ist jetzt der Punkt erreicht, wo sich die Grenzen doch, und zwar mit Gewalt, geöffnet haben. Das Lebenswasser tritt sogar über die Grenzen, und alle Erreger können munter hereinspazieren. Tatsächlich ist das für den Organismus eine Art Therapie, denn alles, was bisher ängstlich innen verschlossen wurde, kann jetzt, wenn auch nur körperlich, austreten. Therapeutisch müssen sich die Betroffenen nun sehr um ihre Hautgrenze kümmern. Es wird ihnen zumindest physisch klar, was für eine dünne und empfindliche Grenzschicht sie nur haben. Die oft über Monate offenen Stellen und die Empfindlichkeit der Beine gehen vielfach so auf die Nerven, daß nicht wenige Patienten sich eingestehen können, daß sie generell eine recht dünne Haut haben. Täglich müssen sie ihre offenen Wunden pflegen und die zusammengebrochene Haut durch geduldig gewickelte Binden ersetzen. Das ist eine zwar späte, aber doch sehr intensive Grenzpflege. Und täglich kommt es während der Verbandswechsel auch zu kurzen Momenten der Offenheit.

Insofern verwundert es nicht, daß viele Patienten auf das Zupflegen ihrer offenen Beine gesundheitlich sehr schlecht reagieren. Man bekommt geradezu den Eindruck, sie bräuchten diese Ventile zur Entgiftung, wie ja auch viele Naturheilkundige behaupten. Tatsächlich ist es sicherlich ein Fortschritt, all das Gift, das sich in den Zeiten des Nachgebens und Zurückweichens in der Seele gestaut hat, nun wenigstens symbolisch über die Beine auszuscheiden. Insofern haben die Naturheilkundler durchaus recht. Die Schulmediziner, die in den Ausscheidungen kein Gift finden können, haben aber ebenfalls recht, geht es doch um eine eher symbolische Entgiftung. Die Patienten brauchen die offenen Beine, weil es ihre einzigen offenen Stellen sind. Das ist natürlich nur eine Notlösung, aber immer noch besser als überhaupt keine Offenheit.

Mit Unterschenkelgeschwüren häufig vergesellschaftet ist die Venenentzündung (Thrombophlebitis). Deren schlimmere Form stellt die entzündliche Thrombose der tiefen Beinvenen dar, die das Blut vermehrt in die oberflächlichen Venen treibt. Hier kommt es regelmäßig zu Stau und Überlastung. In der Tiefe aber können sich die gefürchtete Embolien bilden. Die oberflächlichen Entzündungen von Venenthrombosen fördern die Entstehung von Unterschenkelgeschwüren. Die Betroffenen befinden sich in einem verwickelten Teufelskreis. Auf der körperlichen Ebene ist die Verlangsamung der Blutströmung die wesentlichste Entstehungsvoraussetzung. Thrombosen bilden sich besonders nach erzwungener körperlicher Ruhe wie z. B. nach Operationen oder jeder anderen ausgedehnten Bettruhe. Das ist aber gerade der hauptsächliche Fluchtweg der Betroffenen. So treibt sie ihre Reaktion auf ihr Symptom immer tiefer in die Symptomatik. Krampfadern sind ein weiterer wichtiger Faktor, der die Venenentzündung begünstigt und der durch sie gleichzeitig gefördert wird.

Während die Situation aber immer aussichtsloser wird, gewinnt sie gleichzeitig an *Deut*lichkeit. Der Konflikt um das Thema Beweglichkeit, der so lange schon unbewußt besteht, wird jetzt oberflächlich sichtbar. In den Beinen tobt er gerade am symbolischen Ort der Bewegung. Die Lebensenergie, deren Bestimmung der freie Fluß ist, stoppt, gerinnt und zeigt, daß auf der übertragenen Ebene vieles stekkengeblieben, festgefahren und verklemmt ist. Die Fähigkeit, Standpunkte zu wechseln und neue Gesichtspunkte ins Leben einzubeziehen, mag verlorengegangen, die eigene Meinung über das Leben zu einem Urteil oder Vorurteil *geronnen* sein. Das Stocken des Blutes zeigt nun sehr einsichtig, wie verstockt der Patient in bezug auf seine Lebensenergie ist. Dem Ausspruch Heraklits, »Alles fließt«, setzt er sein »Alles stockt« entgegen. Heraklit beschreibt das Phänomen des Lebens, der Patient lebt den Zustand des Nichtlebens bei lebendigem Leibe. Fließen bedarf des beständigen Wandels und der Anpassung an veränderte Gegebenheiten. Hört der Mensch auf, zu fließen und sich zu wandeln, muß sich das im Körper entsprechend in der Behinderung des Fließenden zeigen.

Die anatomische Situation im Anschluß an eine Thrombose kann zusätzlich einiges verdeutlichen. Mit dem Gefäßverschluß entsteht eine Sackgasse für die Lebensenergie. In dieser *ausweglosen* Situation und unter Druck des Staus versucht sich der Organismus mit einer Politik der kleinen Schritte zu helfen. Neue Gefäßverbindungen, sogenannte Anastomosen, werden geknüpft, Brücken zu noch intakten Gefäßen geschlagen, um so die Lebensenergie auf Um- und Schleichwegen doch noch an ihr Ziel zu bringen. Hieraus ließe sich der therapeutische Hinweis lesen, auch mit der Lebensenergie im Übertragenen neue Wege zu gehen, bisher ungewohnte Verbindungen zu knüpfen und im Bewußtsein Brücken zu schlagen. Eine weitere Art, Auswege aus der Sackgasse zu finden, ist die sogenannte Organisation der Thrombose. Kleine Gefäße fangen an, die Staumauer des Blutgerinnsels zu durchwachsen, bis ein Gefäßnetz entstanden und eine bescheidene Verbindung wiederhergestellt ist. Die Notwendigkeit kleiner Schritte und bescheidener Lösungen, zu denen der bindegewebsschwache Hypotoniker ja in vieler Hinsicht gezwungen ist, wird auch hierin angedeutet.

Die gefährlichste Komplikation der tiefen Beinvenenthrombose, die Lungenembolie, bringt schließlich noch das Kommunikationsproblem auf seinen brisantesten Nenner, indem sie die Lunge, das Organ des Austauschs, dichtmacht. Findet seelisch kein Austausch mehr statt, muß der Körper bis zum Äußersten gehen und in einem verzweifelten Versuch, doch noch Beachtung für die eigentliche Tragödie zu erlangen, seinen Austausch opfern.

5. Therapieansätze bei schwachem Druck und Bindegewebe

Zusätzliches Licht auf den ganzen Bereich des schwachen Kreislaufs wirft die schulmedizinische Haltung, die in diesem Fall über weite Strecken mit der der Naturmedizin übereinstimmt. In der Diagnostik steht natürlich die Blut-*druck*messung an erster Stelle. Weist der Patient trotz typischer Beschwerden normalen Druck auf, liegt der Verdacht nahe, daß die Untersuchungssituation, die ja immerhin sein eigentliches Problem zutage fördern könnte, ihn aufregt. Dann hat er normalen Druck, weil er sich gerade ausnahmsweise seinem Problem stellt und vor dem Arzt (dazu) steht. In diesem Fall kann der sogenannte Stehtest weiterhelfen. Der Patient muß zehn Minuten stehend beweisen, daß er in der Lage ist, sich zu stellen. Der typische Hypotoniker wird das nicht ohne Blutdruckabfall durchstehen und damit sich und seine Lebenshaltung entlarven.

In der Therapie heißt das eine große Wundermittel – wie nicht anders zu erwarten – Bewegung. Nach dem heutigen Verständnis von Schulmedizin und Naturheilkunde gleichermaßen: körperliche Bewegung. Es handelt sich dabei wieder um den so naheliegenden Schritt in den Gegenpol, und auch das nur auf der körperlichen Ebene. Die Erfahrung stützt diese Therapie. Solange sich der Patient körperliche Bewegung verschafft, hat er keine Symptome. Beendet er aber seine Bewegungstherapie, kommen die Symptome zurück. Folglich wird ein langsam aufbauendes Training empfohlen, das auf ausreichendem Niveau lebenslang durchzuhalten ist. Über Spaziergänge geht es zu Dauerläufen, Schwimmen und Bergsteigen. Wichtig ist, daß der Patient lange in Bewegung bleibt, weshalb Intervall- oder Krafttraining weniger geeignet sind. Geringste Unterbrechungen des Trainingsprogramms, etwa durch eine Grippe, ruinieren den Effekt sogleich wieder, und alles muß von vorne beginnen.

Dem Patienten fehlen letztlich vielmehr innere seelische Bewegung und geistige Spaziergänge, wobei die Voraussetzungen dafür erst zu schaffen sind. Solange er aber in diesen Bereichen zu keinen Trainingsanstrengungen bereit ist, wird durch die körperlichen Übungen wenigstens die symbolische Ebene bearbeitet. Deren Effekt reicht jedoch kaum über sich selbst hinaus. Bearbeitung ist so möglich und besser als nichts, Erlösung des Themas aber nicht. Das kann wieder nur innerlich geschehen.

Vom noch bequemeren Weg über Medikamente sind sogar

Schulmediziner enttäuscht. Klepzig äußert sich entsprechend und bekennt, daß die Mittel nur etwa eine Stunde wirken. Außerdem gewöhnt sich der Körper an diese Chemikalien und macht so den Effekt immer schneller zunichte, fast als wollte er sich auf diese banale Art nicht unterstützen lassen. Das in dieser mißlichen pharmako*logischen* Lage noch erfolgreichste Mittel heißt bezeichnenderweise Effortil. Unschwer erkennt man in diesem Namen das englische »effort« = »Anstrengung, Bemühung«. Nomen est omen, hier unternimmt das Medikament die fällige Anstrengung stellvertretend für einen selbst. Das aber funktioniert leider oder Gott sei Dank auf die Dauer nicht.

Neben ihrer schnell nachlassenden Wirkung haben Medikamente den Nachteil, nebenbei abhängig zu machen. Die Patienten, mangels eigenen Halts ständig auf der Suche nach verläßlichen Unterstützern, greifen nur zu gerne zu solchen Strohhalmen. Auch wenn die Pillen medizinisch längst nicht mehr wirksam und im wahrsten Sinne des Wortes zum Strohhalm geworden sind, können die Patienten von ihnen nicht mehr lassen. In diese unerfreuliche Situation rutschen auch die anderen Fitmacher nur zu leicht. Kaffee, Tee und Sekt werden so zu Krücken, die scheinbar erst das Stehen und Gehen ermöglichen, in Wirklichkeit aber Eigenständigkeit und echten Fortschritt langfristig verhindern. Nikotin ist in dieser Situation eine besonders unsinnige Droge. Sein Fitmacheffekt beruht von Anfang an weitestgehend auf Einbildung, dafür verschlechtert es aber die sowieso schon schwierige Durchblutungssituation wie keine andere Droge. Die Hände und Füße werden noch kälter, die Kommunikationsprobleme noch offenkundiger.

Im Bereich der Bindegewebsschwäche sind die Therapievorschläge der Medizin genauso leicht deutbar. Kann das Gewebe den geweiteten, sich träge schlängelnden Venen keinen Halt und keine Unterstützung mehr geben, müssen Stützstrümpfe oder festgewickelte Binden einspringen. Innerer Halt wird durch äußeren ersetzt. Auch hier bekennt die Schulmedizin freimütig, daß mit ihren chemischen Medikamenten gar nichts auszurichten ist. Die Naturheilkunde weiß seit langem um die Wirkung der Roßkastanienextrakte. Die Kraft und Vitalität dieses *vollblütigen* Baumes wäre schon das richtige, nur reicht es nicht, sie als Salbe äußerlich aufzutragen oder eingekapselt zu schlucken.

Beide Richtungen geben sich mit diesen unbefriedigenden Ergebnissen um so leichter zufrieden, als der ganze Symptomenkomplex in keiner Weise lebensbedrohlich ist. Im Gegenteil, die Hypotonie erhöht sogar die Lebenserwartung in quantitativer Hinsicht. In qualitativer haben die Patienten von ihrem verschlafenen Leben auf Sparflamme natürlich recht wenig zu erwarten. Da aber in der modernen Medizin wie generell in unserer Zeit Quantität weit vor Qualität rangiert, werden die Beschwerden der Patienten nicht gar zu ernst genommen, jedenfalls nicht annähernd so ernst wie die konträren des hohen Blutdrucks.

Wenigstens in diesem Punkt wird die Erwartungshaltung der Betroffenen nicht erfüllt. Sie hätten zu gern, daß die anderen und besonders die Ärzte die Kastanien für sie aus dem Feuer holen. Die anderen sollen sich mal was einfallen lassen und zusehen, daß es vorwärtsgeht, sie selbst sind ja viel zu schwach. Hier werden sie von der Schulmedizin enttäuscht, und darin liegt deren einzig entscheidendes Verdienst bei diesem Krankheitsbild. Im Idealfall würde so die Täuschung beendet, daß es irgendeine äußere Lösung gibt. Schlechterenfalls werden die Patienten durchs Leben getröstet mit Hinweisen auf ihre adynamische Konstitution und anderen »stabilisierenden« Mitteilungen. Solche Stabilisierung stabilisiert nur die Instabilität und verlängert damit die Auszeit im Abseits des lebendigen Lebens.

Härter, aber heilsamer ist die Zurückweisung aller Projektionen. »Hilf dir selbst, sonst hilft dir niemand« wäre die in diesem Fall besonders empfindlich treffende Devise. Von angestrengten Forschungsbemühungen der Wissenschaftler, der Hilfsbereitschaft des Arztes und den Versuchen des Partners, sich stellvertretend besonders aktiv zu stellen und die Karriereleiter hochzuklettern, kommt der hypotone Bindegewebsschwächling mit Sicherheit nicht hoch, nicht einmal bis auf die eigenen Beine.

Statt auf andere zu projizieren und Hechtsprünge in den bewegten Gegenpol zu machen, wäre wieder die Aussöhnung mit der eigenen Misere zu empfehlen. In ihrer Symbolik liegt die Lernaufgabe und in deren Annehmen, die Chance, den ersten Schritt in die richtige, weil eigene Richtung zu finden. Jedes Symptom liefert ein Bild und neben der unerlösten Ebene, unter der man leidet, auch eine erlöste, die Befreiung vom abgebildeten Symptom verheißt.

Der Mensch mit niedrigem Blutdruck ist quasi auf den Boden gezwungen, er ist niedergeschlagen und machtlos, wenn nicht gar ohnmächtig. Dieser Zustand ist demütigend, enthält aber andererseits die Chance, echte Demut zu lernen. Ein Annehmen der eigenen offensichtlichen Schwäche kann der erste Schritt dazu sein.

Angesichts einer übermächtig erlebten (Um-)Welt fühlt sich der Betreffende unfähig und meist sehr klein. Die eigene Kleinheit vor dem Wunder der Schöpfung einzusehen und anzunehmen ist aber Voraussetzung von Demut. Das Wort enthüllt einen Schritt, der sich gerade Hypotonikern anbietet: De-Mut bedeutet »weg vom Mut«, vor allem vom Hochmut, aber auch vom Wage-Mut und den anderen Spielarten des Mutes. Mut birgt den Willen zu Kampf und Auflehnung in sich, für den Schüler der Demut aber geht es darum, sich zu fügen und bewußt und ohne Groll nachzugeben. Der Hypotoniker ist schon so nahe daran, er muß wirklich »nur« noch bewußt annehmen, was ihm sowieso dauernd geschieht, und bewußt zu dem stehen, was er bereits die meiste Zeit über tut. Er liegt der Welt zu Füßen, erniedrigt sich vor allen und allem.

Einige Heilige wie Franziskus von Assisi und die heilige Klara haben solche Übungen zum Teil ihres Weges gemacht. Sie haben auf diesem Weg Erfüllung gefunden anstatt Überfüllung ihrer Blutwege. Den Rückzug in die eigene Mitte gilt es zu akzeptieren, das Schneckendasein bewußt zu leben: alles sehr langsam und im Schneckentempo erledigen, aber stetig wie das Totemtier. Die Eremitage im Inneren des eigenen Hauses nutzen und schließlich vielleicht sogar genießen. Die letztlich größeren Entwicklungschancen liegen innen in einem selbst und weniger in der äußeren Welt. Wenn es ständig schwarz wird vor den äußeren Augen, ließe sich darin die Aufforderung erkennen, mit den inneren schauen zu lernen, sich von Mutter Erde auffangen und tragen zu lassen. Die Ohnmachten wären Übungen, auf der symbolischen Körperbühne Macht und alle Ansprüche daran bewußt loszulassen und die Tiefe einer anderen Dimension zu erreichen.

Das mögen sehr extreme Ratschläge in einer Zeit sein, die ganz auf die Macht des Machbaren setzt. Andererseits sind sie nicht radikaler als das Leben, das die Betroffenen von ihren Symptomen aufgezwungen bekommen. Freiwillig anzunehmen, was sich einem aufdrängt und sowieso nicht ändern läßt, setzt keinerlei religiöse Überzeugung voraus, sondern eigentlich nur gesunden Menschenverstand. Alle Symptome betonen dieselbe Richtung.

Ein blasses Leben mag frustrierend sein, es war aber auch der Ausgangspunkt vieler Sucher auf dem Weg zu einem reicheren und farbigeren inneren Leben. Ständig schwere, des Laufens müde Füße zu haben zieht einen hinunter – stimmungsmäßig und konkret. Zugleich bringt es aber der Erde und Mutter Erde näher, dem weiblichen Pol und dem Ursprung allen Lebens damit. Bewußt erlebt, könnte sich aus dieser Erfahrung ein Gefühl von Erdverbundenheit und Verwurzelung entwickeln. Die Schwerkraft der Erde und die Schwere des weiblichen Wasserelementes, das sich in den eigenen Beinen staut, legen es nahe. Mutter Erde ruft gleichsam ihre Kinder zu sich zurück. Selbst noch die in Schleifen dahinmäandernden Venenflüsse zeichnen mit ihren Schlangenlinien urweibliche Muster und setzen sich damit in Gegensatz zur männlichen Geradlinigkeit. Der Schwindel zeichnet dieselben Kreisbewegungen, nur weniger materiell. Sich bewußt drehen zu lassen und in den *Kreis* des natürlichen Lebens einzufügen, könnte die darin verborgene Lernaufgabe sein. Solche weibliche Symbolkraft im Seelischen wirken zu lassen, würde die körperliche Ebene entlasten.

Körperliche Empfindlichkeit und Beeindruckbarkeit ließen sich im Seelischen als Empfindsamkeit und Sensibilität verwirklichen. Nachgiebigkeit und Konturlosigkeit könnten zu Anpassungsfähigkeit, Elastizität und Flexibilität werden. Die Weigerung, körperliche Grenzen herauszufordern, könnte in die bewußte Aufgabe seelischer Grenzen münden und damit in grenzenlose Liebe. Der Misere könnte die »misericordia«, das Mitleid, entwachsen. Aus der Erkenntnis aber, daß alles Leben Leiden ist, folgt, daß alles Leben Mitleid verdient. Womit uns das Elend der Hypotonie zu einer der Grundwahrheiten des Buddha geführt hat.

Der hohe Anspruch dieser Lernaufgaben zeigt schon, wieviel erreicht ist, wenn es gelingt, sich bewußt auf sie einzulassen. Wer sich ganz auf die Mitte seines Schneckenhauses konzentriert und Ordnung darin schafft, wird notgedrungen die eigene Mitte entdecken. Das archetypische Muster der Spirale garantiert dafür. Aus dieser Mitte aber wird sich alles andere wie von selbst ergeben, auch all die ersehnten Eigenschaften des Gegenpoles wie Handlungsfähigkeit und Standfestigkeit, Beweglichkeit und Großmut. Und jener Mut, der aus echter Demut gewachsen ist, unterscheidet sich *wesen*tlich von jenem, mit dem auf der anderen Seite Hypertoniker versuchen, die Welt aus den Angeln zu heben. Wer ganz in die eigene Schwäche eindringt und sich ihr ergibt, wird auf ihrem Grund eine Stärke finden, die ihresgleichen sucht.

Ein östliches Bild macht das deutlich. Der Tai-Chi-Meister ist so nachgiebig in seinen Bewegungen, so fließend und geschmeidig, daß der kleine Vogel, der auf seiner Schulter Platz genommen hat, nicht mehr wegfliegen kann. Immer wenn er sich abstoßen will, gibt die Schulter des Meisters nach. Der Vogel ist gefangen und entmachtet von Nachgiebigkeit und Weichheit. Die Macht der Härte und des Kampfes hätte nicht vermocht, was der Macht der vollkommenen Anpassung ein Kinderspiel ist.

Im Tai-Chi-Symbol (Abb. 5) nimmt diese zeitlose Weisheit Gestalt an. Im tiefsten weiblichen Yin findet sich dort der Gegenpol des männlichen Yang und umgekehrt. Wenn das Weibliche sich ganz nach innen wendet und immer weiblicher wird, muß es schließlich in seinem Kern der Stärke begegnen. Das wird nun keine protzende Kraftmeierei mehr sein, sondern echte Stärke, die letzte Macht. Dieses Wissen liegt wohl auch der christlichen Anweisung zugrunde: »Wenn dich jemand auf die rechte Backe schlägt, halte ihm auch die linke hin.« Wer dem wirklich aus seinem inneren Gefühl heraus nachleben kann, ist natürlich weiter und mächtiger als jener Scheinmächtige, der sogleich mit physischer Kraft zurückschlägt.

Die Lernaufgabe der Hypotonie wird zugleich betont und

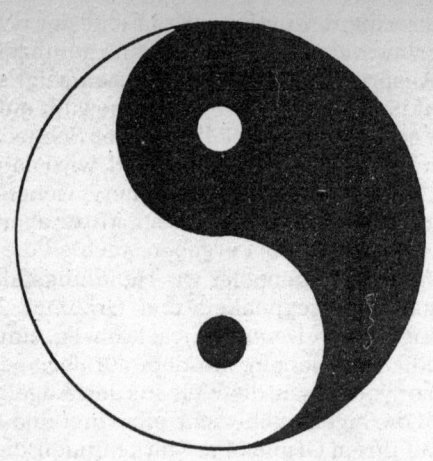

Abb. 5

erschwert durch die soziologische Verteilung des Symptoms und die gesellschaftliche Situation. Niedriger Blutdruck ist ein Symptom, das eine enorme Dominanz bei Frauen hat, ähnlich wie sich auf dem Gegenpol hoher Blutdruck bei Männern häuft. All die sich aus den Symptomen ergebenden vorrangigen Lernaufgaben klingen wie ein Hohn auf die Ziele der Frauenbewegung und ihre Emanzipationsbestrebungen. Deren Anhängerinnen wollen ja gerade heraus aus dem Schneckenhaus, aus der Abhängigkeit und frei und selbständig schalten und walten. Ihr Ideal ist ein männliches, und sie bemühen sich, männliche Machtpositionen zu erobern. Mit einem niedrigen Blutdruck bleibt das aber ein recht aussichtsloses Unterfangen; *frau* ist gefangen in ihrer Konstitution und müßte über den eigenen Schatten springen. Das aber bleibt im allgemeinen ein mutiger Wunschtraum. Der eigene Schatten läßt sich nicht überspringen, sondern höchstens erlösen, und das ist schon schwer genug.

Damit sei kein Urteil über die Frauenbewegung abgegeben – oder vielleicht nur jenes, daß ihre Ziele sehr verständlich sind wie alle Sehnsucht nach dem Gegenpol, daß sie aber für all die Frauen mit schwachem Kreislauf den zweiten

Schritt vor dem ersten fordert. Wenn das körperliche Erbteil in einer weichen weiblichen Ausstrahlung besteht mit blondem Haar und blauen Augen und Flecken, schwachem Bindegewebe und ebensolchem Blutdruck, dann ist es offensichtlich Aufgabe, diese Weiblichkeit zu leben und zu erlösen. Aus dem Zentrum der Weiblichkeit wird sich schließlich jene Kraft ergeben, die sich durch noch so viele Rhetorikseminare oder Bodybuildingstunden nur *schein*bar gewinnen läßt.

Natürlich hat jede Frau in sich auch einen männlichen Pol, von Jung Animus genannt, wie auch jeder Mann einen weiblichen Teil, die Anima, in sich trägt. Im allgemeinen ist es Aufgabe, zuerst den durch das eigene Geschlecht angegebenen Teil zu leben und zu erlösen, insbesondere wenn dieser Teil stark betont ist. Den sichersten Wegweiser aber geben die Symptome ab, zeigen sie doch, was von der Lebensaufgabe in den Schatten verdrängt wurde und nun auf Erlösung drängt.

6. Hypertonie – Leben unter Druck

a) Zahlen und Symptome

Hochdruck liegt definitionsgemäß vor, wenn der obere Wert über 160, der untere über 95 mm Hg liegt. Diese Festlegung muß man als beschönigend betrachten, wenn man bedenkt, daß die Schulmedizin selbst nur Werte bis 140 zu 90 als normal bezeichnet. Zwischen Hochdruck und normalem Druck macht sich folglich eine Grauzone breit, die eigentlich in den krankhaften Bereich gehört. Um nicht riesige Bevölkerungsgruppen für krank erklären zu müssen, hat man sich einen weiteren Trick einfallen lassen. Als normal gilt für den oberen Wert: das Lebensalter mit 100 addiert. Für einen Siebzigjährigen wäre demnach ein oberer Blutdruck von 170 normal. Das aber ist lediglich Augenwischerei, denn weder ist solch ein Blutdruck normal noch die Methode, die ihn als normal bezeichnet. Es handelt sich um eine milde Variante jener Haltung, die den Patienten um so mehr beruhigt, je schlechter es steht. Aus Untersuchungen der wenigen verbliebenen Naturvölker wissen wir, daß der normale Blutdruck eines gesunden Menschen in Ruhebedingungen nicht über 130 liegt, und zwar bis ins hohe Alter. Alles darüber ist eigentlich Hochdruck und nachweislich eine Errungenschaft unserer modernen Hochdruckgesellschaft.

Wenn heute bereits achtzig Millionen US-Amerikaner nach der beschönigten Definition der Schulmedizin unter Hochdruck leiden, wird das Ausmaß dieses Symptoms deutlich. Vom Staatsfeind Nummer eins bis zur Jahrhundertseuche reichen die wehklagenden Bezeichnungen für den Hochdruck. Kein Symptom kostet so viele Leben und soviel Geld. Patienten mit Hochdruck bekommen dreimal häufiger einen Infarkt und viermal häufiger einen Schlaganfall. Die ausgegebenen Summen und ausgefallenen Einnahmen gehen ins Astronomische und erfüllen damit alle Voraussetzungen, eine moderne Industriegesellschaft zu beunruhigen.

Die »Ursachen« sind allerdings so eng mit den Lebensbedingungen unserer Gesellschaft verbunden, daß sich die Medizin bisher außerstande sah, sie zu finden. Neun von zehn Hypertonikern bescheinigt sie eine sogenannte essentielle Hypertonie. Dahinter verbirgt sich eine Ausschlußdiagnose, d. h., sie wird nur gestellt, wenn man trotz intensiver Suche keine körperlichen Ursachen findet. Die Diagnose bedeutet genaugenommen, daß die Medizin nicht weiß, was los ist, das aber lieber in vornehmes Latein hüllt. Völlig unbeabsichtigt liegt in der Bezeichnung »essentiell« aber doch ein Schlüssel. Tatsächlich ist dieses Symptom für den Betroffenen essentiell, d. h. lebenswichtig, verdeutlicht es ihm doch die Essenz seiner Lebenshaltung.

Die Gegenpoligkeit von Hyper- und Hypotonie liegt von Anfang an offen zutage. Während der niedrige Blutdruck viele malerische Symptome produziert und letztlich medizinisch harmlos ist, zeigt der Hochdruck kaum Symptome nach außen und ist medizinisch außerordentlich gefährlich.

Im bildlichen Vergleich mit einem Gartenschlauch entspräche der Kreislauf des Hypotonikers einem weiten, schlaffen Schlauch mit einer voll geöffneten Düse. Das Wasser fließt drucklos heraus und kommt natürlich nicht weit, es fällt gleichsam von der Düse kraftlos zu Boden. Der hypertone

Gartenschlauch ist dagegen auf der ganzen Länge enggestellt ebenso wie die Düse. Ein scharfer dünner Strahl schießt heraus, kommt auch weit, bringt aber kaum lebenspendendes Wasser mit sich. Ein Garten bzw. Körper, der von einem hypotonen Schlauch versorgt wird, verdurstet über weite Strecken. Nur die Kernzone bekommt reichlich Lebenswasser ab. Der vom hypertonen Schlauch versorgte Garten leidet ebenfalls unter Wassermangel, allerdings wird das bißchen bis an die äußersten Grenzen verteilt. Im Zentrum, im Herzen, ist die Not meist besonders groß. In beiden Fällen handelt es sich also um das gleiche Problem, wenn es auch mit gegensätzlichen Taktiken erzeugt wird.

Die Möglichkeit, den Blutdruck zu erhöhen, ist eine wichtige Lebensvoraussetzung. In Situationen extremer Leistungsanforderung steigt er normalerweise auf hohe Werte. Wenn eine Gefahr droht, sind nicht nur die Nerven, sondern auch die Gefäße zum Zerreißen gespannt, und der Blutdruck steigt in dem Maße, wie der Mensch unter Druck gerät. Gleichgültig, ob die Gefahr durch Flucht oder Angriff überwunden wird, danach fällt mit dem äußeren Druck auch der innere wieder auf normale Werte. Das verstärkt ausgeschüttete Streßhormon Adrenalin ist verbraucht, das vermehrt geförderte Blut hat seine Transportaufgaben bei der körperlichen Aktion der Muskeln erfüllt, und der Organismus schaltet von der sympathikotonen Anspannung auf vagotone Entspannung zurück.

Geschieht dieses Zurückschalten auf die Entspannung nicht, kann man davon ausgehen, daß die Gefahr noch nicht bestanden, der Konflikt ungelöst geblieben ist. In dieser Situation lebt der Hypertoniker. Seine sympathikotone Dauerspannung zeigt an, daß er ständig vor dem Kampf oder in der Nähe eines Konfliktes steht, ohne ihn je wirklich anzugehen oder gar zu lösen. Während der Hypotoniker gar nicht erst zur Sache steht und sich sofort verkriecht, steht der Hochdruckpatient permanent daneben. Gewehr bei Fuß, erwartet er jeden Moment die Attacke. Das anstehende Problem lösen beide auf ihre Art nicht.

Die wenigen Symptome, die einen Hochdruck nach außen verraten, stehen im Zusammenhang mit der nicht ausgelebten Aggression und unterdrückten Feindseligkeit. Verstärktes Herzklopfen in Ruhe oder bei geringen Belastungen verrät den sensibleren Hypertoniker. Wenn einem das Herz bis zum Halse klopft, schwingt in der Erwartungsspannung auch schon Angst mit. Herzklopfen allein ist immer ein Zeichen großer Aufregung vor einer unkontrollierbaren Situation. Typisch tritt es vor Prüfungen auf, bei denen man sich einer höheren Autorität ausgeliefert fühlt. Hier kommen gleich mehrere vom Hochdruckpatienten gefürchtete Dinge zusammen. Er versucht nämlich soweit irgend möglich, alles zu kontrollieren und in den Griff zu bekommen. Die verengten Gefäße, die unter kontrollierter Spannung gleichsam vibrieren, zeigen es ebenso wie die enorme Leistungsbereitschaft. Das Bild des Gartenschlauchs mit seinem genau kontrollierten scharfen Strahl macht es anschaulich.

Zum anderen neigt der typische Hypertoniker zu Autoritätsproblemen. Aus medizinischen Untersuchungen weiß man, daß die Auslieferung an nichtakzeptierte Autoritäten den Blutdruck hochtreibt. So etwas *bringt* den Menschen *auf die Palme*, und je weniger er sich das eingesteht, desto mehr schießt sein Blutdruck in die Höhe. Typischerweise findet man bei schwarzen Amerikanern höhere Blutdruckwerte als bei weißen. Schwarze mit geringer Schulbildung haben sogar siebenmal häufiger Hochdruck als Weiße mit guter Bildung. Dagegen kennen Schwarze in ihrer traditionellen Lebensweise und Umgebung in Afrika überhaupt keinen Hochdruck. Natürlich gibt es auch dort Autoritäten, etwa die Häuptlinge. Diese dürften jedoch innerlich so akzeptiert sein, daß sich kein Autoritätsproblem an ihnen entzündet. Schulversager, die häufig in Underdog-Situationen leben müssen, neigen ebenfalls zu höheren Blutdruckwerten. Am Ende der Hackordnung ist der Druck am größten, da er nicht mehr nach unten weitergegeben werden kann. Das Bild der gesellschaftlichen Pyramide macht es anschaulich. Die untersten tragen alles auf ihren Schultern und sind so am be*drück*testen. Der Verdacht liegt nahe, daß Hochdruckpatienten sich in einer ständigen Prüfungssituation erleben, die größte Anspannung und ständige Verteidigungsbereitschaft erfordert.

Häufig wird auch über nächtliches Herzklopfen geklagt, was darauf hindeutet, daß nicht einmal mehr nachts, in der klassischen Regenerationszeit, der Vagus die Oberhand über den kampfbereiten Sympathikus gewinnt. Entsprechende Traumthemen gehen den Herzklopfattacken voraus.

Verminderte Leistungsfähigkeit ist meist erst ein relativ spätes Zeichen und erklärt sich aus der schwierigen Durchblutungssituation. Zwar ist, wie bei dem entsprechenden Gartenschlauch, alles auf Höchstleistung getrimmt, aber letztlich kommt doch nur wenig dabei heraus. Insofern erstaunt auch die auftretende Impotenz wenig. Hier wird zwar so getan, als stelle *man* sich, aber in Wirklichkeit stellt sich der Hypertoniker nicht, jedenfalls nicht an der entscheidenden Stelle.

Kopfdruck tritt manchmal ähnlich wie beim Hypotoniker auf und zeigt, wo das Problem sitzt, wo die Entscheidungen gefällt und die Probleme gelöst werden müßten. Die Ein*stellung* stimmt nicht, und die wird im Kopf festgelegt. Erst mit der angemessenen Einstellung kann die entsprechende Stellung im Leben erreicht werden. Noch soviel Druck an der falschen Stelle wird den Durchbruch nicht herbeizwingen. Drückende Kopfschmerzen sind nicht selten die Folge von Kopfzerbrechen. Wer sich den Kopf zerbricht, kreist gedanklich um ein Problem, ohne es lösen zu können. Das aber ist genau die Situation des Hypertonikers.

Nervosität und andere Zeichen überspannter Nerven verkörpern sehr anschaulich die angespannte Grundsituation. Man darf den Bogen nicht überspannen, will man nicht riskieren, daß er irgendwann bricht. Der Hypertoniker riskiert es. Bevor ihn aber dieses Bild im brechenden Herzen des Infarktes oder platzenden Blutgefäß beim Schlaganfall ereilt, gibt es eine Reihe von Warnsignalen. Die zum Zerreißen gespannten Nerven und ihre Symptome wie Reizbarkeit, Wutanfälle und Unkonzentriertheit gehören ebenso dazu wie vegetative Symptome. Schweißausbrüche etwa zeigen die Angst, die das Leben bestimmt. Wer Blut und Wasser schwitzt, hat panische Angst, aber auch schon einfacher Angstschweiß spricht eine deutliche Sprache.

Noch wesentlich gravierender kommt die Angst in der Enge der Gefäße zum Tragen. Grundsätzlich herrscht dieselbe Situation wie beim engen Herzen und seinen Symptomen Angina pectoris und Infarkt. Beim Hochdruck ist die Situation zusätzlich auf den ganzen Körper ausgedehnt. Nicht umsonst ist er der beste Nährboden für diese beiden Krankheitsbilder. Enge Gefäße zeigen immer die Angst, die den Lebensfluß einengt. Auf die Dauer führt die Verengung zur Verhärtung der Arteriosklerose. Was sich in der Mitte als Koronarsklerose bemerkbar macht, kann im oberen Bereich mit dem Gehirn die Schaltzentrale des Nervensystems verkalken lassen und im unteren als Claudicatio intermittens die Beingefäße versteinern. Bekommt man im ersten Fall vor Augen geführt, daß man gedanklich nicht mehr weiterkommt, wird die Behinderung jeden Fortschritts im zweiten sehr konkret. Die ins Deutsche übersetzte Diagnose verrät es: »Claudicatio intermittens« heißt »zwischenzeitliches Lahmen«. Die Patienten können nur noch kurze Strecken gehen. Dann müssen sie so lange pausieren, bis die behinderte Blutversorgung wieder nachkommt. An ein zügiges Vorwärtskommen ist nicht mehr zu denken, wie auch jeder Aufstieg drastisch erschwert ist. Schon ein paar Treppenstufen bringen an die engen Grenzen.

In diesem Stadium wird die Grundsituation spätestens klar: Es geht nicht vorwärts und nicht aufwärts im Leben. Wer es sich leistet, das zu übersehen, muß es körperlich austragen. Die versagenden Beine machen es auf ihre bildlich-naive Art deutlich. Das minderversorgte Gehirn setzt seine eigenen Schwerpunkte. Wenn das Gedächtnis nachläßt, sind es besonders die naheliegenden wichtigen Dinge, die verlorengehen. Völlig belanglose uralte Geschichten bleiben dagegen bestens erhalten und werden immer wieder erzählt, fast wie bei einer Platte mit Sprung. Auch hier kann sich der Hypertoniker mit Mut zur Eigenehrlichkeit wiedererkennen, dreht er sich doch wie hypnotisiert ständig im Kreise um sein eigentliches Thema, ohne es anzugehen. Er sprüht geradezu vor Aktivitäten, außer in den wesentlichen Punkten. Der Mut zum entscheidenden Angriff fehlt ihm, und so ergeht er sich in peripherer Betriebsamkeit, um jeden Vorwurf bezüglich seiner *Drück*ebergerei schon im Keim zu unter*drück*en.

Eines der wenigen äußerlich gut sichtbaren Symptome

zeichnet den sogenannten »roten Hochdruck« aus. Die meist übergewichtigen Patienten signalisieren mit hochrotem Kopf schon von weitem ihre (Ge-)Wichtigkeit. Wie jeder Leuchtturm und jede rote Laterne ist die leuchtende Birne Warnung und Verlockung zugleich. Sie zeigt eine Besonderheit an, die Beachtung erheischt. In der Nähe solcher Menschen ist immer etwas los, aber es ist vor lauter Betriebsamkeit oft auch nicht ganz ungefährlich. Zwar handelt es sich kaum um Schlägertypen, schon eher um Schaumschläger und Wichtigtuer; manchmal aber können die nicht mehr an sich halten und schlagen im übertragenen Sinne los. So geht schlimmstenfalls einiges Porzellan zu Bruch. Die Situation wird selten richtig bösartig, denn trotz allem Druck ist der im Porzellanladen tobende Elefant grundsätzlich gutartig und auf die Anerkennung und Zuwendung der Zuschauer angewiesen. Letztlich hat er enorme Angst, Zuneigung zu verlieren.

Wo soviel Dampf hinter allem gemacht wird, muß natürlich auch welcher abgelassen werden. Der größte Schaden liegt im allgemeinen bei der Dampfwalze selbst. Wenn sie nicht rechtzeitig aufgehalten wird, stampft sie ohne Halt bis ins Grab. Hier wird unter Hochdruck geleistet – egal, was. Es geht um Leistung schlechthin auf der Jagd nach Verdienst und Anerkennung. Der typische Patient mit rotem Hochdruck muß sich alles verdienen, mischt sich gern überall ein und fühlt sich unersetzlich. Von einem Taxifahrer gefragt, wo er hinwolle, würde er beispielsweise am liebsten antworten: »Gleichgültig, ich werde überall gebraucht!«

Die angespannte Durchblutungssituation solcher Menschen wird oft durch auffallend geschlängelte Schläfenarterien betont. Pulsierende Schläfen verstärken noch den Eindruck eines im ganzen pulsierenden Menschen, der mit jeder Faser seines gespannten Herzens bei der Sache ist. Welche Sache das ist, tritt zurück gegenüber der Tatsache, daß sie wichtig und ihre Ablenkfunktion nicht so leicht durchschaubar erscheinen sollte. Im allgemeinen glaubt der Hypertoniker an seine selbstgewählte Mission und deren eminente Bedeutung und verkennt den Fluchtcharakter seines oft wütenden Treibens und verbissenen Einsatzes. Finge er an, sie zu durchschauen, könnte er kaum im selben

Stil und Tempo weitermachen. Das wäre bereits der erste Schritt zur Besserung.

Der rote Hypertoniker hat zum Glück eine geläufige und wenig Bewußtsein erfordernde Möglichkeit, seinen Überdruck wenigstens zeitweilig abzulassen. Er kann wie ein unter Hochdruck stehender Dampfkessel explodieren. So platzt ihm häufig der Kragen, und das ist wesentlich gesünder als das Platzen von Gefäßen etwa im Gehirn. An diesen Wutanfällen, die oft eine gewisse Ähnlichkeit mit Vulkanausbrüchen aufweisen, könnte er erkennen, was wirklich in ihm steckt. Wenn er Gift und Galle spuckt und der Umwelt seinen Zorn entgegenschleudert, ist die in ihm brodelnde Aggression nicht zu übersehen. Wie der Dampfkessel nach dem Druckablassen weniger gefährlich ist, wird auch der Hochdruckpatient danach entspannter sein. Da er es aber strikt vermeidet, an den entscheidenden Stellen zu explodieren, baut sich der Druck meist schnell wieder auf. Deshalb warnt die rote Birne nicht ohne Grund: Hier herrscht jederzeit Explosionsgefahr.

Solche Wutausbrüche sind gesellschaftlich nicht gerade förderlich und können dem guten Eindruck emsiger Geschäftigkeit und übermenschlichen Einsatzes für »die Sache« schaden. Deshalb wird der Hypertoniker versuchen, dieses Ventil zu verschließen, und sich derartige Befreiungsschläge, zumal sie praktisch immer die Falschen treffen, zu verkneifen. Er wird nur Anerkennung ernten, wenn er darangeht, auch diesen Punkt noch zu beherrschen und in den Griff zu bekommen. Natürlich ist er danach noch verkniffener und verbissener, und der Kreislauf gerät in eine noch aussichtslosere, weil noch engere Situation. Für die Umwelt mag es angenehmer sein, wenn gestaute Aggression und gehemmte Feindseligkeit sich nur noch still und heimlich in den Gesichtszügen und im Gebiß ausdrücken, für den Betroffenen ist es gefährlich. Der Dampfdrucktopf, der beschließt, auf sein Ventil zu verzichten, wird zwar nicht mehr so laut zischen und pfeifen, innen aber wird es mit Sicherheit noch ungemütlicher. Es wird nämlich noch enger. Die Wände müssen nun verstärkt werden, wollen sie der wachsenden Spannung standhalten. Die Verstärkung der Gefäßwände nennt sich im Körper Arteriosklerose.

Wem die Beherrschung des Lebensenergiestromes im Laufe des Lebens bis in solche Bereiche gelingt, dem droht mit dem weiteren Druckanstieg und der daraus folgenden zunehmenden Verkalkung seiner Gefäße eine eher blasse Zukunft. Die Medizin spricht vom »blassen Hochdruck« und manchmal auch von »maligner«, d. h. bösartiger Hypertonie. Im Erscheinungsbild dieser Patienten ist alles von der fast übermenschlichen Kontrolle bestimmt, und so sind sie gut in diese Gesellschaft integriert, die soviel von Kontrolle hält. Sie reißen sich so zusammen, daß wenig Leben übrigbleibt. Das Phänomen der inneren Einsamkeit bei äußerlich gut funktionierenden »geschäftlichen« Beziehungen ist bei ihnen besonders deutlich. In einem Lied von Simon and Garfunkel ist diese Situation verarbeitet: »I am a rock – I am an island ... Ich bin ein Felsen – ich bin eine Insel ...«

Beide Wege, der rote und der blasse, sind letztlich ähnlich aussichtslos. Während die roten Überdruckler jederzeit platzen können, was auf der stellvertretenden Gefäßebene tödlich sein kann, ist die Perspektive des blassen Hypertonikers der Verblichene. Selbst so drastische Aussichten sind meist noch nicht ausreichend, um das Steuer des Lebensschiffes herumzureißen. Ärzte, die ihre Patienten ernst und kein Blatt vor den Mund nehmen, machen immer wieder die Erfahrung, daß erst der Hilfeschrei des Herzens, ausgedrückt im Schmerz des Infarktes, eine Wendung in Richtung Bewußtwerdung herbeiführt. All die vorhergehenden Warnungen neigt der Patient als Herausforderungen anzunehmen. Er ist es ja wie sein Blut gewöhnt, gegen Widerstände anzurennen, in der irrigen Hoffnung, irgendwann doch noch zu siegen. Da er aber überall kämpft, außer an der entscheidenden Festung, ist ein Sieg auf dieser Ebene ausgeschlossen.

b) Äußerer und innerer Druck

Das wichtigste Symptom des Hochdruckpatienten ist natürlich der Druck. Zwar spürt ihn der Patient lange Zeit nicht, in seinem Verhalten nehmen ihn die Mitmenschen aber um so stärker wahr. Die Lebensenergie kommt unter Druck und mit ihr alle Themen, die mit Vitalität zu tun haben, ohne daß der Betroffene sich das eingesteht. Lediglich seine Mitmenschen erleben den Nach*druck* in seinen Aktionen und fühlen sich nicht selten von ihm an die Wand ge*drückt*. So wie der Blutstrom den Widerstand der Gefäßwände annimmt und sich dagegenpreßt, drückt der Patient sich gegen bietende Widerstände, sucht gleichsam Gegner für seinen dauernden Lebenskampf. Daß er selbst längst mit dem Rücken zur Wand kämpft, weil er sich rundum eingemauert hat, merkt er nicht. Sein Gefäßsystem ist wie ein gemauerter Käfig, die Lebenskraft ist in ein selbstgeschaffenes Gefängnis eingezwängt. Untersuchungen zur seelischen Struktur von Hochdruckpatienten brachten ans Licht, daß sie dazu neigen, sich in ihrem Zuhause als Gefangene zu fühlen. Elternhaus, eigene Familie und Firma werden als Käfig empfunden, und das Leben besteht im Wechseln dieser Käfige. Diese äußeren Gefängnisse werden zwar dumpf als solche empfunden, der Schritt sich dieser Freiheitsberaubung bewußt zu stellen, fehlt aber. So sinkt das Thema in den Körper. Je enger dessen Gefäßgefängnis wird, desto höher steigt der Druck. In dem Maße, wie die Verhärtung der Wände durch Kalkeinlagerung fortschreitet und die Elastizität verlorengeht, wirkt sich dieses physikalische Gesetz ganz direkt aus.

Das gilt bis in den sozialen Bereich. Pfercht man Menschen z. B. in Gefängnissen sehr eng zusammen, führt das zu Blutdruckanstiegen und zunehmender Aggressivität. Lynch sagt, der Blutdruck spiegelt die Harmonie zwischen einer Person und der Welt jenseits ihrer sozialen Membran wider. Ist also der Druck auf die Gefäßwände abnorm hoch, entspricht dem ein ebensolcher Druck auf die soziale Umwelt. Pathophysiologische Untersuchungen zeigen, daß Hochdruck die oberste Schicht der Gefäßwand, die Intima, sogar verletzen kann. In ähnlicher Weise verletzt sozialer Hochdruck wohl die Beziehungsstrukturen in einer auf engstem Raum zusammengepferchten Menschenmenge. Hier könnte auch ein Schlüssel für die rasante Zunahme des Problems liegen. Immer mehr Menschen werden in den *Ballung*sräumen der Industriegesellschaften auf engstem Raum zusammengebracht, um in Großraumbüros zu arbeiten oder sich in riesigen Wohnanlagen davon zu erholen.

Ihre sogenannten Appartements gleichen betonierten Schuhschachteln und halten sie auf engstem Raum apart. Solche Apartheidspolitik ist tatsächlich die einzige Möglichkeit, so viele verschiedene Menschen auf so engem Raum zusammenzuhalten. Die Parallelen zur Nutztierhaltung sind bestürzend deutlich, zumal sich auch in diesem Bereich die Herz-Kreislauf-Probleme häufen und nicht wenige moderne Schweine am Infarkt verenden. Um den Streß überhaupt noch ertragen zu können, bekommen sie wie die Menschen immer häufiger Psychopharmaka verordnet. Kein Wunder, daß sich auch in den Beziehungen und Gefäßen der ähnlich gehaltenen Menschen einiges zusammenballt und verhärtet.

Da der abnorme Druck im Kreislauf auch das Herz und mit ihm die eigene Mitte unter Druck bringt, ist es nicht erstaunlich, daß auch alle Themen dieses Bereiches in die Bedrückung einbezogen werden. Während der hohe, von innen wirkende Leistungsdruck aber die Arbeit durchaus phasenweise voranbringen kann, ist er für das Thema Liebe geradezu tödlich. Das beginnt auf deren körperlicher Ebene, der Sexualität, wo zwar ein gewisser physischer Druck vonnöten ist, seelische Anspannung aber den Genuß verhindert. Der Konsequenz waren wir in Form allmählich einsetzender Impotenz bereits begegnet. Auf der Gefühlsebene setzt sich das Problem fort, unter Druck geht hier gar nichts mehr. Wenn aber Bedrückung und Enge die Stelle von Liebe und Weite einnehmen, herrscht bei aller Geschäftigkeit und Wichtigkeit jene niedergedrückte Stimmung und Leere in der Tiefe, die für Hypertoniker typisch ist. Der tiefere Sinn des Lebens ist buchstäblich er*drückt* und plattgewalzt worden. Um die Niedergeschlagenheit des Hypertonikers zu erleben, muß man ihm allerdings nahekommen, was wiederum schwierig ist. Äußerlich wird er, solange es geht, »Keep smiling« bewahren. Der nach außen gekehrten Freundlichkeit entspricht aber innere Be*drück*ung und häufig gut gezügelte Feindseligkeit gegen sich selbst und andere. So bringt der Hypertoniker seine Mitmenschen häufig in typische Double-bind-Situationen; d. h., er fühlt das Gegenteil von dem, was er sehen und hören läßt. Sensible Menschen und Kinder wissen dann überhaupt nicht, wie sie auf ihn reagieren sollen. Wie sie sich auch verhalten, es ist immer falsch. Tiere und typische Erwachsene haben es da leichter. Erstere reagieren immer auf die ehrliche Gefühlsbotschaft, letztere immer auf die unehrliche verbale Mitteilung.

Auch wenn das Auftreten des Hochdruckpatienten druckvoll und vielleicht sogar überspannt wirkt, verbirgt sich dahinter ein verspannter und abgespannter Mensch. Entspannung in erlöster Hinsicht ist unmöglich geworden und kommt meist erst viel später in ihrer bescheidensten Form als Depression zum Zuge. Dann nämlich, wenn durch irgendeinen oft äußeren Grund die Sinnlosigkeit der eigenen Dampfwalzenpolitik zu Bewußtsein kommt.

Die »Krise der Lebensmitte« ist häufig solch eine Gelegenheit, die den ganzen Arbeits-, Leistungs- und Konkurrenzdruck, das druckvolle Spiel auf der Tastatur des Terminkalenders und den nachdrücklichen Einsatz und ausdrücklichen Ehrgeiz in neuem, weniger strahlenden Licht auftauchen läßt. Oft gerät der Blutdruck gerade in dem Moment außer Kontrolle, wo der Patient alle äußeren Angelegenheiten unter Kontrolle gebracht hat. Das Leben erscheint dann plötzlich im Rückblick als eine Kette von engen Situationen, wo man sich ständig zusammenreißen oder doch zusammennehmen mußte, wo man an sich halten mußte, sich manchmal kaum zurückhalten und zügeln konnte, die eigenen Gefühle gerade noch in Zaum hielt – und all das nur, um ab und zu jemand anderen an jene Wand zu drücken, zu der man die ganze Zeit über selbst mit dem Rücken stand. Dann deutet sich auch an, daß all der Druck, den man auf sich und die Umwelt ausübte, einen letztlich hinderte, die Dinge, um die es wirklich im Herzen ging, auszudrücken. Plötzlich muß man einsehen, wie all das Beeindruckende, Nachdrückliche und Ausdrückliche nur Mittel war, um sich zu drücken.

Solche Erkenntnisse sind natürlich bedrückend und manchmal geradezu niederschmetternd. Aus dieser Niedergeschlagenheit aber kann am besten die Aussöhnung mit dem eigenen Muster erfolgen. Außerdem herrschte diese niedergedrückte Stimmung schon die ganze Zeit über mehr oder weniger knapp unter der Oberfläche. Auch wenn man sie selbst noch einigermaßen verdrängen konnte, war sie den nahestehenden Menschen sicherlich aufgefallen. Sie ist die ehrliche Ausgangssituation für den Weg aus der eindrucksvollen Dauerkrise.

c) Hochdruck und Kommunikation – die Sprache des Herzens

Die seelische Grundsituation der Hypertoniker ist im Kapitel »Das enge Herz« schon weitgehend besprochen. Sie entspricht dem dort beschriebenen A-Typ. Einige beim Hochdruckpatienten besonders herausstechende Eigenschaften sollen hier noch ausgeführt werden. Das vielleicht eigentümlichste Symptom der Patienten ist ihr Kommunikationsstil. Lynch* hat ihm viele Untersuchungen und ein ganzes Buch gewidmet, aus dem folgender Satz stammt: »Schließlich erkannten wir, daß das menschliche Kreislaufsystem ungleich mehr leistet, als sich an innere und äußere Anforderungen anzupassen: *Es kommuniziert auch.* Da unsere Herzen eine Sprache sprechen, die niemand hört oder sieht und folglich verstehen kann, können wir herzkrank werden.« Lynch war in seiner Arbeit als Professor für Psychophysiologie aufgefallen, daß nichts den Blutdruck so hochtreibt wie Sprechen. Sprechen geschieht immer mit dem Ausatmungsstrom. Rein physikalisch betrachtet, beruht es darauf, Druck nach außen zu machen. Zuhören ist dagegen ein passives Sichöffnen und Hereinlassen. Symbolisch steht von daher Sprechen dem marsischen angreifenden Prinzip näher und Zuhören dem venusisch-liebenden.

Sprache ist die menschlichste Kommunikationsform und beginnt sehr früh. Eigentlich gehört bereits das Schreien der Säuglinge dazu, und Lynch fand auch heraus, daß es den Blutdruck genauso hochtreibt. Kommunikation ist absolut lebensnotwendig, wie jenes berühmte historische »Experiment« belegt, mit dem ein Herrscher die Ursprache der Menschheit erforschen wollte. Er ließ eine Gruppe von Kindern mit allem versorgt von absolut schweigsamem Personal aufziehen. Aber anstatt ihm die Ursprache zu verraten,

* J. J. Lynch: *Die Sprache des Herzens,* a.a.O.

starben die Kinder. Aus Erfahrungen mit Heimkindern wissen wir heute, welch zentrale Rolle Kommunikation im allgemeinen und liebevolle im speziellen für die Gesundheit von Kindern spielt.

Die enge physische Verbindung zwischen Mutter und Kind über die Nabelschnur wird mit der Geburt durch ein seelisches Band ersetzt. Wie wichtig es für das Gedeihen des Menschen ist, zeigen all die bedauernswerten Kinder, bei denen dieses Band zerstört wurde. Später wird es durch ein soziales Band zu den Mitmenschen ersetzt. Und auch dieses ist lebenswichtig, wie sich aus Erfahrungen mit Isolationshaft ergab, die nicht ohne Grund auch als Isolationsfolter bezeichnet wird. Das Gespräch ist die Rettungsschnur, die die Erwachsenen miteinander verbindet.

Das Schreien der Babys ist noch ganz offensichtlich ein Hilferuf nach Zuwendung. Irgend etwas bedrückt das Baby, und um das auszu*drück*en, schreit es los. Wobei sein emporschnellender Blutdruck die Bedrückung physisch spiegelt. Wenn der Mensch später im Leben schreit, ist es ganz ähnlich. Er fühlt sich in irgendeiner Form bedrückt und verleiht dem mit seinem Schrei Ausdruck. Offenbar will er damit Zuwendung und ein Nachlassen der Spannung erreichen.

Die Forschungsergebnisse von Lynch ließen sich nun dahin gehend interpretieren, daß Sprechen die Rolle des Schreiens allmählich übernimmt und deshalb zunächst eine Bedrückung anzeigt. Es wäre als Versuch zu werten, sich Entlastung zu verschaffen, den Druck abzulassen bzw. (sich) auszudrücken. Vor allem die Tatsache, daß der Blutdruck relativ unabhängig vom gesprochenen Inhalt ansteigt, spricht dafür. Der Inhalt ist in der Entwicklungsgeschichte etwas relativ Spätes. Lange bevor es intellektuell verständlich spricht, ergeht sich das Kind in einer für die erwachsene Umwelt ziemlich inhaltslosen Sprache. Es drückt sich aus, ohne konkrete Inhalte zu vermitteln. Im Laufe des Erwachsenenlebens vergessen wir über den immer wichtiger werdenden intellektuellen Botschaften allmählich den emotionalen Charakter der Sprache als Ventil für Bedrückung und gefühlsbetontes Band zu den Mitmenschen. Je weiter dieser emotionale Aspekt der Sprache in den Hintergrund rückt, um so weniger vollkommen kann sich der Mensch ausdrücken, desto eher bleibt er auf seinem Druck sitzen und muß auf Entlastung verzichten.

In Anbetracht dessen ist es auch verständlich, wenn Lynch die höchsten Blutdruckanstiege bei Telefongesprächen fand. Hier geht es im wesentlichen um Informationsvermittlung, der emotionale Kontakt tritt wie natürlich auch der Aspekt der Körpersprache und des ganzen nonverbalen Ausdrucks sehr weit zurück. »Gespräche« mit kleinen Kindern haben dagegen einen emotional entlastenden Effekt, das Emotionale tritt in den Vordergrund, und etwaige Autoritätsprobleme werden nicht ausgelöst. Haustieren muß in dieser Hinsicht sogar ein blutdrucksenkender Einfluß zugestanden werden (Lynch). Wenn sich der Mensch in liebevoller Weise zu einem anderen lebendigen Wesen herabläßt, kann er offenbar auch seinen Druck herablassen. Spricht er umgekehrt »nach oben«, also gegen das Autoritätsgefälle, treibt das den Blutdruck hoch.

In diesem Zusammenhang ist der Sprechstil der Hochdruckpatienten sehr eindrucksvoll, unterscheidet er sich doch ganz wesentlich vom normalen. Im allgemeinen will man, sobald man den Mund öffnet und dem Gesprächspartner etwas mitteilt, sich und seine Anliegen vermitteln und dem Partner nahebringen. Man spricht mit der Anrede gleichsam eine Einladung aus, in die eigene innere Gedanken- und Bilderwelt mit einzutreten. Bereits das ist beim Hypertoniker anders. Sobald er zu sprechen beginnt, schnürt sich etwas in ihm zusammen, nämlich seine Gefäße. Er benutzt Worte, um sich das Gegenüber vom Leibe zu halten. Ohne Punkt und Komma sprudeln die Worte in atemloser, kontrollierter Eindringlichkeit heraus und ergießen sich als eindrucksvoller Wortschwall über die Umwelt.

Nicht selten werden die Partner, ohne abzusetzen, an die Wand oder in Grund und Boden geredet. Da er nicht einmal zum Atemholen innehält, ist es fast unmöglich, einen Hypertoniker zu unterbrechen, man müßte ihm schon ins Wort fallen. In einer Auseinandersetzung mit Worten ist kaum gegen ihn anzukommen. Er läßt einen nicht zu Wort kommen, und es ist schwer, in seiner lauernden Präsenz auszureden. Worte werden zu Waffen, mit denen er angreift, und zu Wällen, hinter denen er sich verschanzen kann. Seine

*Ant*worten kommen *wie aus der Pistole geschossen* und machen dem ursprünglichen Wortsinn alle Ehre. Es sind wirkliche Ant-Worten und eigentlich Anti-Worte oder Wider-Worte. Das Gespräch ist der Hauptkampfplatz vieler Hypertoniker und Widersprechen eine ihrer Lieblingsbeschäftigungen, getreu der Ansicht, daß der Beste auch alles besser zu wissen hat. Wird es doch einmal eng für die eigenen Argumente, kann immer noch die Sprechgeschwindigkeit und -intensität erhöht und noch ein bißchen mehr Nachdruck in die eigenen Worte gepackt werden.

So gut er reden kann, so schwach ist der Hochdruckpatient im Zuhören. Aus seiner negativen Erwartungshaltung versucht er höchstens, frühzeitig alle etwaigen Bösartigkeiten aufzufangen und sich so noch besser für den Gegenschlag, seine Antwort, zu wappnen. Bei dem Versuch, alle Angriffe sofort herauszuhören, hört er sie oft aber erst hinein. Heraus kommt eine entartete Kommunikation, die das im Wort mitschwingende Gemeinsame nicht zum Zuge kommen läßt. Auch von einem Dialog kann man nicht mehr sprechen, denn die Botschaften dringen beim Hypertoniker gerade nicht mehr durch den Abwehrpanzer hindurch (griech. »diá« = »durch«). Dazu wäre das Gegenteil notwendig: Offenheit.

Der Gegenpol kann hier einiges zur Deutung beitragen. Es ist die Kommunikation von Herz zu Herz, wo sich in den Worten Gefühle spiegeln, die zu Herzen gehen. Diese Art von Kommunikation sucht statt des Gegeneinanders das Miteinander. *Mit*teilen statt *Auseinander*setzen ist das Ziel, und Gemeinsamkeit tritt an die Stelle von Kampf. In solch einem Gespräch spielt Zuhören eine ebenso große Rolle wie Reden. Man teilt tatsächlich das gemeinsame Thema. Der typische Hypertoniker teilt dagegen vor allem aus und hört kaum zu. Schafft es der *Gegner* wirklich, das Wort zu erobern, überlegt er bereits, wie er kontern könnte.

Während der Phasen entspannten Zuhörens sinkt in einem normalen Gespräch der Blutdruck wieder auf sein Ruheniveau. Durch das Atemschöpfen entstehen laufend Pausen, die der Organismus zum Loslassen nutzen kann. Fehlen solche Momente wie beim Hypertoniker, der Atempausen möglichst vermeidet und sich beim Zuhören nicht entspannt, sondern defensiv auf seine nächste Chance lauert, baut sich während des Gespräches erheblicher Druck auf. Lynch weist überzeugend nach, wie gefährlich solche Gespräche für Hochdruckpatienten sind. Bei ihnen beginnt der Druck bereits auf höherem Niveau und schnellt noch weit schneller und stärker hinauf als bei kreislaufgesunden Menschen. Ein typisches Zeichen ist die Erschöpfung nach dem Gespräch. An dieser Stelle wird die tiefe Weisheit des Sprichwortes »Reden ist Silber, Schweigen ist Gold« für jeden nachfühlbar.

Die Meditation über diesem geflügelten Wort könnte die beengte und niedergedrückte Seele des Hypertonikers wieder flügge machen. Lynch baut Psychotherapie mit ihnen im wesentlichen auf Gesprächen auf, bei denen sie parallel ihren Blutdruck auf einem Monitor verfolgen können. Aus ihrer Mimik und Gestik ist nämlich kaum ein Rückschluß auf ihre innere Situation möglich. Sie bevorzugen das neutrale Pokerface und merken selbst nicht, wenn innen, in ihren Gefäßen, die Hölle los ist. An den entscheidenden Punkten besonderer Blutdruckspitzen werden einfache Atemübungen eingeschaltet, die den Druck sogleich wieder beruhigen. Über viele Stunden lernen die Patienten auf diese Art, ihren Blutdruck im Zaum zu halten und sich selbst dafür mehr Freiheit und Entspannung zu gönnen.

Geraten zwei Hochdruckplauderer aneinander, geht es meist Schlag auf Schlag. Das Ergebnis, ein heftiger Schlagabtausch, ist dabei in seiner offenen Art nur eine und nicht einmal so wahrscheinliche Variante. Zynische Spitzen und Worte, die mehr verschleiern als enthüllen, sind eine andere Spezialität. Nicht wenige Partner werden mit Worten eingewickelt, ohne daß sie es recht(zeitig) merken. Politiker und Manager sind häufig gute Studienobjekte für diese Art von einseitig schlag-fertigem Gespräch.

Die Abtrennung der Emotion von der Sprache ist ein Problem, das viele psychosomatisch Kranke teilen. Beim Hochdruckkranken tritt es lediglich besonders hervor. Er lebt generell getrennt von seinen eigenen Gefühlen. Bevor es nun darum gehen kann, diesen abgespaltenen Gefühlsbereich wieder zurückzuholen, steht die Bestandsaufnahme des Status quo und die Aussöhnung damit an.

Die grundsätzliche Lebenssituation der Überforderung ist bewußtzumachen. Der Psychoanalytiker Condrau* formuliert: »Überfordert wird der Mensch im wesentlichen nur dann, wenn er sich dem, was ihn beansprucht, widersetzt oder wenn er von diesen Ansprüchen so vollständig aufgesogen wird, daß er ihnen verfällt und der freien Entfaltung jeglicher anderer Begegnungsmöglichkeiten verlustig geht.« Hochdruckpatienten können von beiden Varianten betroffen sein. Der Widerstand, den sie dem Lebensstrom entgegensetzen, wird von den widerstandleistenden Gefäßen bis zu ihrer widerständlerischen Gesprächsführung deutlich. Wie sehr sie sich von Anforderungen aufsaugen lassen, zeigt die Tatsache, daß neben diesen alles andere verblaßt. Selbst die nächstliegenden familiären Beziehungen und die zentralsten Dinge des Lebens, wie alle Herzensangelegenheiten, werden dem Hypertoniker unwichtig, wenn er seine Ziele mit dem typischen Überdruck durchzudrücken sucht.

Das hohe Maß an Aggressionsunterdrückung und Selbstbeherrschung, das schon Franz Alexander**, einer der Begründer der Psychosomatik, in seinen Untersuchungen fand, gilt es ebenso anzuerkennen. Im Stadium der roten Hypertonie gelingt es naturgemäß leichter als beim blassen Hochdruck. Hier ist vor allem auf die Spitzen, Zynismen und die übrige Aggression, die sich in der Sprache austobt, zu achten.

Auch die zutiefst bedrückende Einsamkeit, die angesichts der selbsterrichteten Kommunikationsschranken entstanden ist, gilt es sich einzugestehen. Sie gedeiht ferner auf dem Boden allgegenwärtigen Konkurrenzdruckes und des Ehrgeizes, stets der Erste zu sein. Der Erste ist konsequenterweise allein. Die verschlossenen und einen selbst beengenden Grenzen müssen inspiziert und akzeptiert werden. Ausgehend von der diesbezüglich eindeutigen Gefäßsituation, müssen sie nun im seelischen und sozialen Bereich entdeckt werden.

Schließlich ist dem Wunsch nach Anerkennung nachzuspü-

---

* G. Condrau u. M. Gassmann: *Das verletzte Herz*, a.a.O.
** F. Alexander: *Psychosomatische Medizin,* Berlin 1971.

ren, dem all die Anspannung und Überforderung zu verdanken ist. Liebe will verdient sein, heißt die Devise, die es gar nicht erst zur Liebe kommen läßt. Dieses Konzept, dem die Liebe ausdrücklich an erster Stelle steht, verhindert Liebe wie kein anderes. Eingangs hatten wir Liebe als bedingungslose Offenheit und Weite beschrieben. Der Hypertoniker versucht dagegen, sie zu erstreiten, indem er sich eng und verschlossen macht. Er setzt auf Kampf und damit auf den Kriegsgott Mars, welcher der natürliche Gegenspieler der Liebesgöttin Venus ist. Der Hypertoniker macht den klassischen Fehler, auf Anerkennung und Liebe von außen zu warten, und übersieht dabei, daß Liebe nur von einem selbst ausgehen kann. Aktives Sichöffnen und -weiten macht ihr die Tore weit. Anspannung und Anstrengung dagegen verengen und verschließen und haben die Liebesgöttin noch immer verjagt. Besonders deutlich wird die eigenartige Verquickung von Liebeswunsch und kämpferischem Ehrgeiz in Hypertonikerformulierungen wie: »Ich bin mit meinem Beruf (Geschäft) verheiratet.«

Schließlich ist der Ort des Geschehens einer eingehenden Betrachtung wert. Das Kreislaufsystem als Bereich der Verbindung und des Austausches im Körper zeigt in seiner Verengung und späteren Verhärtung, wo das Problem liegt. Der Kommunikationsfluß ist behindert und wird künstlich gedrosselt und schlimmstenfalls erdrosselt. Die einfache Organsprache macht hier die Übersetzung auf die übertragene Ebene besonders leicht. So wie der Hypotoniker durch seine mangelnde Anstrengung Kommunikation verhindert, blockiert der Hypertoniker sie nicht minder durch seine Überanstrengung.

Am stärksten gefährdet durch diese Kommunikationsbarriere ist das Herz, droht ihm doch mit dem Infarkt das Aus. Die eigene Mitte ist dann auch bei den meisten Hypertonikern jener entscheidende Bereich, dem sie sich bei allem Wirbel nicht stellen. Um von ihrem Zentrum mit all seinen Gefühlen und unkontrollierbaren Regungen abzulenken, scheuen sie keine Mühen – nicht einmal das unglaublich anstrengende und niederschmetternde Leben eines Hypertonikers.

d) Die Erlösung des Drucks – Chance für den Entwicklungsweg

Ist das Grundmuster erkannt und trotz aller Härten als das eigene anerkannt, kann auch die Bearbeitung der andrängenden Themen auf erlösteren Ebenen gelingen. Die erlösten Formen der Angst und Enge sind im Kapitel »Das enge Herz« bereits in Konzentration und weiser Beschränkung auf das Wesentliche aufgetaucht. Das Wesentliche ist im Fall des Hochdruckpatienten das Kreislauf- und Kommunikationssystem und meist sein Zentrum, das Herz.

Beim roten Hochdruck ist die immer wieder aufsteigende Wut die Kraft, die den Umschwung bewirken kann. Sie ist nicht an sich schlecht, sondern ein großes, fehlgeleitetes Energiepotential. Anstatt sie zu unterdrücken, was nur den Blutdruck hochdrückt, kann sie umgelenkt und an der richtigen Stelle zur Zündung gebracht werden. Anstatt z. B. immer wieder auf die im besten Sinne verantwortungslosen schwächeren Mitglieder der eigenen Familie loszugehen, ist es angemessener, die eigentliche Wutquelle, vielleicht den Chef in der Firma oder Familie, zu attackieren. Das erfordert natürlich echten Mut und unter Umständen die Bereitschaft, anschließend eine angemessenere Stellung zu suchen.

Bezüglich der oft hinzukommenden Gewichtigkeit wäre ebenfalls nur die Ebene zu wechseln. Jeder Mensch will wichtig sein, und es bleibt zu klären, ob einem der körperliche Ausdruck genügt oder man doch eher ein anderes Gewicht anstrebt. Vielleicht finden sich noch gewichtigere Themen als das Essen und der Ausbau des eigenen körperlichen Einflußbereiches.

Der rote Kopf schließlich verrät den großen Blutandrang an höchster Stelle. Auch hier ließe sich natürlich über die Ebene nachdenken. Die leuchtende Birne ist ja nur eine Art, zu zeigen, daß man Köpfchen hat. Nach Art des erregten Puters kann sich dabei aber noch weiteres andeuten. Es muß gar nicht immer die heiße Wut sein, die hier leuchtet, oder der Feuereifer, mit dem man bei der Sache ist. Der Puter plustert sich beispielsweise auch bei sexueller Erwartung entsprechend auf, und es gibt genügend Menschen, die in solchen Momenten einen knallroten Kopf bekommen. Erweist sich die auffällige Verfärbung an höchster Stelle als ein Zeichen nicht eingestandener Dauerbalz – man denke nur an die rote Laterne vor einschlägigen »Brunftplätzen« –, gäbe es *natürlich* Möglichkeiten, die chronische Erwartungsspannung noch einmal richtig zu genießen, um sie dann in Entspannung zu überführen.

Wo immer der zentrale Punkt liegt, ob beim unverschämten Chef oder den eigenen verschämten erotischen Bedürfnissen, es ist sicher nicht verkehrt, sich dem Thema mit Hochdruck zu widmen. In jedem Fall könnte es sich um die entscheidende Herzensangelegenheit handeln. Wut und Liebe, die von Herzen kommen, haben etwas Befreiendes und Öffnendes und deshalb besonders Gesundes. Durch noch so gründliches Wirbeln in anderen harmlosen Bereichen wird es keine (Er-)Lösung geben.

Das Autoritätsproblem schließt sich gleich an. Schimpfen über den Chef nützt freilich gar nichts, wenn er nicht anwesend ist. Da aber liegt gerade die eigentliche Stärke des Hypertonikers. Er achtet peinlich darauf, daß seine Überdruckventile nur aufgehen, wenn es ungefährlich ist. Gerade dann nützt es ihm aber wenig. Jede Explosion ist natürlich eine gewisse Entlastung auf Zeit. An der richtigen Stelle aber kann sie gefährlich und erlösend zugleich sein. Umgekehrt wäre auch die eigene Autorität eine Quelle bewußter Erfahrung. Gelänge es dem Hochdruckpatienten, ein echtes Band zu einem Menschen herzustellen, anstatt viele Menschen am eigenen Gängelband zu haben, und statt einer Unzahl bedrängender Arbeitsbeziehungen eine einzige tiefe Liebesbeziehung zu leben, wäre ihm bereits wesentlich geholfen. Das allerdings erfordert den waghalsigen Schritt aus der Hackordnung auf die (gleiche) Stufe des Partners. Solange man sich über andere stellt, werden sich andere über einen stellen. Solange man hackt, wird man selbst gehackt.

Der Traum von der absoluten Spitze müßte leicht als Illusion zu durchschauen sein. Es könnte aus prinzipiellen Erwägungen immer nur einen einzigen solchen Posten auf Erden geben. Die Chancen, den zu erreichen, stehen rein statistisch eins zu fünf Milliarden. Andererseits wäre hier die Überlegung anzuschließen, ob dieser Posten nicht überhaupt längst besetzt ist? Durch Gott nämlich, was man nur noch nicht realisiert hat. Gelänge es, die höchste Autorität anzuerkennen und sich mit ihr auszusöhnen, würde der Ärger mit den kleinen weltlichen Vorgesetzten wie Butter an der Sonne schmelzen. Erscheint dieser Schritt zur höchsten Ebene noch zu weit, wäre es schon ein Fortschritt, sich mit der jeweils höchsten erkennbaren Autorität anzulegen – in Familie, Schule, Betrieb oder wo man gerade kämpft.

Auch die Aggressionshemmung ist natürlich nicht grundsätzlich abzulehnen, rettet sie doch unzähligen Ehepartnern und anderen *Vor*gesetzten täglich das Leben. Andererseits ist sie praktisch nie eine vollständige, und wenn sich die Wut nicht in Tobsuchtsanfällen Luft verschafft, entweicht sie vielleicht gezielt und in kleinen Dosen über die Schärfe und die Spitzen der Sprache, die nicht minder verletzend sind. Anstatt durch immer intensiveres Zusammenreißen auch diese Ventile zu verstopfen, gilt es, das Prinzip in wichtigere und gleichzeitig erwünschtere Bahnen zu lenken. Statt ständig die Grenzen des Ertragbaren eines bestimmten Menschen zu attackieren, könnte man sich etwa auch auf die Grenzen irgendeiner Wissenschaft einschießen. Hier ließe sich die *Schärfe* des Verstandes ebenso einsetzen und vielleicht sogar noch Ehre einlegen. Das brächte sogar noch die heißersehnte Anerkennung und mit ihr wenigstens einen Hauch von Liebe ins Spiel. Auch ließe sich Bewußtheit in die Verbalattacken lenken, indem man sie beispielsweise kabarettistisch oder schreibend gegen »schlechte Politiker« und andere Mißstände einsetzt, die einem auf der Seele brennen. Allerdings ist es hierbei von ausschlaggebender Bedeutung, sich des Selbstzweckes der Übung bewußt zu bleiben und nicht etwa wieder für die »gute Sache« an sich zu streiten.

Auch das Bewußtmachen der Verletzungen, die man auf diese oder andere Art setzt, gehört zum bewußten Umgang mit den eigenen Aggressionen. Relativ schnell wird es dann auch gelingen, bestimmte besonders schmerzhafte Verbalinjurien zu unterlassen, einfach weil die Bewußtheit klarmacht, daß sie auf dem einen oder anderen Weg immer zu einem zurückfinden. Die bewußt zurückgenommene Aggression aber ist schon ein gewaltiger Fortschritt gegenüber der unbewußt unterdrückten. Sie tut niemandem mehr weh, das Prinzip aber wird nach wie vor bearbeitet.

Der von keinem Zweifel und keiner Atempause unterbrochene Redestrom ist ebenfalls entwicklungsfähig, wenn es gelingt, auch einmal wirklich Wesentliches, nämlich dem eigenen Wesen Entspringendes, zum besten zu geben. Wieder zu lernen, sich auszudrücken, ist sogar ausgesprochen heilsam. Die Therapieerfolge von Lynch zeigen, daß es langfristig geeignet ist, den Druck abzulassen und so auf dem entspannten Gegenpol zu landen, wo Gefühle ins Gespräch eingehen und Genuß entsteht. Es kommt dann weniger Druck heraus, obwohl im übertragenen Sinne durchaus mehr herauskommen kann. Bereits ein Eingehen auf den Gesprächspartner zeigt die Öffnung, die hier notwendig ist und zur Ab- und Ausgrenzungstaktik früherer Gesprächsführung kontrastiert.

Lynchs Therapien demonstrieren obendrein, daß atemloses Sprechen unter Blutdruckkontrolle bewußt kaum durchzuhalten ist, weil niemand so selbstmörderisch seinen Blutdruck hochtreibt. Eine einfache Überlegung zeigt, daß die Überbetonung eines Poles der Wirklichkeit mit absoluter Sicherheit den Gegenpol zutage fördert. Je tiefer man einatmet, desto sicherer wird als nächstes ein Ausatmungszug folgen. Die Überspannung des Bogens wird zur absoluten Erschlaffung nach dem Bruch. Der Versuch, bewußt ohne Atempausen die Worte hervorzusprudeln, führt demnach zu bewußten Atempausen. Jede Form von auf den Atem gelenkter Bewußtheit kann zur Umpolung beitragen. Ein Leben mit angehaltenem Atem ist per Definition kein Leben. Der einfache Selbstversuch kann hier zur Klärung beitragen. Entschließt man sich danach, doch lieber zu leben, ist bewußtes tiefes Atmen ein ebenso leichter wie überzeugender Weg. Anfangs wird man sich immer wieder dabei ertappen, wie man sich mitten im Gespräch sterben läßt bzw. den Atem anhält. Aber schon der Gedanke daran wird ihn mit Sicherheit wieder in Gang setzen. Atem ist Leben. Ein flacher unterdrückter Atem steht folglich für ein flaches unterdrücktes Leben, dem der Tiefgang fehlt. Jeder bewußte Atemzug bringt folglich Tiefe ins Leben.

Bleibt man der Bewußtheit beim Atmen über die Hochdruckprobleme hinaus treu, öffnet sich einem schließlich sogar das Reich spiritueller Befreiung. In dieser Hinsicht mag verständlich werden, warum es durchaus nicht unsinnig ist, stunden-, tage- und sogar wochenlang nur auf seinen Atem zu lauschen, wie es etwa beim Zazen üblich ist.

Bezüglich des Lebens im Käfig des eigenen engen Gefäßsystems wäre wieder ein Ebenenwechsel unter Beibehaltung des Prinzips zu erwägen. Spielt man nach draußen den Welteroberer mit weitreichendsten Verbindungen und unübersehbarem Einfluß, ist der Körper gezwungen, die Sache auf seine Art richtigzustellen und den engen verkrampften Gefäßkäfig abzubilden. Gesünder wäre es natürlich, sich draußen einzuschränken und dem Gefäßsystem mehr Freiheit und Kommunikation zu ermöglichen. Die phantastischsten Verbindungen zu »Gott und der Welt« nutzen einem sowieso wenig, wenn es nicht der eine Gott ist und im Körper die Gefäße zumachen. In der kleinsten Kammer läßt sich dagegen sehr gut leben, wenn die innere Weite gesichert ist. Von Sri Aurobindo und einigen anderen indischen Gurus ist bekannt, daß sie jahrelang im selben kleinen Raum blieben, ohne sich im geringsten eingeengt zu fühlen. Wobei solche Extreme nur das Prinzip zeigen sollen und meist nicht notwendig sind.

Überspannt man den Bogen in die andere Richtung, kann das allerdings durchaus auch bis in Extrem gehen. Die Meditationszelle ist dann lediglich durch das Krankenzimmer ersetzt, das Prinzip aber bleibt dasselbe: Man macht keinen Schritt mehr in die Außenwelt und hat ausgiebig Zeit, für innere Ausweitung zu sorgen. Reduzieren im äußeren Bereich würde auf ideale Weise das Prinzip der Verengung und Konzentration abdecken, vor allem wenn wirklich eine Konzentration auf die eigentlich wesentlichen Dinge, wie die eigene Mitte, stattfindet.

In diesem Sinne könnte auch das Gefühl einer permanenten Prüfungssituation, unter dem Hypertoniker oft leiden, fruchtbar werden. Aus esoterisch-religiöser Sicht ist dieses Leben tatsächlich eine große Schule, in der es reichlich Prüfungen gibt. Gesteht man die höchste Prüfungsautorität dem Göttlichen zu, braucht man sich allerdings nicht stän-

dig von »Hinz und Kunz« prüfen zu lassen und aller Welt ununterbrochen beweisen, was für ein »toller Hecht« man ist.
Erkennt man sich in der Hand des Allmächtigen, wird man
erleben, daß nicht jeder kleine Vorgesetzte allmächtig ist.

In dieser Hinsicht ist dann sogar die *Über*forderung wieder
akzeptabel. Denn sich der höchsten Autorität des Göttlichen zu unterstellen ist immer eine Überforderung, allerdings eine sehr produktive. Man wird wieder und wieder
versagen, aber aus jedem Fehler Fehlendes hinzulernen
und so mit jeder Enttäuschung die große Täuschung über
den Charakter dieser Welt Stück um Stück beenden.

Sogar das Gefühl von Einsamkeit kann vor diesem Hintergrund weiterbringen, enthält es doch neben seiner bedrük-
kenden Bedeutung noch einen Fingerzeig: Ein-Samkeit als
die Möglichkeit, sich auf den einen Samen zu beschränken
und diesen zur Blüte zu bringen – ähnlich wie im Alleinsein
auch das All-ein-Sein, die Möglichkeit, alles in einem zu
sein, steckt. Nach den Untersuchungen von Lynch ist jene
Einsamkeit, unter der die Betroffenen leiden, der entscheidende Faktor bei Herz- und Kreislauferkrankungen. Das
Herz bricht tatsächlich am häufigsten bei Alleinstehenden.
Die freiwillig gewählte Einsamkeit aber auf der spirituellen
Suche ist diesbezüglich sogar ein ausgezeichneter Schutz.
Bei den Mönchen des Trappistenordens, die früher lebens-
langes Schweigen bewahrten, konnten überhaupt keine
Hinweise auf Herz-Kreislauf-Probleme gefunden werden.
In ihrer Einsamkeit stand das Eine in der Mitte, und sie wa-
ren auf dem Weg, All-ein-Sein zu gewinnen. Für Leib und
Seele ist es förderlicher, statt allein im Mittelpunkt stehen
zu wollen, das Eine in die Mitte des Lebens zu stellen.

So kann der *unerhörte* Schrei des hohen Blutdrucks doch
noch erhört werden. Durch Akzeptieren der Symptombilder
und bewußtes Leben der in ihnen zur Aufgabe gestellten
Muster kann er zur Befreiung führen. Wenn der Patient es
schafft, an der entscheidenden Stelle, dort, wo er wirklich
gefordert ist, zum Entscheidungskampf anzutreten, kann er
seinen inneren Druck schöpferisch-kämpferisch *ausdrük-
ken*. Nach dem bewältigten Heldenkampf wird ganz von
selbst Entspannung eintreten. Natürlich ist es für solch
einen *druckvollen* Menschen besonders schwierig, den

Drückeberger in sich zu durchschauen. Aber wenn er sich an vielen und vielleicht sogar zu vielen Orten stellt, wird es irgendwo den Punkt geben, wo der Drache schläft und wo sein Kampf wartet. In dem gewaltigen Spannungsbogen von der An- und Überspannung über das Verspanntsein bis zur Entspannung nach dem Kampf liegt ein Stück archetypische Menschheitsgeschichte und die große Chance, das Symptom Hochdruck für den eigenen Entwicklungsweg fruchtbar zu machen.

7. Hoch- und Tiefdruck Hand in Hand

Der Hypotoniker lebt in einem für seine Verhältnisse zu weiten Raum, symbolisiert im Blut, das sich in der Weite des Gefäßsystems verliert. Das begrenzende, haltgebende Element kommt in seinem Leben zu kurz. Manchmal entwickelt er geradezu Platzangst im Sinne einer Agoraphobie und fühlt sich von der Weite überwältigt. Verzagtheit, Hoffnungslosigkeit und Resignation sind die Folge.

Der Hypertoniker fühlt sich dagegen in einem für sein Empfinden zu engen Raum gefangen, der ihm angst macht und ihn ständig in seiner Entfaltung behindert. Wie der Klaustrophobe erlebt er sich in seinen Lebensäußerungen beschnitten, eingezwängt und beschränkt. Bei genauerem Hinsehen erkennt man, daß die Patienten sich selbst in einen Rahmen pressen, der zu klein für sie und ihre Ansprüche ist.

Beide teilen das Problem, den ihnen entsprechenden Raum einzunehmen. In einem Zugabteil kann das sehr anschaulich werden. Der Hypotoniker neigt dazu, sich in eine Ecke zu verkriechen, in der Hoffnung, unter Vermeidung jeden Blickkontakts auch von den anderen Mitreisenden in Ruhe gelassen zu werden. Niemals würde er seine Beine in den Lebensraum seines Gegenübers strecken oder sonstwie über seinen Platz hinausreichen und anstößig werden.

Der Hypertoniker tendiert dagegen zur Besetzung eines zentralen Mittelplatzes, wo er entsprechend im Mittelpunkt sitzt und all die anderen gut unter Blickkontrolle hat. Gerne bestimmt er die Unterhaltung, und es stört ihn kein bißchen, wenn seine Utensilien auch noch benachbarte Plätze belegen. Nur andere sollten sich nicht zu solchen Frechheiten hinreißen lassen, das könnte ihn durchaus beengen.

Gerade weil sie so gegensätzlich sind, neigen beide auch wieder zu ähnlichen Aktionen, schließlich verbindet sie dasselbe Thema. Der Hypertoniker reißt gerne und, wenn es sein muß, auch ein wenig rücksichtslos das Fenster auf, weil es ihm einfach zu eng in dem kleinen Abteil ist. Der Hypotoniker neigt ebenfalls zum Fensteröffnen, weil sich ihm dadurch eine Art Fluchtweg eröffnet und er nicht gezwungen ist, dieselbe verbrauchte Luft zu atmen wie die anderen. Für ihn wird Verbundenheit nämlich schon recht früh zu verbindlich. Allerdings würde er niemals rücksichtslos vorgehen, bei dem geringsten Widerstand auf den luftigen Ausweg verzichten und in aller Stille und mit der ihm eigenen Resignation unter seinem Ausgeliefertsein leiden.

Auch beim Platznehmen kann man oft Ähnlichkeiten finden, die verraten, daß beide ihren Platz im Leben noch nicht gefunden haben. In seiner Bescheidenheit und Unsicherheit neigt der Hypotoniker dazu, gerade eben die Stuhlkante zu besetzen. Er signalisiert damit, daß er gar nicht daran denkt, sich etwa festzusetzen oder festzulegen. Im Gegenteil, er würde jederzeit einem Stärkeren weichen, z. B. dem Hypertoniker. Aber auch der mag nur auf der Stuhlkante Platz nehmen. Schließlich muß er ständig auf dem Sprung sein. Ausruhen und entspannen kann er sich ja sowieso nicht. Beide können sich (und die Last ihres Körpers) nicht wirklich (ab)setzen, sie bleiben statt dessen auf ihrem Problem hocken.

In ihrer Gegensätzlichkeit teilen sie so manches Thema. Beiden schwindelt beispielsweise leicht, was verrät, daß mit ihrer aufrechten Haltung etwas nicht stimmt. Die resultierende Tendenz zu *Unaufrichtigkeit* und Rückkehr auf den Boden der Tatsachen sorgt bei beiden für eine offenbar notwendige Bedenkzeit.

Neben dem Aufrichtigkeitsproblem teilen Hoch- und Tiefdruckpatienten auch das Problem der Sinnfindung in gegensätzlicher Eintracht. Während der resignierende Hypotoniker in allem keinen Sinn mehr findet, sieht der *hyper-*

tensive (=»*über*spannte«) Hochdruckpatient vor lauter »Eigensinn« den Sinn des Lebens nicht mehr.

Nach dem Motto »Gleich und gleich gesellt sich gern«, tun sich die beiden gern zusammen. Auch das andere Sprichwort »Gegensätze ziehen sich an«, läßt sie über ihre konträren Verhaltensweisen wie füreinander bestimmt erscheinen. Fast immer ist die Frau in der Hypo-, der Mann in der Hyperrolle, was wenig erstaunlich ist bei der eindeutigen geschlechtsspezifischen Häufung. Nach dem beliebten Gesellschaftsspiel mit Namen »Projektion« erwartet sie von ihm, daß er die ihr fehlende Dynamik lebt und ordentlich auf der gesellschaftlichen Erfolgsleiter hochturnt, wo sie selbst doch nicht einmal auf die eigenen Füße kommt. Er ist von dieser Aufgabe geradezu begeistert, würde er es in der häuslichen Ruhe doch sowieso nicht aushalten. Bei seiner gereizten Überspanntheit ist ihre langweilige Schläfrigkeit geradezu wohltuend. Natürlich fallen auch einige Wermutstropfen in dieses Idyll. Mit seiner taktlosen Schärfe ist er natürlich für ein vor Sensibilität und Empfindlichkeit fast vergehendes Geschöpf oft eine rechte Zumutung. Kein Wunder, daß sie ständig blaue Flecken und auch innere Blessuren davonträgt, wenn er ihrem haltlosen Bindegewebe mit seiner prallen, aus allen Nähten platzenden Fülle zu Leibe rückt.

Es ist nur natürlich, daß die kleine, schwache, blasse Frau sich ganz blauäugig einen richtigen Mann sucht, der ihr den fehlenden Halt gibt, der Kraft hat, das Leben zu bewältigen, und der vor allem Lust hat, jemanden vor den Unbilden der Welt zu beschützen. Daß der Partner den jeweiligen Gegenpol und damit tatsächlich die bessere Hälfte lebt, ist uralte Volksweisheit. Kompliziert wird das Ganze nur dadurch, daß letztlich jeder alles in sich finden und leben muß. Der Partner spiegelt einem den eigenen Schatten, die nichtgelebten und zum Teil auch heftig abgelehnten eigenen Seelenanteile. Deshalb ist Partnerschaft so wichtig und schwierig zugleich. Somit ist der Gegenpol das eigene ferne Ziel, das einem nicht erspart bleibt, aber warten kann, bis man seine eigene momentane Lernaufgabe erkannt, angenommen und erlöst hat.

Daß die Geschlechtsverteilung so eindeutig ist, erscheint

einleuchtend: Die Aufgabe der Frauen ist es offensichtlich zuerst einmal, ihre weibliche Seite zu entwickeln, die vorrangige der Männer, ihre männliche zu erlösen.

Daß diese Gesellschaft vor allem unter dem unerlösten und ins Extrem geratenen männlichen Pol leidet, läßt sich daran ablesen, wie bedrohlich und lebensgefährlich das Hochdruckproblem ist und wie relativ lästig, aber in der Konsequenz gutartig der unerlöste weibliche Pol bleibt. Das war nicht immer so und zeigt die Affinität zwischen unserer Hochdruckgesellschaft und ihrem gefährlichsten Symptom. Die Hypertonie ist gleichsam zum Symbol dieser Gesellschaft und Zeit geworden. Es ist ein altbekanntes Phänomen, daß jede Monokultur ihre eigenen typischen Erkrankungen hervorbringt. Ältere Ärzte berichten, daß zur Zeit der wirtschaftlichen Depression und Lethargie direkt nach dem Krieg die Sprechzimmer voller Patienten mit niedrigem Blutdruck waren. Mit der Währungsreform und dem wirtschaftlichen Aufschwung ging es dann wieder aufwärts – auch mit dem Blutdruck. Das war sehr notwendig, vielleicht genauso notwendig wie heute die Frage: Haben wir den Bogen nicht vielleicht etwas überspannt und sollten uns darauf einstellen, daß es wieder ein bißchen runtergehen muß – mit dem Blutdruck und im allgemeinen?

8. Weitere Probleme im Laufe des Kreises

Neben der sogenannten essentiellen Hypertonie, die den Löwenanteil ausmacht, gibt es noch eine Reihe von Hochdruckformen, die in Verbindung mit Erkrankungen anderer Organe einhergehen. Nierenbedingter Hochdruck wäre hier zu nennen und jener, der sich auf der Aortenisthmusstenose aufbaut. Auch ein Tumor des Nebennierenmarks, das Phäochromozytom, kann für Hochdruck sorgen. Der entstandene Hochdruck ist, wo er die gleichen Symptome hervorbringt, auch wie essentieller Hochdruck zu deuten. Hinzu kommt natürlich die Bedeutung des primär betroffenen Organs.

Da der Kreislauf alle Organe, Gewebe und Zellen verbindet, ist er natürlich letztlich an allen Krankheitsbildern beteiligt, und ein umfassendes Buch müßte praktisch alle medizinischen Probleme behandeln. Beim Fieber etwa stehen selbstverständlich Kreislaufreaktionen im Vordergrund, und doch gehört es sinngemäß zum Thema Entzündung. Hämorrhoiden dagegen sind wirkliche Gefäßerkrankungen, dennoch werden sie vor allem im Zusammenhang mit der Verdauung zum Problem. Das Krankheitsbild der Migräne beruht ebenfalls auf einer Gefäßproblematik und gehört trotzdem ins Kapitel Kopfschmerzen. Auch wenn der Schlaganfall physiologisch ein reines Blutkreislaufproblem ist, geht er doch mit seinen Auswirkungen in den neurologischen Bereich. Das Phänomen des Errötens, das beim roten Hochdruck schon anklang, ist zwar ein Durchblutungssymptom, wird aber andererseits kaum als Kreislauferkrankung angesehen.

Eine echte Durchblutungsstörung ist dagegen das Raynaud-Syndrom, bei dem die Finger der Hand anfallsartig erblassen und eiskalt werden. Es gibt einen fließenden Übergang zu diesem Symptom in Form der sogenannten Digiti mortui, der »Leichenfinger«. Hierbei blassen einzelne Finger bei Einwirkung von Kälte oder unter »nervösem Einfluß« plötzlich ab, werden unangenehm kalt, gefühllos und steif. Betroffen sind fast ausschließlich Mädchen und junge Frauen. Die Schulmedizin empfiehlt wärmende Maßnahmen und ist sonst zurückhaltend wegen der meist günstigen Prognose. Beim Raynaud-Syndrom sind alle Finger mit Ausnahme des Daumens betroffen, und hier kann es während eines Anfalls sogar zu kleinen Nekrosen (abgestorbenen Bezirken) kommen. Zurück bleiben die sogenannten Rattenbißnarben. Nach dem Anfall treten starke Rötung und schmerzhafte Anschwellung der Finger auf. Der zurückkehrende Blut- und Lebensstrom demonstriert, wie schmerzhaft das Leben und seine Energie erlebt werden.

Symbolisch haben wir eine Pointierung der Symptomatik des Niederdrucks, der ja auch dieselbe Häufung im weiblichen Bereich aufweist. Mit der Haut stirbt hier die Grenze tatsächlich teilweise ab. Die Rattenbißnarben symbolisieren gleichsam die Angreifbarkeit und Verletzlichkeit des eigenen Territoriums. Solch ein Patient kann sich offensichtlich seiner Haut nicht wehren. Die extreme Verengung der

Gefäße verdeutlicht auch der Gegenpol zur Offenheit und der Bereitschaft hereinzulassen. Solch eine Hand ist sicherlich alles andere als liebevoll. Lynch beschreibt sehr anschaulich, wie es vor allem unbewußter Haß ist, der zu dieser Symptomatik führt. Die eiskalte Hand symbolisiert so den kalten Haß, der, seelisch abgewehrt, sich im Körper auslebt.

Die gefühllos steifen, toten Hände symbolisieren darüber hinaus das Darniederliegen aller Handlungsfähigkeit. Natürlich können solche Hände keinen Kontakt aufnehmen, geschweige denn das eigene Leben in Griff bekommen. *Man* bzw. *frau* hat ihr Leben nicht mehr in der Hand. Die in dieser Symptomsprache verborgenen Lernaufgaben entsprechen den im Hypotoniekapitel angegebenen. Die Hautgrenzproblematik und das Thema Handlungsfähigkeit sind hier lediglich besonders herausgehoben.

Die gravierendsten Durchblutungsstörungen treten im Zusammenhang mit dem Rauchen auf. Mit der Claudicatio intermittens, dem intermittierenden Hinken, ist die häufigste Form bereits besprochen. Noch viel drastischer wirkt sich das Raucherbein aus, wo tatsächlich ein Bein bei lebendigem Leibe wegfault. Wie die anderen Kreislaufauswirkungen des Nikotins ist es im ersten Band dieser Reihe* besprochen. Rauchen und Herz-Kreislauf-Probleme gehen so häufig Hand in Hand, weil sie beide Symptome desselben Grundmusters sind, einer unbewußten Kontakt- und Genußstörung. Die Zigarettenwerbung macht es mit einigem Zynismus deutlich: »Frohen Herzens genießen« . . .

* R. u. M. Dahlke: *Die Psychologie des blauen Dunstes,* a.a.O.

TEIL III

A. Herz-Kreislauf-Therapien

1. Grundsätzliche Überlegungen zur medikamentösen Therapie

Die wesentlichen Therapieschritte bestehen im Erkennen des zugrundeliegenden Musters, im Annehmen desselben und schließlich im Einlösen der von ihm geforderten Lernschritte. Dieser Dreischritt läßt sich durch verschiedene Maßnahmen fördern, die noch Erwähnung finden sollen.

Ganz unabhängig von diesem Ansatz, der zugegebenermaßen viel Mut und Eigenehrlichkeit, Verantwortungsbewußtsein und Kraft erfordert, gibt es eine Fülle schulmedizinischer und naturheilkundlicher Therapiemaßnahmen. Sie können oder müssen in akuten oder weit fortgeschrittenen Krankheitssituationen parallel angewandt werden. Wirklich *heil*en können sie nicht, dazu bedarf es immer innerer Mitarbeit und Entwicklung. Nicht einmal die extremste schulwissenschaftliche Position würde behaupten, mit Medikamenten das Heil herbeiführen zu können.

Das hauptsächliche schulmedizinische Therapeutikum bei Herzschwäche heißt Digitalis und ist der Fingerhut. Ein ausgesprochenes Naturheilmittel also. Hier wird klar, wie wenig logisch die Unterteilung in Schul- und Naturmedizin ist. Die Schulmedizin arbeitet z. B. gern mit Cortison, einem körpereigenen Hormon, oder mit Penicillin, das dem Schimmelpilz Aspergillus penicillinum entspricht. Dafür rechnen viele die Homöopathie zur Naturheilkunde, obwohl es in der ganzen Natur keine Potenz* gibt und geben kann. Homöopathie ist eine im wesentlichen künstliche Therapie, gewissermaßen eine Kunst.

Die wichtigsten Mittel der Naturheilkunde bei Herzschwäche sind Crataegus, der Weißdorn, und Convallaria, das Mai-

---

* Als Potenzen werden die Verschüttelungen homöopathischer Medikamente bezeichnet.

glöckchen. Genau wie beim Fingerhut handelt es sich um Pflanzen, deren Auszüge die Herzkraft steigern. Es gibt also in diesem Fall keinen großen und schon gar keinen prinzipiellen Unterschied zwischen beiden Richtungen. In jedem Fall handelt es sich um reine Erfahrungsmedizin, wenn auch die Schulmedizin diese Erfahrungen zusätzlich wissenschaftlich belegen kann. Auch die Absicht hinter der Mittelgabe ist prinzipiell identisch. Die Symptome sollen möglichst schnell und ohne viele Unannehmlichkeiten zum Verschwinden gebracht werden, und deshalb werden sie bekämpft.

Selbst wenn sie sich ständig befehden, sind sich die beiden Hauptrichtungen der Medizin in ihrer Philosophie sehr nahe. Der große Unterschied liegt zwischen ihnen und der hier vertretenen Medizin, die nicht Symptome bekämpfen, sondern zu Verbündeten auf dem Entwicklungsweg gewinnen will. Dieser Ansatz ist zur Zeit in den herrschenden Medizinrichtungen kaum vertreten. Verwandt ist mit ihm lediglich das Denken der Homöopathie. Die alte Medizin der Priesterärzte, die wesentlich rituelle Wurzeln hatte, vertrat diesen Standpunkt und natürlich diejenige Medizin, die ihre Nähe zu Religion und Esoterik bewahrt hat.

Auch wenn es eine nicht zu leugnende prinzipielle Gegensätzlichkeit zur herrschenden Schul- und Naturmedizin gibt, ist das noch kein Grund gegeneinanderzuarbeiten. Im Gegenteil dürfte der Weg durch dieses Buch gezeigt haben, wie wertvoll die wissenschaftlichen Ergebnisse für die Deutung von Symptomen sein können. Auch in der Behandlung ist es oft notwendig, von beiden Seiten zu leben. Bei einem akuten Herzflimmern ist die Deutung recht überflüssig, und die Schulmedizin hat allein das Wort. Bei einem Herzen, das gegen Ende eines anstrengenden Lebens die Kräfte verlassen, kann die Alternative nicht heißen: Deuten oder Digitalisieren. Beide Ansätze schließen sich nicht aus und behindern sich auch nicht. Deuten ohne begleitende medikamentöse Behandlung wäre in diesen Fällen verantwortungslos, Medikamente allein bleiben aber auch eine perspektivlose Symptomkuriererei. Beide Ansätze haben ihre Zeit, und der gesunde Menschenverstand regelt ihren Einsatz. Zudem wäre er in der Lage, die Fronten zwischen Medizin und Naturheilkunde zu entspannen und den Blick zu öffnen für den grundsätzlich anderen Ansatz der analog deutenden Medizin. An den Symptomen zu wachsen und sie überflüssig zu machen ist sicherlich der Weg mit der weiteren Perspektive, trotzdem ist oft der gegenpolige Weg kurzfristig nicht zu umgehen. Um in und mit diesem Körper Erfahrungen zu machen, ist es schließlich von entscheidender Bedeutung, ihn zu erhalten.

Die zweite große Gruppe von Medikamenten, die die Schulmedizin bei allen Symptomen mit »nervöser Komponente« zum Einsatz bringt, bilden die Psychopharmaka und Beta-Blocker. Sie sind wesentlich kritischer zu betrachten, zielen sie doch von Anfang an darauf, Probleme zu unterdrücken bzw. deren Besitzer diesbezüglich zu benebeln. Abgesehen von extremen Situationen, akuten Krisen wie dem frischen Herzinfarkt, ist diese Art chemischer Beruhigung sehr in Frage zu stellen. Sie läßt echte Lösungen in immer weitere Ferne rücken. Die Abhängigkeit, die bei Dauergebrauch häufig entsteht, enthüllt den wahren Charakter dieser »Therapie«, die nichts löst und statt frei abhängig macht.

Auch der Wirkmechanismus der Mittel, die hinter vielen Namen (Valium, Librium, Tranxilium, Lexotanil usw.) dieselbe Absicht verbergen, ist deutlich. Es geht um »psychovegetative« Entkoppelung. Die Verbindung von Seele und vegetativem Nervensystem soll unterbunden werden, so daß der Körper vom seelischen Streß abgekoppelt wird. Das kann letztlich die Probleme insbesondere bei Hochdruck- und Koronarpatienten noch vergrößern, leiden diese doch sowieso schon darunter, Gefühle nicht mehr richtig zu spüren. Gefühle für sich selbst und die Mitmenschen sind aber von lebenswichtiger Bedeutung. Insofern führen die chemischen Blocker in zusätzliche pharmakologische Einsamkeit. Diese Art von Logik entspricht der des Kindesalters. Man entkoppelt den Fernsehapparat vom Stromnetz, damit die schrecklichen Nachrichtenbilder vom Krieg aufhören.

In diesem Fall wird kaum jemand erwarten, daß der Krieg durch diese Politik sinnvoll beeinflußt werden könnte. Chemische Entkoppelungspolitik ist genauso wirksam, aber auch nicht zukunftsträchtiger. Das gilt mit Einschränkungen auch für natürliche Beruhigungsmittel, die allerdings wenigstens den Vorteil weitgehender Nebenwirkungsfreiheit haben. Chemische Dämpfer entziehen dem Organismus lediglich die Bühne, das Theater aber geht unbesehen weiter. In dieser Hinsicht sind Beruhigungspillen echte Dämpfer für die Heil(s)absichten des Organismus.

Die naheliegende Alternative wäre Entspannung auf seelischem Weg, die allerdings Einsatz und Verantwortungsübernahme verlangt und daher gar nicht so beliebt ist. Durch sie wird der Kontakt zwischen Seele und Körper, Emotionen und Bewußtsein, der bei Hochdruck- und Infarktpatienten sowieso problematisch ist, nicht blockiert, sondern in heilsamem Sinne intensiviert. Emotionen werden nicht gedämpft, sondern im Gegenteil bewußter und einer Bearbeitung zugänglich gemacht.

Die spezifischen medikamentösen Therapien vor allem bei Rhythmusstörungen und Hochdruck lassen sich wiederum in der akuten Krise oft nicht umgehen. Langfristig sollte man sich darüber im klaren sein, daß auch sie nur Symptome unterdrücken können. Am deutlichsten wird es bei denjenigen Antiarhythmika, die auf Betäubungsmittelbasis funktionieren. Auch wenn sie im akuten Fall das Leben retten können, Heilung schenken sie nicht.

2. Diätetische Maßnahmen

Bei der Behandlung des Hochdrucks kommt noch die entwässernde Therapie mit sogenannten Saluretika zur Anwendung. Das sind chemische Stoffe, die die Salzausscheidung fördern. Da Salz in ausgeprägtem Maße Wasser bindet, ist es bei der Hypertonie sehr störend. An dieser Stelle drängt sich die Frage auf, was uns derzeit veranlaßt, solch ein Übermaß an Salz zu uns zu nehmen. Aus medizinischer Richtung ist eindeutig, daß es sich hier keinesfalls um das »Salz des Lebens« handeln kann. Wahrscheinlich fehlt uns dieses Salz gerade, und wir versuchen, diesen Mangel mit Speisesalz zu kompensieren. Ist vielleicht die Lebenssuppe so fad und langweilig geworden, daß ständig nachgesalzen werden muß?

Dem Hochdruckpatienten wird das Übermaß an Speisesalz

besonders gefährlich, und so soll sein Konsum über verschiedene Wege reduziert werden. Deren einfachster, die salzfreie Diät, funktioniert allerdings in der Praxis kaum, da in zu vielen Lebensmitteln wie etwa in Brot, Wurst und Käse reichlich Salz enthalten ist. Die Hochdruckpatienten dürften kaum noch etwas essen. Um das durchzuhalten, bräuchten sie ein enormes Krankheitsbewußtsein und noch mehr Diätbewußtsein. Hätten sie all das, wären sie aber keine Hochdruckpatienten. In der Praxis bewähren sich deshalb selbst Beschränkungen, wie sie Kartoffel- oder Reisdiät (beide entwässern und entlasten so Herz und Kreislauf) mit sich bringen, noch besser als der Versuch, dauerhaft salzlos zu essen. Bezüglich der Diät- und Ernährungstherapien ist zu sagen: Am besten ist gar keine Ernährung für einige Zeit, nämlich Fasten, da dies auch die Seele mit einbezieht.

Damit kommen wir zur zentralen Schwierigkeit aller noch so wirksamen funktionalen Therapien. Ihr Gedanke ist richtig und oberflächlich einleuchtend, berücksichtigt aber das viel tiefer liegende Problem zuwenig. Deutlicher mag es noch beim Übergewicht werden, das bei Herz-Kreislauf-Problemen als erheblicher Risikofaktor zu werten und sofort abzubauen ist, wie es in einschlägigen Büchern lapidar heißt. Natürlich bräuchte der Patient nur weniger zu essen. Aber genau das kann er eben nicht. Könnte er es, hätte er sich diesen Risikofaktor gar nicht erst angefuttert. Alle Risikofaktoren gehören zum jeweiligen Muster und sind nur in ihrer Gesamtheit zu sehen und zu beheben. Ansonsten kommt es lediglich zu den bekannt-berüchtigten Symptomverschiebungen innerhalb desselben Musters. Da wird dann das Rauchen auf ärztlichen Befehl aufgegeben und statt dessen mehr gefuttert. Zwei Risikofaktoren werden ausgetauscht und zusätzlich eine Menge seelischer Streß eingehandelt.

Es bleibt richtig, Salz ist ungesund für Hochdruck- und Herzinsuffizienzpatienten, wie es auch Nikotin und Übergewicht sind. Gesund wäre ein entspanntes Leben in frischer Luft bei gesunder, naturbelassener, salzfreier Ernährung mit ausreichend leichter Bewegung und glücklichen Beziehungen. Zu alldem wäre der Patient aber nur in der Lage,

wenn er sein inneres Muster wegwerfen und ein neues ein-
programmieren könnte. Diese Art von Seelenchirurgie mag
der Traum vieler Patienten sein, es wird ein Traum bleiben.
Womit wir wieder am Anfang dieses Buches wären. Um das
eigene Muster zu wandeln, bedarf es einiger Bewußtseins-
schritte: Zuerst ist es im eigenen Leben zu entdecken. Dann
bedarf es der Bereitschaft, es anzunehmen als jenes Muster, das einem im Moment zusteht. Danach erst wird es
sinnvoll, andere, heilsamere Einlösungsmöglichkeiten zu
finden. Wenn diätetische oder sportliche Maßnahmen auf
dieser Grundlage benutzt werden, sind ihre Erfolgsaussich-
ten ungleich besser.

3. Fasten als Therapie und Weg

Selbst als rein funktionale Maßnahme, sogenannte Nulldiät, hat das Fasten noch einige gravierende Vorteile gegenüber medikamentöser oder diätetischer Therapie. Die Hierarchie der Risikofaktoren etwa für den Herzinfarkt wird
entscheidend beeinflußt: Nikotinmißbrauch, erhöhte Blut-
fette, Hochdruck, erhöhter Blutzucker, Übergewicht und
Bewegungsmangel leisten in dieser Reihenfolge dem Infarkt Vorschub.
In jahrelanger Einzel- und Gruppenbetreuung von Fasten-
den konnte ich erleben, daß es kaum eine bessere Gelegenheit gibt, den Nikotinkonsum in den Griff zu bekommen, als
während freiwilliger Nahrungsenthaltung. Erhöhte Chole-
sterinwerte und im gleichen Zuge Übergewicht bessern sich
natürlich mit jedem Fastentag. Nach Erfahrungen von
Fahrner* sind im allgemeinen bereits nach zehn Tagen die
Blutfettwerte wieder im Normbereich. Auch die essentielle
Hypertonie bessert sich rasant, und die Blutdruckwerte
kehren oft schon gegen Ende der ersten Woche zur Norm
zurück. Die Zuckerkrankheit erfordert zwar gewisse Vorsichtsmaßnahmen, bessert sich jedoch in vielen Fällen
ebenfalls eindrucksvoll. Und selbst der Bewegungsmangel
läßt sich während des Fastens recht leicht angehen, da

* H. Fahrner: *Fasten als Therapie*, Stuttgart 1985.

meist eine deutliche Lust an Bewegung auftritt. Als Fasten-
arzt muß man sogar darauf schauen, daß die Bewegungs-
freude nicht zu Übertreibungen führt.

Hier liegt vielleicht überhaupt die größte Gefahr beim Fasten, daß A-typische Hypertoniker mit ihrem Ehrgeiz das
Ganze übertreiben. Fasten ist zwar an sich eine uralte religiöse Übung, die zu allen Zeiten und von allen Menschen benutzt wurde, im Falle der Herz-Kreislauf-Erkrankungen ist
sie aber in erster Linie als Therapie zu betrachten. Als solche erfordert sie gewisse Regeln und Vorsichtsmaßnahmen,
für deren Überwachung man sich an einen mit Fasten ver-
trauten Arzt wenden sollte. Der Aufenthalt in einem Sana-
torium oder in einer Klinik ist dagegen nicht zwingend.
Eine Gruppensituation bietet große Vorteile, doch auch
manche Nachteile.

Die große Chance des Fastens liegt aber erst in zweiter Linie bei seinen physiologischen Wirkungen, an erster Stelle
steht die Bewußtseinserweiterung, die kaum zu verhindern
ist. Nicht umsonst war Fasten in allen Religionen eine wichtige Übung. Auch Menschen, die lediglich wegen der medizinischen Vorteile zu fasten beginnen, erleben häufig innere
Umschichtungen und Neuorientierungen. Fasten bringt zurück zur Mitte – die einzelnen Organe wie auch den ganzen
Menschen. Zimmermann hat die Rückkehr typisch »ausge-
latschter« Herzen zu ihrer ursprünglichen Form mit eindrucksvollen Röntgenbildern belegt. Aber nicht nur das
Herz findet zurück zur Mitte, auch der Blutdruck kehrt auf
seinen angestammten Wert zurück. Für den hohen mag das
weniger erstaunlich sein als für den niedrigen, aber sogar
dieser steigt vielfach deutlich an – allerdings erst nach der
Fastenzeit und in dem Maße, wie sich der Betreffende innerlich stellt. Fasten ist eine ideale Gelegenheit, solche inneren Schritte zu tun. Bewußt durchgeführt, schließt es
gleichsam eine sanfte Psychotherapie mit ein, da es Körper,
Seele und Geist gleichermaßen betrifft. Damit das aber geschehen kann, ist es wichtig, sich eine entsprechende Atmo-
sphäre zu schaffen, die inneres Wachstum fördert und die
mit dem Fasten einhergehende Innenwendung zuläßt. Sa-
natorien sind dafür nicht immer der beste Platz, vor allem
dann nicht, wenn sie von Übergewichtigen bevölkert sind,

die nur zwei Themen im Leben zu haben scheinen: Essen und Abnehmen.

Wenn die innere Einstellung stimmt, kommen auch die medizinischen Vorteile des Fastens noch besser zum Tragen. Seine wohltuenden Wirkungen reichen neben der Druckentlastung und Infarktprophylaxe bis zu Besserungen bei Durchblutungsstörungen und manchen Rhythmusproblemen. Selbst eine Steigerung der Herzkraft mit digitalisähnlichem Effekt hat Fahrner beobachtet, wenn die Herzinsuffizienz auf Hypertonie, Übergewicht oder Streß zurückgeht. Der Wegfall der Verdauungsarbeit schont mit dem ganzen Organismus auch das Herz, der sinkende Grundumsatz entlastet Herz und Kreislauf. Die eindrucksvolle Regenerationswirkung kommt einer Kur für Körper und Seele gleich. Solches Ausspannen dürfte für den an-, ab-, ver- und überspannten Patienten das entscheidende sein. Diese Tendenz kann durch weitere Therapiemaßnahmen gefördert werden. Leichtes Bewegungstraining wäre eine gute Unterstützung, die Einführung in Entspannungsmethoden wie autogenes Training* eine gute Chance. Kaum eine Zeit ist auch besser geeignet als die Fastenzeit, um den Einstieg in Meditation und andere spirituelle Übungen zu finden. Während sich neue Wege jetzt besonders gut öffnen, können alte leichter verlassen werden. Gewohnheiten und Süchte werden während des Fastens oft geradezu nebenbei aufgegeben. Gelingt anschließend der Aufbau, sind die Chancen gut, daß die neue Freiheit bewahrt werden kann.

Alles kommt dabei auf die Bewußtheit an, die im Spiel ist. Nulldiät in einem Klinikbett als rein funktionale Maßnahme, um Risikofaktoren zu bekämpfen, bringt auch nicht mehr als der Versuch, salzlos zu essen. Nach einer anfänglichen Besserung wird nach der Diät schnell wieder alles zum alten kommen und das Herz weiter leiden. Bewußtheit ist der Schlüssel zu jedem Erfolg. Fasten hat den großen Vorteil gegenüber Diäten und anderen verordneten Maßnahmen, daß es die Bewußtwerdung fördern und so zum Anfang

---

* Eine Einführung findet sich auf den Kassetten *Autogenes Training Unterstufe* und *Oberstufe* von K. M. Ranftl, Edition Neptun, München.

eines Weges der Eigenverantwortung und seelischen Entwicklung werden kann.

4. Bewegung drinnen und draußen

Bewegungsmangel ist einer der Risikofaktoren beim Herzinfarkt. Außerdem gilt Bewegung als die klassische Therapie bei niedrigem Blutdruck und schwachem Kreislauf. Bei
den einzelnen Problemen wurde schon deutlich, daß es eigentlich um innere Bewegung geht. Aber besser als gar
keine ist auch äußere, obwohl sie nur so lange helfen kann,
wie sie betrieben wird. Führt dagegen die Erkenntnis der eigenen Lernaufgabe zu inneren Schritten, ist der Effekt ungleich verläßlicher und andauernder. Äußere Bewegung ist
um so wirksamer, je bewußter sie betrieben wird und je kla-
rer ihr Symbolcharakter durchschaut wird. Insofern ist eine
harte Stunde auf dem Heimtrainer, während man an etwas
anderes denkt oder gar fernsieht, ziemlich sinnlos. Ein bewußter Waldlauf oder auch nur Spaziergang bringt da ungleich mehr (in Bewegung).
Die Medizin bietet ein Kreislauftrainingsgerät, das jedem
Heimtrainer überlegen ist und eine Reihe weiterer Vorteile
hat: das Schiele-Kreislaufgerät.* Letztlich ist das eine Fuß-
badewanne, die das Wasser langsam aufwärmt, während
die Füße einige Zentimeter im Wasser auf einem Holzrost
ruhen. Der auf diese einfache Weise erzeugte Kreislauftrai-
ningseffekt ist eindrucksvoll und mit regelmäßigem körperlichem Training vergleichbar, im Bereich der Durchblutungsstörungen hat dieses einfache Gerät schon wahre
Wunder vollbracht und nicht wenige Patienten vor der dro-
henden Amputation bewahrt. Der enorme Vorteil ist, daß
das Fußbad weder anstrengend noch zeitraubend, sondern
im Gegenteil angenehm ist und so die Chance besteht, daß
der Patient bei der Stange bleibt. In den modernen Städten
mit ihrer Luftverschmutzung ist diese Methode dem Jog-

---

* Das Kreislaufgerät ist nur über die Herstellerfirma zu entleihen
(2 DM/Tag) oder zu kaufen: Arzneibäderfabrik Schiele, Postfach
67 01 20, 2000 Hamburg 67, Tel.: 0 40/6 03 42 62.

ging unbedingt vorzuziehen. Medizinische Untersuchungen an Joggern in der Großstadt belegen erschreckend, wie gefährlich dieser Sport geworden ist, da er zu tiefem Atmen führt und das wiederum zum Inhalieren aller möglichen Schadstoffe. Der vielleicht entscheidende Vorteil des Kreislaufgerätes ist aber, daß die ansteigende Wärme die Fußsohlen von unten trifft und so die Reflexzonen aktiviert. Auf der Fußsohle ist der ganze Körper mit all seinen Organen abgebildet, und folglich wird er bei dieser Methode täglich durchgearbeitet. Da man die fünfzehn Fußbademinuten still an einem Platz seiner Wahl verbringen kann, bietet es sich sogar an, den Prozeß durch Bewußtseinsübungen im Sinne des autogenen Trainings oder der Meditation zu unterstützen.

Am sinnvollsten wäre natürlich eine Bewegung oder Übung, die, bewußt durchgeführt, gleichsam in einem Ritual innen und außen verbindet. Solch ein Bewegungsritual gibt es tatsächlich im Tai-Chi. In seinen fließenden Bewegungen geht es vor allem um Bewußtheit für die eigene Mitte. Obwohl Tai-Chi die Urform der asiatischen Kampfkünste darstellt, ist Bewegung hier sehr weitgehend Selbstzweck – für den Herzpatienten, der den Zugang zu seiner Mitte verloren hat, eine ideale Übung, bei der er sein Thema symbolisch bearbeiten kann. Die langsam dahinfließenden Bewegungen sind obendrein ein guter Schutz vor Übertreibungen. Ehrgeiz und Hektik treten hier schnell zutage und lassen sich im Kreisen um die eigene Mitte in harmonischen Fluß wandeln. So sind diese Tai-Chi-Formen eine gute Möglichkeit, sogar für Infarkt- und Insuffizienzpatienten, langsam wieder selbst in Form zu kommen. Sie werden heutzutage in vielen Zentren in Kursform angeboten und können schnell erlernt werden. Schließlich geht es ja nicht darum, eine besonders lange Form perfekt zu lernen, sondern um einfache und bewußte Bewegungsübungen. Tai-Chi bewegt wie das Fasten zur Mitte hin und läßt sich so ausgezeichnet damit verbinden. Während man die äußere Bewegungsform übt, kommt man innerlich in Form.

Eine noch viel einfachere symbolische Übung, die sich auch ausschließlich um die Mitte dreht, ist Mandalamalen. Mandalas sind jene kreisrunden Strukturen, die in allen Kulturen vorkommen und im Osten heute noch zum Meditieren benutzt werden. Bei uns finden wir sie noch als etwas leblose Überbleibsel einer verlorenen Tradition in den Rosenfenstern oder gotischen Kathedralen. Sind die körperlichen Anforderungen beim Tai-Chi schon gering, stellt Mandalamalen außer dem bewußten Halten eines Farbstiftes überhaupt keine. Gerade aber weil sie so einfach, so kindlich ist, hat diese Übung eine große Wirkung. Man muß allerdings über seinen Schatten springen und sich darauf einlassen. Die ständige Beschäftigung mit den Symbolen der Mitte belebt auf geheimnisvolle Weise die eigene Mitte und bringt Bewegung selbst in Menschen, die schon vor langer Zeit stehengeblieben sind.

5. Geistig-seelische Übungen auf dem Weg zum heilen Herzen

Als Zentrum unseres Energiekörpers mit Anahata, dem mittleren Chakra, stand das Herz von alters her im Mittelpunkt spiritueller Übungen. Das Herzensgebet der Ostkirche, das den Namen des Heilands wie ein Mantra im eigenen Herzen bewegt, ist ein Beispiel dafür. Eine moderne Variante dieser Gebets- oder Meditationsform findet sich in dem Buch über die Herzensmeditation von Siegfried Scharf*.
Letztlich ist die beste Übung, schlicht und einfach auf das eigene Herz zu hören. Genau das legen all die Herzsymptome nahe, wenn sie es nicht gar erzwingen. Das Einfachste ist in unserer Zeit allerdings schwer geworden oder war es vielleicht schon immer, wenn man an Goethes Ausspruch denkt: Die Menschen können es der Wahrheit nicht verzeihen, daß sie so einfach ist. So mag es sich lohnen, auf Hilfsmittel zurückzugreifen. In diesem Sinn sind die beiden zu diesem Buch gehörenden Meditationskassetten (hoher und niedriger Blutdruck; siehe Bibliographie) gedacht.
*Medi*tation zielt genau wie ursprünglich *Medi*zin auf die

* S. Scharf: *Die Praxis der Herzensmeditation*, Freiburg 1983.

Mitte. Es gibt nur eine Mitte, aber viele Techniken und Übungen, sich ihr anzunähern. Für den Herzpatienten ist der Verlust seiner Mitte und damit des Lebenssinnes das eigentliche Problem. Insofern kann *Medi*tation für ihn zum zentralen Heil*mittel* werden, wenn sie ihn auf den Weg zur Mitte, zu seinem eigenen Herzen, führt. Der Benediktinermönch und Philosoph Steindl-Rast* bezeichnet das Herz als Organ der Sinnfindung. Er empfiehlt, mit dem Herzen zu horchen und es auf den Ruf der Schöpfung einzustimmen. Wenn dieses Horchen nicht mehr stattfindet und man also Gott nicht mehr ge*horchen* kann, wird nach seiner Auffassung das Leben absurd (lat. »absurdus« = »absolut taub«). Die Taubheit gegenüber den eigenen Gefühlen und Empfindungen und daraus folgend auch gegenüber der Umwelt ist aber ein Charakteristikum vieler Herzpatienten und besonders jener vom A-Typ. Professor Lynch hat unter dem Begriff Alexithymie die Besonderheiten dieser Patientengruppe zusammengestellt und findet ganz ähnliche Worte wie Steindl-Rast: Die Patienten seien taub für die Sprache ihres Herzens und es mangele ihnen an Phantasie und Gefühlsbegriffen. »Sie haben keine Worte, um das zu beschreiben, was sie nicht empfinden.« Auch für Lynch gehören Sinn(haftigkeit) und Sinnlichkeit eng zusammen. Aus dem Unsinnlichen wird allzuleicht Unsinn. Daß man den Weg des Herzens und der Meditation nicht bewußtlos als funktionale Maßnahme gehen kann, so wie man täglich dreimal seine Pillen schluckt, versteht sich von selbst. Voraussetzung ist die Erkenntnis, daß einem im Grunde des Herzens etwas fehlt. Schon die erste ärztliche Frage »Was fehlt Ihnen?« könnte den Anstoß geben.

Der Begriff Meditation mutet östlich an, und tatsächlich hat der Osten sie in seinen relativ intakten Traditionen am Leben erhalten. Ihre Wurzeln finden sich aber genauso in unserer Kultur, wir müssen nur etwas graben, um heranzukommen. So scheint es leichter, die heute vielerorts angebotenen östlichen Meditationssysteme zu übernehmen, und nicht wenige Menschen gehen diesen Weg. Andererseits

---

* D. Steindl-Rast: *Die Achtsamkeit des Herzens. Ein Leben in Kontemplation,* München 1988.

kann es, besonders wenn man mit und wegen eines Symptoms beginnt, leichter sein, an die westliche Tradition anzuknüpfen, wie sie sich etwa in den alten Mysterienkulten fand. Auch die Medizin der klassischen Antike kannte wohl diese Art geführter Meditation. Der Heilungssuchende begab sich etwa in den Äskulaptempel und wurde dort gehörig vorbereitet und eingestimmt. Die Reinigungsrituale und geistig-seelischen Übungen fanden nur zum geringen Teil in der konkreten äußeren Welt statt, im wesentlichen aber in der inneren Vorstellungs- und Bilderwelt. Der Hohepriester brachte die Seele auf den Heil(ung)sweg, indem er ihr den Weg in die innere Welt der archetypischen Muster wies. Das entscheidende Ritual, der Heilschlaf, bestand dann, rein äußerlich betrachtet, lediglich in einer Nacht, die der Suchende an einem besonderen Platz des Tempels schlafend verbrachte. Innerlich entsprechend vorbereitet und in das Reich seiner inneren Bilder eingeführt, konnte er nun die Lösung seines Problems träumen.

Daß diese Medizin in ihrer Zeit so außerordentlich erfolgreich war, lag sicherlich daran, daß sie wirklich bis an die Wurzel der Muster vorstieß und hier Einsichten ermöglichte und Impulse gab. Zu Hilfe kam ihr dabei der intensive Zugang, den die damaligen Menschen zu ihrer Innenwelt hatten. Auch waren sie den Schattenseiten des menschlichen Daseins gegenüber wesentlich aufgeschlossener als wir heute. In ihrem Theater, in dem nicht zufällig das Wort Theos (= Gott) steckt, spielten Tragödien die Hauptrolle. Deren Grundthema aber war die prinzipielle Schuld des Menschen. Heute dagegen bevorzugen wir ganz entschieden Komödien. Von den Schattenseiten des Lebens wollen wir nichts wissen, geschweige denn vom eigenen Schatten. So erleben wir beides äußerst unwillig und unvorbereitet in der Projektion auf äußere Feinde und innere Symptome.

Vielfach versuchen heutige Psychotherapien, die Wege alter Einweihungsriten nachzuvollziehen, um den Heilungssuchenden wieder Zugang zu ihren tiefen Seelenschichten zu vermitteln. Dabei spielen geführte Meditationen und Phantasiereisen eine entscheidende Rolle. Beim Herzpatienten erfüllen sie zusätzlich die wichtige Aufgabe, ihm wieder Zugang zu seiner Phantasie und den eigenen Gefühlen zu vermitteln. In einer von einem mechanistischen Weltbild mit strikt kausaler Denkstruktur geprägten Zeit ist das kein leichtes Unterfangen. Trotzdem ist es oftmals der einzige Weg. So kann die Psychotherapie durchaus der beste Weg bei einem Symptom sein, das zuerst einmal rein körperlich in Erscheinung tritt. Allerdings müßte es eine Richtung der Psychotherapie sein, die auf analogem Denken und Zugang zu inneren Bildern aufbaut. Der innere Dialog, der an Herz und Gefäßen abläuft, muß zurückübersetzt werden in eine Sprache, die der Patient verstehen und sprechen kann. Das mag wie ein Fremdsprachentraining anmuten, wobei es eigentlich darum geht, die eigene Muttersprache, die Sprache des Herzens nämlich, wieder zu erlernen. Denn wer sich seiner Gefühle nicht bewußt ist, kann sie auch nicht mitteilen; d. h., er ist unfähig zu kommunizieren. Er muß erst wieder lernen auszudrücken, was herausdrückt, und sich dabei seines Körpers bewußt zu bleiben. Eine gute Hilfe ist dabei der sanfte entspannte Atem.

Auch auf den Psychotherapeuten kommt eine schwierige Aufgabe zu, die seine gewohnte Rolle in Frage stellt. Bleibt er in der eher üblichen Macht- und Autoritätshaltung, wird er zumindest das Problem des A-typischen Patienten eher verstärken. Solange der Therapeut auf seiner Überlegenheit besteht, wird dieser nicht einmal zuhören können, denn er muß ständig auf Kampf und Abwehr eingestellt bleiben. Ist der Therapeut dagegen bereit, das Autoritätsgefälle auszugleichen, seine eigene Verletzlichkeit offenzulegen und auf eine Stufe mit dem Patienten zu treten, kann echte Kommunikation geschehen. Nun erst gibt es eine Chance für den Patienten, wieder eine Heimat im eigenen Körperhaus zu finden. Ohne Kontakt zu seinem Herzen und seinen Gefühlen ist er ein Heimatvertriebener im ursprünglichsten Sinne und lebt in einer Art innerer Verbannung.

Gravierende Herz-Kreislauf-Probleme mögen Psychotherapie als ersten Schritt auf den neuen Weg des Herzens notwendig machen, häufig genügt es aber auch, sich selbst auf den Weg zu machen. Für diese Sucher in eigener Regie und auch jene, die sich auf Therapie vorbereiten oder eine schon laufende unterstützen wollen, sind die Kassetten zum Buch gedacht. Die Technik der geführten Meditation ist eng verwandt mit jenen inneren Reisen, die die Sucher in den Mysterientempeln der Antike zurücklegten. Zudem hat sie für westliche Menschen den großen Vorteil, mit den Gedanken zu arbeiten, anstatt sie, wie die meisten östlichen Techniken, zu verbannen. Ohne Gedanken zu sein ist aber für westlich intellektuelle Menschen nahezu unmöglich. Ein weiterer Vorteil ist der Verzicht auf eine bestimmte Haltung und die Möglichkeit, auch im Liegen zu meditieren.

Kassetten können natürlich eigene Schritte nicht ersetzen, aber sie können die Erkenntnis erleichtern und Anregungen geben. Wenn sie auch als etwas technische Antworten auf die anstehenden herzlichen Probleme erscheinen mögen, sind sie doch ein dieser Zeit entsprechender Ersatz für die längst geschlossenen Äskulaptempel. Und natürlich sind sie nur Hilfsmittel und nie die wirkliche Antwort selbst. Die läßt sich nur in der eigenen Mitte finden.

B. Ausblick auf den Weg
des Herzens

Ganz unabhängig von der körperlichen Situation des eigenen Herzens ist es nie zu spät, seinen Weg zu gehen. Selbst
wenn man sich auf weite Umwege begeben und das Ziel der
Mitte längst aus dem Auge verloren hatte, kann es nicht zu
spät sein. Durch den Mund Ezechiels (Hesekiels) begnadigt
der biblische Gott sein Volk, das sich weit von ihm entfernt
hatte, mit den Worten: »Und ich werde euch ein neues Herz
geben und einen neuen Geist in euer Inneres legen« (Ez.
36,26).
Das Herz als Mitte und Ort der Liebe wartet immer. Wenn
es sich mit Symptomen körperlicher oder seelischer Art bemerkbar macht, ist das lediglich ein Zeichen, daß es sehn-
süchtiger auf die Rückkehr seines Besitzers wartet. Der
Weg, den es weisen will, ist der der Liebe, und er führt durch
dick und dünn, die Gegensätze der polaren Welt, in die Einheit des Paradieses. Das Herz ist die Eingangspforte in
diese uns unvorstellbare Dimension, die je nach Kultur
Selbst oder Nirwana, Tao oder Kether, Brahma oder Allah,
Himmelreich, Paradies oder Einheit genannt wird – viele
Namen für das unbeschreibliche Eine.

Von der Liebe

Da sprach Almitra: »Rede uns von der Liebe.«
Und er erhob das Haupt und blickte auf die Menge, und es
    fiel ein Schweigen über sie. Und die große Stimme sprach
    also:
Winkt dir die Liebe, so folge ihr, sind auch ihre Wege hart
    und steil.
Und umfahrn dich ihre Flügel, so ergib dich ihr.

Mag auch das unterm Gefieder verborgene Schwert dich verwunden.

Und redet sie mit dir, so trau ihrem Wort,

Mag auch ihre Stimme deine Träume erschüttern, wie der Nordwind den Garten verwüstet.

Denn gleich, wie die Liebe dich krönt, wird sie dich kreuzigen.

Wie sie deinen Lebensbaum entfaltet, wird sie ihn beschneiden.

Wie sie emporsteigt zu deiner Höhe und die zartesten Zweige liebkost, die in der Sonne erbeben,

Ebenso wird sie hinabsteigen zu deinen Wurzeln und sie aufrütteln in ihrem Festklammern am Erdboden.

Gleich Garben von Korn rafft sie dich an sich.

Sie drischt dich, um dich zu entblößen.

Sie siebt dich, um dich von Spreu zu befreien.

Sie zermalmt dich, bis du weiß wirst.

Sie knetet dich, bis du geschmeidig bist.

Und dann beruft sie dich an ihr heil'ges Feuer, auf daß du heil'ges Brot werdest zu Gottes heil'gem Festmahl.

All dies soll Liebe dir antun, auf daß du kennst das Geheime deines Herzens und in diesem Wissen ein Bruchteil werdest vom Herzen des Lebens.

Doch suchest du in deiner Angst nur der Liebe Ruh' und der Liebe Lust, dann tätest du besser, deine Nacktheit zu verhüllen und der Tenne der Liebe zu entfliehen.

In die Welt, wo du wirst lachen, doch nicht dein ganzes Lachen, und Weinen, doch nicht all deine Tränen.

Liebe gibt nichts als sich selber und nimmt nichts als aus sich selbst heraus.

Liebe besitzet nicht und läßt sich nicht besitzen.

Denn Liebe genügt der Liebe.

Wenn du liebst, so sage nicht: »Gott ist in meinem Herzen« – sag lieber: »Ich bin in Gottes Herzen.«*

* Aus K. Gibran: *Der Prophet,* Olten 1988.

BIBLIOGRAPHIE

Alexander, F.: *Psychosomatische Medizin*, Berlin 1971
Al Huang, C.: *Lebensschwung durch T'ai Chi*, München 1979

Bräutigam, W., u. Christians, P.: *Psychosomatische Medizin*,
 Stuttgart 1973

Condrau, G., u. Gassmann, M.: *Das verletzte Herz*, Zürich
 1989

Dahlke, R.: *Gewichtsprobleme* (Knaur-Tb.), München 1989
–, *Der Mensch und die Welt sind eins*, München 1987
–, *Mandalas der Welt. Ein Meditations- und Malbuch*, Mün-
 chen 1985
–, *Bewußt fasten*, Neuhausen (CH) 1980
–, *Verdauungsprobleme* (Knaur-Tb.) München 1990 (i. E.)
Dahlke, R. u. M.: *Die Psychologie des blauen Dunstes*
 (Knaur-Tb.), München 1989
Dethlefsen, T.: *Schicksal als Chance*, München 1989
Dethlefsen, T., u. Dahlke, R.; *Krankheit als Weg*, München
 1986

Fahrner, H.: *Fasten als Therapie*, Stuttgart 1985

Gibran, K.: *Der Prophet*, Olten 1988

Klein, N., u. Dahlke, R.; *Das senkrechte Weltbild. Symbolisches Denken in astrologischen Urprinzipien*, München
 1988
Klepzig, H.: *Herz- und Gefäßkrankheiten*, Stuttgart 1972
Kübler-Ross, E.; *Kinder und Tod*, Zürich 1984

Kyber, M.: *Die drei Lichter der kleinen Veronika*, München 1984

Lynch, J. J.: *Die Sprache des Herzens. Wie unser Körper im Gespräch reagiert*, Paderborn 1987

Richter, H.-E., u. Beckmann, D.; *Herzneurose*, Stuttgart 1969

Scharf, S.: *Die Praxis der Herzensmeditation*, Freiburg 1983

Steindl-Rast, D.: *Die Achtsamkeit des Herzens. Ein Leben in Kontemplation*, München 1988

Stevenson, I.: *Reinkarnation. Der Mensch im Wandel von Tod und Wiedergeburt. 20 überzeugende und wissenschaftlich bewiesene Fälle*, Freiburg 1986

Kassetten

Die nachfolgend aufgeführten Kassetten (geführte Meditationen mit Musikuntermalung) sind erschienen bei Edition Neptun, München.

Dahlke, R.: Niedriger Blutdruck
–, Hoher Blutdruck
–, Herzkassette aus der Reihe »Mikrokosmos = Makrokosmos«
–, Heilung – Meditation zur Selbstheilung

Ranftl, K. M.: Autogenes Training Unterstufe
–, Autogenes Training Oberstufe

Zum Einstieg in diese Art der Meditation:

Dahlke, R.: Tiefenentspannung
–, Luft – Wasser – Feuer – Erde

Dahlke, M. u. R.; Meditation für den Widder (Stier, Zwilling usw. bis Fisch, zu Beginn empfiehlt es sich, das eigene Tierkreiszeichen zu wählen).

SACHREGISTER

Arteriosklerose 15, 91, 145,
150 f, 260, 262
Äskulaptempel 301, 303
Aspirin 139
Asthma cardiale 198
Aszitesbildung 171
Atemnot 156
Atemübungen 271, 277
Atrioventrikularknoten s.
AV-Knoten
Atropie 204
A-Typ s. Typ-A-Mensch
Auras-Blank 230
Ausgleichssport 88
Aussetzen des Herzens 185
autogenes Training 296, 298
Autoritätsgefälle 269
Autoritätsprobleme 258, 275
AV-Block 192
AV-Knoten 83, 104, 174 f, 192
Azetylcholin 177, 229
Azteken 23, 59

B

Baby 268
Bakterien 126, 136
Ballonkatheter 27, 97
Barorezeptoren 228
Beatmung 191
Bedrückung 265
Beklemmung 94
Belastungsinsuffizienz 196
Berufskrankheit der Ärzte
216
Beruhigungsmittel 291
Besenreiser 243
Beta-Blocker 55, 179, 187, 291
Beta-Rezeptoren 179
Bewegungsmangel 294
Bewegungstherapie 248, 296
Bewußtlosigkeit 185, 189

Bewußtseinserweiterung
295
Beziehungsstörungen 20
Bibel 24, 44 ff, 69
Bindegewebe 241
Bindegewebsschwächen
241 ff, 249
Bindungsfähigkeit 241
Blähungen 186, 208
blasser Hochdruck 263
Blaufärbung 146, 155, 162, 197,
206
Blut 79 f, 106, 230 ff
Blut Christi 232
Blutdruck 23, 27, 89, 103, 105,
170, 197, 229, 230 f, 232 ff,
254 ff
– erhöhter 92 (s.a.
Bluthochdruck)
– niedriger s. Hypotonie
Blutdruckanstieg 214
Blutdruckmessung 26, 248
Blutgerinnsel 93, 108, 118, 161,
247
Bluthochdruck 15 ff, 110, 115,
198, 255 ff, 292, 296
– nierenbedingter 283
Bluthusten 156
Blutkoagel 107
Blutkreislauf 26
Blutrückstau 107
Blutsbrüderschaft 231
Blutströmung 106, 149 f, 246
Blutstropfendiagnose,
holistische 230
Blutverflüssigung 116, 161,
190
Bodybuilding 88
Boxhiebe 191
Bräutigam 211
Bronchialbaum 227
Buddha 41
Bypass 27, 97

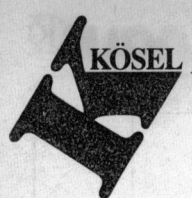

KÖSEL

Alexander Lowen

Liebe, Sex und dein Herz

240 Seiten. Gebunden mit
Schutzumschlag

Der neue Lowen! Für alle, die mehr über den Zusammenhang von Liebe und Sexualität und ihre Wirkung auf das Herz wissen wollen.

Alexander Lowen stellt anschaulich dar, wie wichtig Liebe und Sexualität für ein gesundes Herz sind. Das Herz nämlich ist nicht bloß das Symbol für die Liebe, es reagiert tatsächlich auf Glück und Leid. Lowens aufregende Erkenntnis: Erfüllte Liebesbeziehungen und die Befreiung von körperlichen Spannungen sind Balsam für das Herz!

Kösel-Verlag   München

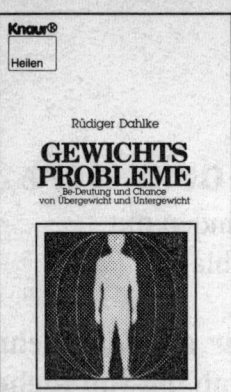
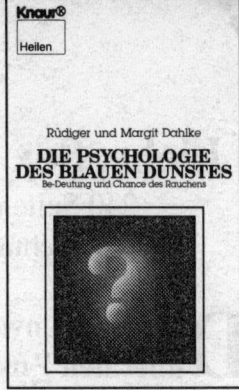